·专科护理与管理系列丛书·

消化内科专科护理服务能力与管理指引

主 编 杨民慧 刘雪莲 尧 颖 王 辉

辽宁科学技术出版社
LIAONING SCIENCE AND TECHNOLOGY PUBLISHING HOUSE

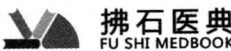
拂石医典
FU SHI MEDBOOK

图书在版编目（CIP）数据

消化内科专科护理服务能力与管理指引/杨民慧等主编.—沈阳：辽宁科学技术出版社，2020.9
ISBN 978-7-5591-1729-8

Ⅰ.①消… Ⅱ.①杨… Ⅲ.①消化系统疾病-护理 Ⅳ.①R473.5

中国版本图书馆 CIP 数据核字（2020）第 158351 号

版权所有 侵权必究

出版发行：辽宁科学技术出版社
　　　　　北京拂石医典图书有限公司
地　　址：北京海淀区车公庄西路华通大厦 B 座 15 层
联系电话：010-57262361/024-23284376
E - mail：fushimedbook@163.com
印　刷　者：三河市双峰印刷装订有限公司
经　销　者：各地新华书店

幅面尺寸：140mm×203mm
字　　数：398 千字　　　　印　　张：15.5
出版时间：2020 年 9 月第 1 版　印刷时间：2020 年 9 月第 1 次印刷

责任编辑：李俊卿　　　　　　责任校对：梁晓洁
封面设计：潇　潇　　　　　　封面制作：潇　潇
版式设计：天地鹏博　　　　　责任印制：丁　艾

如有质量问题，请速与印务部联系　联系电话：010-57262361

定　　价：58.00 元

编委会名单

主　审	金醒昉			
主　编	杨民慧	刘雪莲	尧　颖	王　辉
副主编	陈　丽	褚　艳	施淑琴	刘金丽
	蒋　娜	丁　蕊	黄　英	杨鸣春
编　者	李本雄	蔡秋云	段亚华	杨　艳
	邹　邡	童露梅	袁　敏	钱丽柏
	顾　清	史玲娇	周飞燕	蔡雪梅
	戚　蕊	张冰菊	邱燕飞	毛　靖
	熊　佳	邱　娅	王子月	黄　灏
	殷　红	王丽昆	周丽芳	黄　芸
	翟慧勤	陈思瑾	黄维康	伍　瑞
	张志波	贾红萍	秦　榕	姜　华
	向　建	张宁艳	罗云建	黎仁兰
	王　丽	杨　瑛	李　艳	黄　晔
	李　燕	李碧霞	陈莉萍	晏圆婷
	李　思	李　捷	卢璇钰	

《专科护理与管理系列丛书》
前 言

　　随着我国医疗卫生事业的蓬勃发展，护士在健康管理、疾病预防、急危重症救护、患者照护、慢病管理、老年护理等各个领域将迎来新的机遇和挑战，在这样的新形势下，临床专科护理服务能力已成为体现护理专业内涵、确保患者安全的重要保证之一。

　　为适应医学学科的发展和患者的需求，昆明市延安医院护理部组织各临床专科护理管理人员，在查阅大量相关资料的基础上，结合临床工作实际共同编写了《专科护理与管理系列丛书》，本丛书有三大特点：

　　一是具有严谨的科学性和先进性。丛书以护理程序为框架、以优质护理为方向，落实责任制整体护理，结合临床专科建设与管理指南，重点研究专科护理工作的要求，找准专科护理的要点，对护理工作进行全面、全程的管理，以提高临床护理能力，不断提升护理管理水平，建立护理服务的长效机制。

　　二是具有较强的实用性和可操作性。丛书密切结合临床，详细介绍了各专科常见疾病的护理要点和护理技术、专科危急重症抢救与护理、护理质量控制与管理，对规范护理人员的职业行为、提高专业技术能力将起到很好的指导作用。

　　三是体现专业化、精细化。本丛书内容丰富翔实，阐述流畅严谨，编排层次清晰，切合现代护理管理及临床专科护理的实际，可供各级各类医院护理管理、临床护理、护理教学人员参考阅读。

医学发展日新月异，护理专业迅猛发展，希望通过这样一套兼顾实用性与针对性的丛书，切实帮助各级各类医院进一步完善护理服务体系，提高护理技术水平，提升专科服务能力，改善护理服务质量。期待各位护理人员立足当下，创新发展，促进护理服务精准对接人民群众的健康需求，在"健康中国"建设的宏伟蓝图中画上浓墨重彩的一笔。

2020 年 5 月

目录

第一章 消化内科病室的设置与管理 …………………（1）
- 第一节 病室的设置 …………………………………（1）
- 第二节 病室的管理 …………………………………（2）
- 第三节 护理人员的管理 ……………………………（3）
- 第四节 护理人员分层管理办法 ……………………（11）
- 第五节 护理人员分层培训方案 ……………………（16）
- 第六节 护理人力资源弹性调配 ……………………（26）
- 第七节 消化内科分级护理服务标准及基本要求 …（29）

第二章 医院病房感染控制管理指引 …………………（34）
- 第一节 环境、物体表面的消毒及无菌措施 ………（34）
- 第二节 标准预防 ……………………………………（36）
- 第三节 职业暴露 ……………………………………（39）
- 第四节 医院病房感染控制管理 ……………………（41）
- 第五节 多重耐药菌接触传播的预防措施 …………（48）
- 第六节 消化内科内镜中心管理制度 ………………（50）
- 第七节 消化内科内镜中心消毒隔离制度 …………（52）
- 第八节 消化内科内镜中心感染预防与控制措施 …（55）

第三章 消化内科常见症状体征的护理指引 …………（59）

第一节 恶心与呕吐的护理指引 …………………… (59)
第二节 腹痛的护理指引 …………………………… (62)
第三节 腹泻的护理指引 …………………………… (65)
第四节 便秘的护理指引 …………………………… (68)
第五节 黄疸的护理指引 …………………………… (70)
第六节 呕血与黑便的护理指引 …………………… (73)

第四章 消化内科常见疾病的护理指引 ………………… (78)
第一节 上消化道出血的护理指引 ………………… (78)
第二节 反流性食管炎的护理指引 ………………… (82)
第三节 胃炎的护理指引 …………………………… (86)
第四节 胃、肠息肉的护理指引 …………………… (89)
第五节 消化性溃疡的护理指引 …………………… (92)
第六节 小肠出血的护理指引 ……………………… (96)
第七节 缺血性结肠炎的护理指引 ………………… (99)
第八节 溃疡性结肠炎的护理指引 ………………… (102)
第九节 肠易激综合征的护理指引 ………………… (106)
第十节 肠结核的护理指引 ………………………… (109)
第十一节 肠梗阻的护理指引 ……………………… (112)
第十二节 脂肪性肝病的护理指引 ………………… (115)
第十三节 病毒性肝炎的护理指引 ………………… (120)
第十四节 自身免疫性肝炎的护理指引 …………… (124)
第十五节 肝硬化的护理指引 ……………………… (127)
第十六节 原发性胆汁性肝硬化的护理指引 ……… (133)
第十七节 肝性脑病的护理指引 …………………… (135)
第十八节 肝衰竭的护理指引 ……………………… (140)
第十九节 原发性肝癌的护理指引 ………………… (142)
第二十节 非硬化性门脉高压的护理指引 ………… (146)

第二十一节　胆囊炎的护理指引 ……………………（150）
第二十二节　急性胰腺炎的护理指引 ………………（152）
第二十三节　结核性腹膜炎的护理指引 ………………（156）
第二十四节　空腔脏器穿孔的护理指引 ………………（159）

第五章　消化内科关键医疗技术的护理指引 ……………（163）
第一节　灌肠术的护理指引 ……………………………（163）
第二节　胃肠减压术的护理指引 ………………………（166）
第三节　肝脏穿刺术的配合与护理指引 ………………（170）
第四节　胰腺假性囊肿穿刺术的配合与护理指引 ……（174）
第五节　腹腔穿刺术的配合与护理指引 ………………（176）
第六节　无痛性消化内镜诊疗的配合与护理指引 ……（179）
第七节　上消化道内镜检查的护理指引 ………………（187）
第八节　电子结肠镜检查的护理指引 …………………（189）
第九节　电子内镜下黏膜剥离术的护理指引 …………（191）
第十节　电子内镜下食管胃底静脉曲张治疗术的护理
　　　　指引 ……………………………………………（195）
第十一节　电子内镜逆行胰胆管造影术（ERCP）及
　　　　　ERCP下治疗术的护理指引 …………………（197）
第十二节　消化道息肉切除术的护理指引 ……………（199）
第十三节　消化道异物取出术的护理指引 ……………（202）
第十四节　上消化道狭窄金属支架置入术的护理指引
　　　　　……………………………………………………（205）
第十五节　下消化道狭窄金属支架置入术的护理指引
　　　　　……………………………………………………（208）

第六章　消化内科危重患者监护的护理指引 ……………（211）
第一节　危急值的报告与处置流程 ……………………（211）

第二节　危重症患者的护理指引 …………………… （216）
第三节　生命体征的监测指引 ………………………… （219）
第四节　意识障碍的观察指引 ………………………… （221）
第五节　瞳孔变化的观察指引 ………………………… （224）
第六节　各类引流管的护理指引 ……………………… （225）
第七节　留置尿管的护理指引 ………………………… （228）
第八节　留置胃管的护理指引 ………………………… （230）
第九节　深静脉置管的护理指引 ……………………… （232）
第十节　高渗性非酮症糖尿病昏迷的监护指引 ……… （234）
第十一节　低血糖的监护指引 ………………………… （236）
第十二节　无痛胃肠镜诊疗的监护指引 ……………… （237）

第七章　消化内科常用药物简介 ………………………… （240）
第一节　治疗消化性溃疡的药物 ……………………… （240）
第二节　治疗炎性肠病的药物 ………………………… （244）
第三节　促进胃动力的药物 …………………………… （245）
第四节　生长抑素及其类似的药物 …………………… （246）
第五节　肝胆疾病辅助的药物 ………………………… （247）
第六节　常用的泻药 …………………………………… （249）
第七节　常用的止泻药 ………………………………… （250）
第八节　消化内镜中心常用的药物 …………………… （251）

第八章　消化内科护理应急预案指引 …………………… （255）
第一节　患者突然发生病情变化时的应急预案 ……… （255）
第二节　患者坠床/跌倒时的应急预案 ………………… （256）
第三节　患者外出或外出不归的应急预案 …………… （257）
第四节　患者发生输血反应时的应急预案 …………… （258）
第五节　患者输液过程中出现肺水肿的应急预案 …… （259）

第六节　患者有自杀倾向及出现自杀情况的应急预案 ……………………………………………（260）

第七节　患者发生低血糖的应急预案 ……………（261）

第八节　患者发生消化道大出血的应急预案 ……（262）

第九节　患者发生重症胰腺炎的应急预案 ………（263）

第十节　患者发生肝性脑病的应急预案 …………（264）

第十一节　病房发现肠道传染病患者的应急预案 ………（266）

第十二节　内镜中心患者发生心跳骤停的应急预案 …（267）

第十三节　内镜中心患者发生消化道穿孔的应急预案 ……………………………………………（269）

第十四节　内镜中心患者发生消化道大出血的应急预案 ……………………………………………（270）

第十五节　内镜中心患者发生麻醉意外的应急预案 …（272）

第十六节　内镜中心患者发生麻醉药物（丙泊酚）外渗的应急预案 ……………………………（274）

第十七节　内镜中心患者发生误吸的应急预案 ……（275）

第十八节　内镜中心设备故障的应急预案 …………（277）

第九章　消化内科常见护理技术操作指引 ………（279）

第一节　密闭式静脉输血技术操作规程及评分标准 …（279）

第二节　胃肠减压技术操作规程及评分标准 ……（283）

第三节　大量不保留灌肠技术操作规程及评分标准 …（288）

第四节　超声雾化吸入技术操作规程及评分标准 …（292）

第五节　心脏电除颤技术操作规程及评分标准 …（295）

第六节　静脉输液泵/注射泵使用技术操作规程及评分标准 ………………………………………（299）

第七节　简易人工呼吸器使用技术操作规程及评分标准 ……………………………………………（304）

第八节　腹腔穿刺术使用技术操作规程及评分标准 … （308）

第十章　消化内科护理技术操作并发症预防及护理指引

………………………………………………… （315）

第一节　口腔并发症预防及护理 ……………… （315）

第二节　周围静脉输液并发症预防及护理 …… （321）

第三节　静脉输血并发症预防及护理 ………… （327）

第四节　静脉采血并发症预防及护理 ………… （335）

第五节　肌内注射并发症预防及护理 ………… （337）

第六节　静脉注射并发症预防及护理 ………… （340）

第七节　皮内注射并发症预防及护理 ………… （345）

第八节　皮下注射并发症预防及护理 ………… （352）

第九节　鼻饲并发症预防及护理 ……………… （356）

第十节　氧气吸入并发症预防及护理 ………… （365）

第十一节　吸痰并发症预防及护理 …………… （369）

第十二节　导尿术并发症预防及护理 ………… （377）

第十三节　导尿管留置法并发症预防及护理 … （383）

第十一章　消化内科常用仪器设备维护与保养指引 …… （393）

第一节　消化内科设备使用与保养制度 ……… （393）

第二节　心电监护仪的维护与保养 …………… （394）

第三节　心电图机的维护与保养 ……………… （396）

第四节　输液泵/注射泵的维护与保养 ………… （397）

第五节　血糖仪的维护与保养 ………………… （398）

第六节　简易呼吸气囊的维护与保养 ………… （400）

第七节　除颤仪的维护与保养 ………………… （401）

第八节　电动负压吸引器的维护与保养 ……… （402）

第九节　内镜中心设备的维护与保养 ………… （404）

第十节　内镜中心诊疗器械的维护与保养 ……………（409）
第十一节　内镜中心软式消化内镜的清洗、消毒、保养
　　　　　………………………………………………（414）

第十二章　消化内科常用评估量表 ……………………（421）
第一节　住院患者入院评估单 ……………………………（421）
第二节　患者意识状态评分表 ……………………………（423）
第三节　患者疼痛评价量表 ………………………………（424）
第四节　患者镇静和镇痛状态评分表 ……………………（426）
第五节　肠易激综合征患者生活质量量表（IBS-QOL）
　　　　…………………………………………………（426）
第六节　炎性肠病生存质量问卷（IBDQ 中文版）………（428）
第七节　便秘患者生活质量量表（PAC-QOL）…………（434）
第八节　慢性肝病调查量表（CLDQ）……………………（437）
第九节　简明健康状况调查量表（SF-36 量表）…………（439）
第十节　营养状态的评估（营养风险筛查 2002）………（444）
第十一节　慢性病自我效能量表 …………………………（447）
第十二节　Morisky 服药依从性问卷 ……………………（448）

第十三章　消化内科护理质量评价标准 ………………（449）

参考文献 ……………………………………………………（479）

第一章

消化内科病室的设置与管理

医院环境是指健康照顾的环境或患者住院的环境，医院环境的好坏直接影响患者的治疗效果。整洁、安静、安全、舒适的医院环境能改善患者的心态，对促进患者的健康和康复具有积极的意义。

第一节 病室的设置

消化内科的患者大多是老年患者，行动不便，生活自理能力下降或丧失。从关注患者的安全出发，病室除应具备其他专科病室的一般条件外，还必须注意兼顾患者的生理安全、治疗方便及康复功能锻炼等问题。下面重点介绍消化内科病室的建筑布局和设施配置。

一、建筑布局

病室设置两人间、三人间病房等，另设抢救室和宣教室，不设门槛，宽度以病床能出入为标准。相对分为患者区、工作区和公共区。工作区即工作人员办公、操作准备、物品存放的区域；公共区则视条件而设，装有扶手和呼叫装置。病室建筑布局应将清洁区和污染区分开，以防止院内感染，方便患者，有利于各项诊疗和护理工作的开展。

二、设施配备

(一) 病房的基本配备与特殊要求

1. **病房** 每床占用面积 $6\sim7m^2$，两床距离为 $1\sim1.5m$，室内安装日光灯、地灯、纱窗、活动式窗帘等，每个床单位（病床带手柄/轮/护栏）有固定设备。抢救室最好安置在医护办公室附近，以便于医护人员从室外随时观察患者情况。

2. **走廊** 宽敞明亮，地面防滑，两旁应安置扶手，以辅助患者功能锻炼及行动不便时行走；墙壁上悬挂医护人员照片、疾病健康宣教等。

3. **盥洗室、厕所、蹲式装置** 装有扶手，为行动不便的患者提供方便或借力。

4. **患者宣教室** 备实物模型、示教笔、示教设备、健康教育挂图，以便给患者做健康宣教时使用。

(二) 护理设备

1. **运送患者工具** 有多功能担架、推车、轮椅、氧气袋等。以供危重、意识障碍或肢体活动障碍患者外出检查、治疗时使用。

2. **预防压疮的设备** 海绵垫、气垫床、压疮垫、翻身垫、减压贴、软枕。

3. **观察仪器** 多功能床旁监护仪、中央遥测仪、快速血糖仪等。

4. **抢救设备** 除颤仪、简易呼吸机、心电图机、简易呼吸器等。

第二节 病室的管理

病室管理是医院管理的一个重要组成部分，在管理过程中，管理者通过合理分配和利用组织资源对病室工作进行管理，使护理系统保持持续的最佳运转，才能提高护理质量，更好地为患者服务。

消化内科病室要做到整洁、安静、舒适、安全，并使各项工作高效有序地开展，必须重视护士的人员编制、人员素质、岗位职责及护理质量控制的管理。

一、人员编制

1. 加强护理病房　安置病情危重的抢救患者，护士需要对患者病情进行严密监测、抢救、护理，并熟练操作和维护各种抢救仪器设备。因此，需配备从事专科护理工作3年以上、技术熟练、富有经验的护士承担这项重要的护理工作。一般护士和患者的比例为2:1。

2. 普通病房　接收病情基本稳定但随时可能发生病情变化的患者、生活不能自理的患者以及无加强护理病房的所有消化内科患者；护士需注意观察病情变化，协助患者日常生活，进行相关疾病的健康指导等。护理工作量较大，护理人员与患者之比为0.4:1。

二、人员素质

消化内科具有患者多、护理工作量大、技术要求高等特点，要求护士具备良好的道德素质、心理素质、科学素质、业务素质及身体素质，才能为患者提供最佳的护理服务。

第三节　护理人员的管理

一、护理人员管理制度

（一）护士管理规定

1. 本规定所称护士，是指经执业注册取得《中华人民共和国护士执业证书》（简称《执业证书》），依照《护士条例》规定从事护理活动履行保护生命、减轻痛苦、增进健康职责的本院护理专业技术人员。

2. 护士执业注册有效期为 5 年，护士必须按规定及时完成延续注册，未经护士执业注册者不得单独从事护理工作。

3. 护士执业过程中必须遵守卫生法律法规、规章制度、技术规范、指南和职业道德。

4. 护士必须按照《护理人员培训与考核管理办法》完成培训及考核。

5. 护士应接受在职培训，完成规范化培训，积极参加继续医学教育。

6. 护士应对其护理行为负责，热情工作，尊重每一位患者，努力为患者提供优质的护理服务。

7. 护士应养成诚实、正直、慎独、上进的品格和沉着、严谨、机敏的工作作风。

8. 护士应通过实践、教育、管理、学习等方式努力提高专业技术水平。

9. 护士的使命是体现护理工作的价值、促进人类健康，护士应与其他医务人员合作，为提高整个社会的健康水平而努力。

10. 护士因个人原因要求调离时，必须本人提出申请，报护理部后上报分管院长、院领导审批，方可调动。

（二）进修护士管理规定

1. 进修人员须持单位介绍信、进修申请、执业证书复印件、身份证复印件、毕业证复印件、小一寸照片（一张），在规定时间内到护理部办理报到手续。

2. 进修护士由护理部与科室协同管理，由护士长指定专人负责带教，不得单独值班。

3. 进修护士自觉遵守医院、科室的规章制度，遵守宿舍管理的有关规定，服从管理，严格遵守劳动纪律。

4. 进修期间凡未经批准擅自回原单位或更改进修计划者，将终止其进修资格。

5. 进修期间按计划进行学习，不得擅自提前或延长进修时间或自行转科进修，如因特殊情况须原单位与医院护理部函商同意后方可办理有关手续。

6. 进修护士应积极参加医院、科室组织的学术讲座、专科护理学习，努力提高自身综合素质。

7. 进修结束前1周，认真完成个人总结，科室护士长、带教老师填写《进修考核表》，经护理部审核后方可办理离院手续。

（三）见习护士管理规定

1. 本规定所称见习护士，是指进入医院工作1~2年未取得《执业证书》及未通过执业注册的护理人员，若2年内未获取《执业证书》将取消见习资格。

2. 见习护士必须参加岗前培训，认真完成培训计划，经考核合格后方能上岗。

3. 见习护士必须遵守卫生法律法规、规章制度、技术规范、指南和职业道德，服从管理。

4. 见习护士由护士长安排临床经验丰富、认真负责的主管护师进行带教，不得单独排班。

5. 见习护士必须服从调配，如因个人原因需辞职，必须履行协议，递交辞职申请，办理终止协议手续，方可离开医院。

（四）护理专业实习生（以下简称"护生"）管理规定

1. 护生必须严格履行实习护生职责，按照《临床护理实践教学计划》完成实习任务，工作中认真负责、勤学好问，做到服务细致周到。

2. 护生必须严格遵守医院的各项规章制度和劳动纪律，服

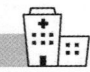

从管理和安排。

3. 护生应培养慎独、求实的工作作风,工作中发现差错应及时报告带教老师,由科室妥善处理,避免对患者造成伤害。

4. 护生应主动、积极参加护理教研室或科室组织的各种学术活动。

5. 各科实习结束前,护生应按时完成自我鉴定,由带教老师对其进行综合考核、填写实习鉴定,护士长审核签字。

6. 护生实习结束前,由实习组长统一报护理部,经护理部审核盖章后办理离院手续。

二、护理人员岗位管理制度

为进一步加强护士队伍的建设,完善护理人员调配制度,充分调动护理人员的积极性,促进护理队伍的稳定与健康发展,特制订护理人员岗位管理制度。

1. 各科室按照"科学管理、按需设岗、保障患者安全和临床护理质量"的原则合理设置护理岗位,明确科室护理人员的岗位职责、任职条件、工作质量标准、工作流程等。

2. 根据工作性质、工作任务、责任轻重和技术难度等要素,对岗位所需护士进行分类分级,使得人员能力与岗位要求相匹配,实现护士的身份管理转变为岗位管理。

3. 合理配置护士,不同岗位的护士数量和能力素质应当满足工作需要,临床一线护士的配置应结合岗位的工作量、技术难度、专业要求和工作风险等要素,合理配置、动态调整,保障护理质量和患者安全。

4. 严格落实《护理人员绩效考核制度》,将护士护理患者和完成护理工作的数量、质量、技术难度、患者满意度等要素作为绩效考核重点,并将考核结果作为护士收入分配、奖励评优的重要条件,体现多劳多得、优绩优酬、同工同酬。

5. 护士的职称与其临床岗位的工作职责、能力要求等相适应,护士的职称晋升应侧重临床一线护理岗位,注重临床实际工作表现和能力。

6. 根据护士的实际业务水平、岗位工作需要以及职业生涯发展,完善并落实《护士长培训计划》、《在职护士培训计划》、《新聘用护士培训计划》、《护理人员分层管理制度》,有针对性地开展培训工作,增强培训的科学性和实用性,不断提高护士队伍的专业技术水平和服务能力。

三、聘用护士管理办法

为适应医疗卫生体制改革和人事制度改革的需要,加强聘用护士的管理,特制订本办法。

(一) 聘用条件

1. 遵守国家法律、法规和医院的规章制度。
2. 具有良好的职业道德。
3. 经国家正规院校护理专业培训毕业,取得中专及以上毕业文凭及《中华人民共和国护士执业证书》。
4. 具备聘用岗位职责要求的其他条件。
5. 身体健康,能坚持正常工作。
6. 经医院考试、考核合格。

(二) 聘用程序和要求

1. 医院根据岗位需要公开向社会招聘。
2. 由人力资源部、护理部组织考试、考核。
3. 医院根据考试、考核的结果择优录用,确定受聘人,签订《劳动合同书》。
4. 《劳动合同书》由医院的法人代表与受聘人签订。

(三) 聘用护士的考核与管理

1. 聘用护士的考察期为 1~3 个月。

2. 人力资源部负责聘用护士《劳动合同书》的签订和《劳动合同书》的管理，建立聘用护士人事档案。

3. 护理部负责聘用护士的业务培训、考核，并按时将聘用护士的考勤报人力资源部。

4. 聘用护士的考核按医院《护理人员分层培训与考核方案》执行，考核结果作为职称晋升、续聘、解聘的依据。

5. 财务处根据医院规定核发聘用护士的工资。

6. 工会负责监督《劳动合同书》的履行。

四、护理人员同工同酬制度

为稳定临床一线护士队伍，保证护士在执业活动中按时获取国家规定的工资报酬，享受相同的福利待遇和社会保险，特制订护理人员同工同酬制度。

1. "同工同酬"是指用人单位对于从事相同工作、付出等量劳动，并且取得相应劳动业绩的劳动者应支付同等的劳动报酬。同工同酬的条件为：

（1）劳动者的工作岗位、工作内容相同。

（2）在相同的工作岗位上付出了与别人同样的劳动工作量。

（3）同样的工作量取得了相同的工作业绩。

（4）不同种族、民族、身份的人同工同酬。

2. 严格执行《中华人民共和国劳动合同法》、《护士条例》的相关规定，护士执业有获取工资报酬、享受福利待遇、参加社会保险的权利，有获得与其所从事的护理工作相适应的卫生防护、医疗保健服务的权利。

（1）护士应享有的福利待遇包括工资、各种津贴以及在生育、疾病、伤残、休假、退休等方面的福利。

（2）建立科学的绩效考核机制，在护理人员队伍中实行"岗高薪高、以岗定酬、同工同酬、绩效工资"的分配制度，护士的收入分配、职称晋升、奖励评优等向临床一线倾斜,做到多劳多得、优绩优酬、同工同酬。

(3) 为聘用护理人员建立人事代理和社会保险代理关系,解决聘用护理人员的档案管理、技术职称评审考核、工资福利待遇调整等问题。

(4) 护士有按照国家有关规定获得与本人业务能力和学术水平相应的专业技术职务、职称的权利;有参加专业培训、从事学术研究和交流、参加行业协会和专业学术团体的权利。

(5) 护士执业有获得疾病诊疗、护理相关信息的权利和其他与履行护理职责相关的权利,可以对医疗卫生机构和卫生主管部门的工作提出意见和建议。

五、护士岗位职业防护制度

护士在执行医疗护理活动过程中存在诸多的不安全因素,是发生职业损伤的高危群体,根据《护士条例》规定及相关法律法规制订本制度。

1. 加强对接触化疗药物护士的化疗专科理论培训、自我防护意识的教育,以及化疗防护技能培训,强化预防观念,严格执行操作规程和安全防护措施,应用多种方法宣传职业安全与防护的重要性及重要意义,提高防护能力。

2. 从决策上重视安全防护,有相应的监督机制,组织和制订严格的防护方案,定期为护士进行体检,合理安排休假,保障护士的合法权益。

3. 集中对化疗药进行配置,避免护士在开放环境下配置化疗药;为病房配置锐器盒、安全留置针、无汞电子血压计及体温计、防护眼镜等保护性器具,把对护士的损害降低到最小程度。

4. 护理人员定期进行职业防护培训,掌握正确的自我防护技术,严格遵守安全操作规程。

5. 处理患者的排泄物、分泌物、呕吐物、血液污染的废物时，必须严格遵守消毒隔离制度，戴手套，避免直接接触，操作完毕认真进行手消毒并洗手。

6. 护士在工作中要注意力集中，操作规范熟练，严格执行安全原则，避免机械性损伤。

7. 发生针刺伤等职业暴露时，严格按照医院职业暴露相关流程进行处理上报。

8. 各特殊领域的科室根据专科特点制订本科室的防护制度并遵照执行。

六、护理人员职业健康监护制度

根据《护士条例》第三章的相关规定及卫生和计划生育委员会《职业健康监护管理办法》制订本制度。

1. 实行人性化管理，合理配置护理人员，设法改善工作环境、妥善处理人际关系，营造良好的工作氛围，医院为全体在职、在岗护理人员提供免费体检，建立职业健康档案。依据年龄体检如下：45岁以上的护士（含45岁）每年体检一次，44岁以下的护士每2年体检一次。

2. 关注护士的心理健康，进行心理辅导，调整护士的自身应对压力的有效方式，掌握减压的方法，定期举办相关讲座。

3. 从事直接接触有毒有害物质、有感染传染病危险工作的护士，依照有关法律、行政法规的规定接受职业健康监护，每年一次免费体检。

4. 对疑似职业病的护士应当按规定向卫生行政部门报告，并按照体检机构的要求安排其进行职业病诊断或者医学观察。

5. 对遭受或者可能遭受急性职业病危害的护士，应当及时组织进行健康检查和医学观察。

第四节　护理人员分层管理办法

为充分发挥护理人力资源管理效能，实现护理人员能级对应，提高护士人员综合素质，调动工作积极性，结合医院实际情况，制订本办法。

一、组织管理

护理部成立"护士分层管理工作组"，工作职责如下：
1. 建立并管理《护理人员分层管理档案》。
2. 完成各层级护士的资格审核与考核工作。

二、分层依据

改革身份管理办法，根据护理人员的工作能力、专业技术水平、工作年限、职称和学历等要素，对护理人员进行全面的评价，将护理人员分为"N0、N1、N2、N3、N4"五级。

三、任职资格及能力要求

（一）N0级护士任职资格及能力要求
1. 基本掌握基础护理、技能及常见病护理常规。
2. 在上一级护士指导下能胜任本岗位的工作职责。
3. 中专毕业3年内或大专及以上学历毕业1年内，已通过"护士执业资格考试"，但未取得《护士执业证》、编内人员和已签订《高校毕业生毕业就业见习协议》的聘用护理人员，按医院要求完成新入职护士规范化培训。
4. 年度内参加护理部业务学习学时达到要求。
5. 熟悉相关卫生法律法规、行业标准和规章制度。
6. 具备一定的人际交往沟通和协调能力。

7. 年度内护理部组织的护理操作及理论考试合格。

8. 年度内病、事假累计不超过 3 个月。

（二）N1 级护士任职资格及能力要求

1. 基本掌握基础护理技能及常见病护理常规，有较好的沟通能力，能独立评估和护理病情较稳定的患者。

2. 能胜任本岗位工作职责，按医院要求完成轮转培训。

3. 中专学历，在本院从事临床护理满 3 年的注册护士或大专及以上学历，在本院从事临床护理满 1 年的注册护士。

4. 年度内参加护理部业务学习学时达到要求。

5. 掌握相关卫生法律法规、行业标准和规章制度。

6. 具备良好的人际交往沟通和协调能力。

7. 年度内护理部组织的护理操作及理论考试合格。

8. 年度内病、事假累计不超过 3 个月。

9. 年度科室民主测评达到称职。

（三）N2 级护士任职资格及能力要求

1. 具备独立分管病情较重患者的能力，熟练掌握基础护理、专科护理及常用急救技术，能独立准确评估、判断和处理本专业护理问题。按医院要求完成轮转培训，能胜任本岗位工作职责。

2. 任职资格及能力要求

（1）具有护师职称，中专学历，在本院从事临床护理满 10 年。

（2）具有护师职称，大专学历，在本院从事临床护理满 5 年。

（3）具有护师职称，本科学历，在本院从事临床护理满 3 年。

4. 具备参与临床教学和管理的能力。

5. 年度内参加护理部业务学习学时达到要求。

6. 具备良好的人际交往沟通和协调能力。

7. 掌握相关卫生法律法规、行业标准和规章制度。

8. 年度内护理部组织的护理操作及理论考试合格。

9. 年度病、事假不超过 3 个月。

10. 年度内科室民主测评达到称职。

（四）N3 级护士任职资格及能力要求

1. 具备独立分管急危重患者的能力，临床专科护理业务知识扎实，基础与专科护理技术熟练，掌握本专业及危重患者的病情观察、抢救及护理。

2. 按医院要求完成轮转培训，能胜任本岗位工作职责。

3. 职称及学历要求

（1）本科及以上学历，在本院从事临床护理满 8 年，具有主管护师及以上职称。

（2）大专学历，在本院从事临床护理满 15 年，具有主管护师及以上职称。

（3）中专学历，在本院从事临床护理满 20 年，具有主管护师及以上职称。

4. 具备承担科室质量控制小组相关工作，参与或主持护理质量改进及不良事件讨论的能力。

5. 具备临床教学、科研和专科指导的能力。

6. 年度内参加护理部业务学习学时达到要求。

7. 掌握相关卫生法律法规、行业标准和规章制度。

8. 具备良好的人际交往沟通和协调能力。

9. 年度内护理部组织的护理操作及理论考试合格。

10. 年度病、事假累计不超过 3 个月。

11. 年度科室民主测评达到称职。

（五）N4 级护士任职资格及能力要求

1. 承担本专科复杂疑难患者的专科护理和个案管理，分析并及时解决患者的护理问题。

2. 组织和参与本专科护理常规、工作流程、护理质量标准及护理质量改进。

3. 有能力通过护理查房、会诊、专科护理门诊等形式拓展工作范畴。

4. 本科及以上学历，具有主管护师或以上职称，在本院从事临床护理工作满10年，相应临床专科经历满5年，按医院要求完成轮转培训。

5. 掌握本专业护理学科发展的前沿动态，积极组织专科的学术活动，有计划地推广专科护理新理论、新技术。

6. 掌握相关卫生法律法规、行业标准和规章制度。

7. 具备良好的人际交往沟通和协调能力。

8. 年度内病、事假累计不超过3个月。

9. 年度内科室民主测评达到称职。

四、工作职责

（一）N0级护士工作职责

1. 在上级护士的指导下完成基础护理和基本护理技术操作。

2. 在上级护士的带教下参与夜班工作。

3. 完成医院授权的其他工作。

（二）N1级护士工作职责

1. 在上级护士的指导下负责一定数量的患者，为所负责患者提供包括生活护理、病情观察、用药、治疗、康复和健康指导在内的全面、全程的护理服务。

2. 及时、准确完成护理文书，护理文书科学、简明，突出专科特点及重点内容。

3. 协助带教护士做好实习护生的带教。

4. 参加夜班值班。

5. 完成医院授权的其他工作。

（三）N2 级护士工作职责

1. 负责一定数量患者，为所负责患者提供包括生活护理、病情观察、用药、治疗、康复和健康指导在内的全面、全程的护理服务。

2. 落实重症患者的各项护理措施。

3. 指导并帮助下级护士完成护理工作。

4. 担任带教老师，严格按照《护理实践教学管理方案》履行带教老师工作职责。

5. 参加夜班值班。

6. 及时、准确完成护理文书，护理文书符合规范、简明，突出专科特点及重点知识。

7. 积极参与护理科研。

8. 完成医院授权的其他工作。

（四）N3 级护士工作职责

1. 负责或协助专科护士进行护理会诊。

2. 负责重危患者的管理和抢救，落实重症患者的各项护理措施。

3. 完成高风险、高难度护理操作。

4. 承担专科护理理论知识授课及护理技术培训、考核。

5. 主动学习并掌握新业务、新技术，协助开展新的护理项目。

6. 指导下级护士完成护理工作并监督护理质量。

7. 参加夜班值班。

8. 积极开展护理科研。

9. 完成医院授权的其他工作。

（五）N4 级护士工作职责

1. 负责本专科护理查房、病例讨论和护理会诊。

2. 负责对本专科（含跨病区专科患者）提供直接护理和健

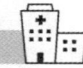

康教育。

3. 指导下级护士完成护理工作。

4. 协调医疗、护理团队为患者提供整体护理。

5. 制订专科护理工作标准、护理质量评价标准，负责专科护理质量的评价与督导。

6. 加强对专科患者的巡视与病情观察，审核专科患者护理计划、护理措施并指导有效落实。

7. 负责专科护理培训及临床教学工作。

8. 积极开展并指导专科护理科研。

9. 完成医院授权的其他工作。

五、考核办法

1. 科室护理考核小组每年 12 月前完成对各层级护士的考核。

2. 各层级护士根据个人条件向科室护理考核小组提出层级申请，科室护理考核小组每年 12 月统一向护士分层管理工作组提出层级申请，护士分层管理工作组对申请者进行资格审核、考核。

第五节 护理人员分层培训方案

为贯彻落实《中国护理事业发展规划纲要（2016—2020年)》、《医药卫生中长期人才发展规划（2011—2020 年)》、《新入职护士培训大纲（试行)》、《卫生部关于实施医院护士岗位管理的指导意见》等文件精神，培养具有良好职业道德、扎实医学理论、专业知识和临床护理技能的临床专业化护理骨干，实现护理人员能级对应，现针对医院各层级护理人员任职资格及能力要求，特制订本方案。

一、培训目标

(一) 建立规范的培训制度

建立与国际接轨的临床护士规范化培训制度，建成有规模的护理人员培训基地。

(二) 提高整体素质

全面提高护士整体素质，培养一支具有良好的职业素质、思想素质及严谨的工作作风，全心全意为患者服务的高素质护理队伍。

(三) 护士分层培训

护士经过分层培训，达到以下要求：

1. N0 级护士

（1）主动学习护理专业知识，具有护理专业热情。

（2）取得护士执业资格证。

2. N1 级护士

（1）有一定的专科领域护理知识和技能，能独立评估和护理患者。

（2）具有一定的风险评估及防范能力。

3. N2 级护士

（1）具有较强的专科领域护理知识和技能，能独立评估和护理重症患者。

（2）具有良好的人际交往沟通和协调能力。

（3）熟悉护理相关法律法规和规章制度。

（4）具有良好的风险评估及防范能力。

（5）具有一定的预防和处理应急情况的能力。

（6）具有良好的临床护理教育能力。

4. N3 级护士

（1）有扎实的专科领域护理知识和技能，能够发现和解决本专科领域患者个体和群体的护理问题。

（2）能够积极接受、应用和推广新业务、新技术，能独立评估、解决患者临床问题，具有良好的人际交往沟通和协调能力。

（3）掌握护理相关法律法规和规章制度。

（4）具有较好的风险评估及防范能力。

（5）具有较好的预防和处理应急情况能力。

（6）具有较好的临床护理教育能力。

（7）具有一定科研能力，并能在省级及以上期刊发表论文。

5. N4级护士

（1）熟练掌握本专业专科护理知识和技能，正确识别本专业和个性问题，为患者实施针对性的护理措施。

（2）具有协调本专科内医务人员相互关系的能力。

（3）掌握学科发展前沿动态，不断更新知识和技能。

二、培训与考核模式

（一）培训、考核方式

由护理部、系统、科室分层次对护理人员进行培训考核，考核包括"专业理论、专业技能、危重患者护理能力、护理风险应急、护理实践教学、护理管理、护理安全管理、继续教育、护理科研、专项活动和素质"等内容。

（二）各层级护士考核分值

见表1-5-1。

表1-5-1　各层级护士考核分值

项目		N0级护士	N1级护士	N2级护士	N3级护士	N4级护士
专业理论	院级	15	15	12	12	12
	科级	15	15	12	10	8
专业技能	院级	10	6	6	4	4
	科级	20	16	10	6	6
危重患者护理		0	5	10	10	10
护理风险应急		10	10	10	10	10
护理实践教学		0	5	5	5	7
护理管理		0	2	5	8	8
护理安全管理		10	10	10	10	10
继续教育		0	3	5	5	5
护理科研		5	3	5	10	10
专项活动		5	5	5	5	5
综合素质		10	5	5	5	5

注：护理科研包括读书笔记、护理论文、护理科研项目等内容。

（三）培训依据

1. 护理人员规范化培训管理办法。
2. "三基、专科技能"培训、考核计划。
3. 护理人员应知应会内容。
4. 护士长参考《新入职护士与护士规范化培训考核手册》制订科室护理人员应知《新入职护士培训计划》、《在职护士规范化培训计划》，并严格按照"计划"落实各项培训工作。

三、管理办法

护理人员每月认真填写《护士规范化培训考核手册》，通过自评、科室护理考核小组考核、护理部审核等程序完成对各层级护士的考核。

四、"三基"和"专科技能"培训、考核方案

（一）培训目标

1. 熟练运用护理基本理论、基本知识、基本技能以及专科常见病、多发病护理技术。

2. 具备危重症患者的抢救配合能力、护患沟通技能和心理护理等技能。

3. 护理基本理论（80分合格）、基本技能（85分合格）、操作合格率100%，考核率100%。

（二）培训考核对象

全院护理人员。

（三）培训内容

1. 基础理论：《临床护理实践指南（2011年）》，基础护理学，内、外科护理学，现代护理理论等学科知识。

2. 基本知识：护理心理学，护理文件书写及管理规范，医学伦理学，护理纠纷的防范等相关知识。

3. 基本技能：护理技术操作常规，专科护理技术操作规程。

4. 《三级综合医院评审标准实施细则》中的护理管理和护理质量持续改进的相关内容。

（四）培训考核方式

按照《护理人员分层管理办法》，分层次组织各级护理人员进行"三基"和"专科技能"培训、考核。

（五）考核办法

1. 科室定期组织业务学习：每周组织1~2次科室小讲课，每月组织1~2次护理业务学习，每月组织1次护理业务查房，每季度组织1次读书报告会、1次护理病例讨论。

2. 科室按照"三基"和"专科技能"培训安排,每月分层次组织培训及考核。

3. 科室每年组织 N0 级、N1 级护士完成"27 项基础护理技术"操作考核,并根据专科特点分层次组织护理人员完成"专科护理技术"、"危急重症护理技能"操作考核。

4. 护理部每半年分层次组织"三基理论"考核,每月对护士进行"三基专科技能"抽考。

(六)考核标准

见表 1-5-2。

表 1-5-2 各层级护士考核标准

	考核项目	N0 级护士	N1 级护士	N2 级护士	N3 级护士	N4 级护士
院级	参加护理专题讲座(次)	≥5	≥5	≥5	≥5	≥5
	参加护理业务查房(次)	≥1	≥1	≥1	≥1	≥1
	参加护理双语教学查房(次)	≥1	≥1	≥1	≥1	≥1
	参加护理疑难病例讨论(次)	≥1	≥1	≥1	≥1	≥1
	参加护士读书报告会(次)	≥1	≥1	≥1	≥1	≥1
	参加护理沙龙(次)	≥2	≥2	≥2	≥2	≥2
	承担护理业务学习(含讲座、查房、病例讨论等)(次)			≥3	≥3	≥3
	参加"三基理论知识"考核	≥2	≥2	≥1	≥1	≥1
	岗前培训	合格				

续表

	考核项目	N0级护士	N1级护士	N2级护士	N3级护士	N4级护士
科级	参加系统内、科室组织的业务学习（次）	≥18	≥18	≥6	≥6	≥6
	承担/主持系统内、科室组织的业务学习（次）				≥3	≥3	≥5
	参加科室组织的专科护理理论考核（次）	≥2	≥2	≥2	≥2	≥2
	参加科室组织的"三基操作"考核合格（次）	≥9	≥9	≥10	≥6	≥6
	参加科室组织的"专科技能"考核合格（次）	≥9	≥9	≥10	≥6	≥6
	岗前培训考核	合格				

五、新入职护士规范化培训

（一）培训大纲

1. 培训目的　根据《护士条例》等，结合推进优质护理服务工作要求，开展新入职护士的规范化培训。通过培训，新入职护士能够掌握从事临床护理工作的基础理论、基本知识和基本技能，具备良好的职业道德素养、沟通交流能力、应急处理能力，以及落实责任制整体护理所需的专业照顾、病情观察、协助治疗、心理护理、健康教育、康复指导等护理服务能力；增强人文关怀和责任意识，能够独立、规范地为患者提供护理服务。

2. 培训对象　进入护理岗位工作2年内的护士。

3. 培训方式、方法

（1）培训方式：理论知识培训和临床实践能力培训相结合。

（2）培训方法：护理专题讲座、双语教学查房、业务查房、疑难病例讨论、护理沙龙。

4. 培训时间

（1）基础培训：包括基本理论知识及常见临床护理操作技术培训。

（2）专业培训：包括各专科轮转培训，培训时间为 24 个月。

5. 培训内容及要求

（1）基本理论知识培训

①法律法规：熟悉《护士条例》、《侵权责任法》、《医疗事故处理条例》、《传染病防治法》、《医疗废物管理条例》、《医院感染管理办法》、《医疗机构临床用血管理办法》等相关法律法规制度。

②规范标准：掌握《临床护理实践指南》、《静脉输液操作技术规范》、《护理分级》、《临床输血操作技术规范》等规范标准。

③规章制度：掌握护理工作相关规章制度、护理岗位职责及工作流程，如患者出入院管理制度、查对制度、分级护理制度、医嘱执行制度、交接班制度、危重症患者护理管理制度、危急值报告及处置制度、病历书写制度、药品管理制度、医院感染管理制度、职业防护制度等。

④安全管理：掌握患者安全目标、患者风险（如压疮、跌倒/坠床、非计划拔管等）的评估观察要点及防范措施、特殊药物的管理与应用、各类应急风险预案、护患纠纷预防与处理、护理不良事件的预防与处理等。

⑤护理文书：掌握体温单、医嘱单、护理记录单、手术清点记录单等护理文书的书写。

⑥健康教育：掌握患者健康教育的基本原则与方法。健康教

育主要内容包括：出入院指导、常见疾病康复知识、常用药物作用与注意事项、常见检验检查的准备与配合要点等。

⑦心理护理：掌握患者心理特点，常见心理问题如应激反应、焦虑、情感障碍等识别和干预措施，不同年龄阶段患者及特殊患者的心理护理，护士的角色心理和角色适应，护士的工作应激和心理保健等。

⑧沟通技巧：掌握沟通的基本原则、方式和技巧，与患者、家属及其他医务人员之间的有效沟通。

⑨职业素养：熟悉医学伦理、医学人文、医德医风、护理职业精神、职业道德和职业礼仪等。

（2）常见临床护理操作技术培训：熟练掌握27项常见临床护理操作技术——洗手法、无菌技术、生命体征测量技术、标本采集法、穿脱隔离衣技术、物理降温法、血糖监测、口腔护理技术、经鼻/口腔吸痰法、雾化吸入技术、氧气吸入技术、导尿技术、心肺复苏术（CPR）、心电监测技术、除颤技术、口服给药法、胃肠减压技术、密闭式静脉输液技术、密闭式静脉输血技术、静脉采血技术、静脉注射技术、肌内注射技术、皮内注射技术、皮下注射技术、患者约束法、轴线翻身法、患者搬运法。

（3）专业理论与实践能力培训：按照《专业理论与实践能力培训内容及要求》，熟练掌握并运用专业理论知识与技能。

6. 考核方式和内容

（1）培训过程考核：考核内容主要包括医德医风、职业素养、人文关怀、沟通技巧、理论学习和临床实践能力的日常表现，基础培训结束后、各专科轮转结束后的考核等。

（2）年度考核：每年完成个人小结1份，撰写护理论文1篇，完成读书笔记≥6篇。

（3）培训结业考核

①理论知识考核内容：包括法律法规、规范标准、规章制

度、安全管理、护理文书、健康教育、心理护理、沟通技巧、医学人文、职业素养等基本理论知识和内、外、妇、儿、急诊、重症、手术等专业理论知识。

②临床实践能力考核内容：以标准化患者或个案护理的形式，抽取临床常见病种的3份病例（内科系统、外科系统及其他科室各1例）。根据患者的病情及一般情况，要求护士对患者进行专业评估，提出主要的护理问题，从病情观察、协助治疗、心理护理、人文沟通及教育等方面提出有针对性的护理措施，并评估护理措施的有效性，考核其中2项常见临床护理操作技术以及现场提问。

（二）新入职护士专业理论与实践能力培训内容及要求

1. 培训内容

（1）相关知识：熟悉科室情况、规章制度、岗位职责、工作流程、应急预案、突发事件上报流程、医院感染预防与控制等。

（2）专业知识

①内科系统：掌握内科各专科常见疾病的病因、临床症状、体征、处理原则、护理病情观察、治疗要点、护理措施。

②外科系统：掌握外科各专科常见疾病的病因、症状、体征、处理原则、护理评估、病情观察、治疗要点、围手术期护理措施、手术后并发症观察与处理、出院指导。

③掌握常见专科技术操作的护理要点、配合要点、辅助治疗、健康指导等。

④熟悉专科常用药物相关知识。

⑤熟悉专科常用化验检查结果的临床意义。

⑥熟悉专科常见急危重症患者的急救配合要点。

（3）专业技术：掌握专科常用护理操作技术。

（4）健康指导：掌握专科疾病患者的健康教育。

2. 培训要求

（1）内科系统、外科系统：每个科室轮转期间，在上级护士的指导下，新护士全程管理（从患者入院到出院）本专科常见疾病一级护理和二级护理的患者至少各5例，护士能够掌握所管患者的病情，并能给予正确评估、及时观察、协助治疗、心理护理、健康教育等，为患者提供专业规范的护理服务。

（2）儿科：轮转新生儿病房和儿童病房期间，在上级护士的指导下，能够参与并负责护理新生儿和儿童疾病患者，规范提供基础护理、专科护理、心理护理和健康指导等。

（3）急诊医学科：轮转期间，在上级护士指导下，参与并完成急诊患者的急救配合及护理。

（4）重症医学科：轮转期间，在上级护士指导下，参与并管理本科室患者至少5例，为患者提供专业规范的护理服务。

第六节　护理人力资源弹性调配

护理人力资源配备与医院的功能和任务保持一致，有护理单元护理人员的配置原则，有紧急状态下调配护理人力资源的预案。以临床护理工作量为基础，根据收住患者特点、护理等级比例、床位使用率对护理人力资源实行弹性调配。

一、人力资源调配原则

（一）科室护理人力资源调配原则

1. 护理单元根据科室患者病情、危重患者数、手术人数、患者收住人数、护理难度和技术要求等工作需要，严格按照《护理人员弹性排班制度》实行弹性排班。

2. 确定在特殊情况下的替代人选，节假日时安排备班，备班者要求电话保持畅通，做到随叫随到。

3. 一般情况下，科室可在科室层面调整轮休、补休人员。

4. 在紧急情况下，护士长无法调整时应及时上报护理部，由护理部在全院统一调配，以确保科室工作安全。

（二）系统层面护理人员调配

1. 科室如发生重大抢救等特殊事件需临时调配人员，由科护士长上报护理部后在所管辖的各护理单元间进行调配。

2. 若遇特殊情况，科护士长不能在所管辖护理单元内调配护理人员时，可上报护理部，由护理部统一调配。

（三）护理部层面人员调配

1. 跨科室的护理人力资源调配由护理部与科主任、科护士长协商解决，并做好绩效分配补偿工作。

2. 护理部有计划、有组织、系统地对人力资源库成员进行院内院外的业务培训，提高成员的专科理论知识、实践技能及应急反应能力。

3. 护理部与护理人力资源库成员长期保持联络畅通。

二、弹性排班

（一）排班原则

1. 坚持"以患者需求为中心"，按照护理工作 24 小时不间断的特点，合理安排人力，保证护理工作安全、连续地开展。

2. 人员结构安排合理，实现能级对应，应根据患者病情、护理难度，各班工作量，护理人员的数量、年龄、职称、水平等进行有效组合，做到优势互补，确保患者安全。

3. 掌握工作规律，根据科室不同时期、不同时段的护理工作量，实行弹性排班，做到各班工作井然有序。

4. 坚持公平、人性化原则，在病区工作允许的情况下，尽可能照顾护士的特殊需要，关心、爱护护理人员。

5. 开展按职上岗，有效应用人力资源，将护理人员的专长与患者的护理需要相结合，提高护士的工作成就感及满意度。

（二）排班要求

1. 根据护理工作24小时不间断的特点以及科室实际业务量、患者收治情况等合理选择排班方式。

2. 减少交接班次数，各班次必须互相衔接，避免因中间环节过多而引发护理缺陷。

3. 以患者为中心，在保证护理质量与安全的情况下，合理有效地安排人力，注意不同层次的护士合理搭配，以利于护理技能的传、帮、带。

4. 护士可根据自己的需要，预先将下周的排班需求予以说明，护士长优先考虑患者护理需求的同时，听取护理人员的建议，并给予合理调整。

5. 定期总结、考察在岗人员的专业技术、专科护理技能、沟通协调等综合工作能力，调整排班。

（三）护士调整原则

护士长排班前应充分考虑影响因素，在一定时间内保持班次的稳定性，如有特殊情况，可做动态调整。

1. 高峰时段和中午、晚夜班等薄弱环节时段适当增加护士人数，动态调整人力，合理排班。

2. 节假日备机动人员，做好应急准备。

3. 护士长通过对新入院患者进行24小时访视、危重患者访视，了解护士工作能力，同时结合护士的工龄、职称、年龄对护士进行综合评定，按能定岗。

4. 值班人员必须坚守岗位，履行职责，保证各项治疗、护理工作准确及时地进行。

5. 护士不得擅自更改班次，不得自行换班、替班，如因特殊情况需调整，必须经护士长同意。

（四）指导护士原则

1. 对技术性强护理要求高、危重患者的护理或急需完成的工作，安排具有经验的护士执行，在充分评估护士工作能力的情况下，适当给予新护士锻炼提高的机会，监督和指导年轻护士参与危重患者的抢救治疗与护理，避免护理差错事故的发生。

2. 见习护士可参加晨晚班、基础护理班工作，其余班次不得独立上岗，必须在注册护士的带领下完成护理班次。

3. 护士在进行危险性较大或侵入性护理操作时，应首先告知患者或家属，经患者或家属签名同意后才能进行操作，必要时在医师的指导下进行。

4. 总责任护士或责任组长每天对责任护士、助理护士的护理工作进行督促和管理，共同完成患者的整体护理，落实查对制度，确保各项治疗的安全性，保证患者得到连续的观察与护理。

第七节　消化内科分级护理服务标准及基本要求

为加强医院临床护理工作，保证护理质量，保证患者安全，特规范我科分级护理标准和服务内涵。

1. 分级护理标准按卫生部颁发的《综合医院分级护理指导原则》为指导制定。

2. 医师根据患者病情及生活自理能力下达护理级别医嘱，护士执行。我科护理级别分为特级、一级、二级、三级护理。

一、特级护理服务标准

病情危重，随时可能发生变化需要进行抢救的患者；重症监护患者；其他生命危险，需要严密监护生命体征的患者，包括：消化道大出血，急性肝功能衰竭，重症胰腺炎等。

（一）护理服务标准

1. 严密观察病情及生命体征的变化，准确记录24小时出入量。

2. 根据医嘱正确实施治疗、用药，并观察患者反应。

3. 正确实施口腔护理、压疮预防和护理、管路护理、安全护理等护理措施。

4. 保持患者舒适和功能体位。

5. 严格进行床头交接班。

6. 根据患者病情适时进行健康指导。

7. 满足患者基本生活需要，给予基础护理、专科护理，保持患者清洁、舒适。

（二）护理服务项目

1. 每日整理床单元2次。

2. 每日口腔护理2次。

3. 每日面部清洁和梳头，会阴护理、足部清洁各1次。

4. 每周床上擦浴2次。

5. 每周洗头1次。

6. 每周修剪指、趾甲1次。

7. 协助患者床上使用便器及更衣，对两便失禁的患者进行护理。

8. 根据患者病情，正确实施专科护理：呕血、便血护理，呕吐护理，腹痛护理，发热护理，吸氧护理，留置胃管护理等。

9. 卧位护理：每2小时协助患者进行一次翻身、叩背及有效咳嗽，压疮预防及护理。

10. 协助患者进行进食、进水（禁饮食患者除外）。

11. 为留置尿管患者每日进行2次尿道口消毒。

12. 管路护理：保持引流管通畅，按时更换引流袋。

13. 安全护理：烦躁不安及昏迷患者使用床栏，注意护理安全。活动障碍患者给予气垫床，安全标识醒目，必要时使用约束带。

14. 留置三腔两囊管的患者，协助医师做好三腔两囊管的护理。

二、一级护理服务标准

具备以下情况之一的患者，可以确定为一级护理：

1. 病情趋向稳定的重症患者，包括：消化道大出血恢复期等。

2. 手术后或者治疗期间需要严格卧床的患者，包括：急性出血套扎术后恢复前期等。

3. 生活完全不能自理且病情不稳定的患者，包括：消化道出血、急性胰腺炎、肝功能衰竭等。

（一）护理服务标准

1. 每小时巡视患者，观察病情变化。
2. 根据病情每日测量体温、脉搏、呼吸等生命体征。
3. 根据医嘱正确实施治疗和用药，并观察患者反应。
4. 正确实施口腔护理、压疮预防和护理、管路护理、安全护理等护理措施。
5. 为患者提供适宜的照顾和康复、健康指导。
6. 根据患者生活自理能力、满足基本生活需要，给予基础护理、专科护理，保持患者清洁、舒适。

（二）护理服务项目

1. 每日整理床单元2次。
2. 每日口腔护理2次。
3. 每日协助患者面部清洁和梳头，会阴护理、足部清洁各1次。
4. 每周协助患者温水擦浴1次。

5. 患者需要时协助洗头。

6. 每周修剪指、趾甲1次。

7. 协助患者使用便器及更衣，对两便失禁的患者进行护理。

8. 每2小时协助患者进行一次翻身，必要时叩背及有效咳嗽。

9. 协助患者进食、进水（禁饮食患者除外）。

10. 根据患者病情，正确实施专科护理：呕血、便血护理，呕吐护理，腹痛护理，发热护理，吸氧护理，留置胃管护理等。

11. 为留置尿管患者每日进行2次尿道口消毒。

11. 排泄护理：协助患者床上使用便器，失禁患者给予失禁护理。

12. 管路护理：保持引流管通畅，按时更换引流袋。

13. 卧位护理：协助患者翻身及有效咳嗽，协助床上移动及防止压疮。

14. 安全护理：烦躁不安患者使用床档，活动障碍患者给予相应保护措施，安全标识醒目。

三、二级护理服务标准

具备以下情况之一的患者，可以确定为二级护理：

1. 病情稳定，仍需卧床的患者；如消化道疾病恢复期。
2. 生活部分自理的患者。

（一）护理服务标准

1. 每2~3小时巡视患者，进行病情观察及生活照顾。
2. 每日测量体温、脉搏、呼吸，每周测血压和体重1次。
3. 根据医嘱正确实施治疗和用药，并观察患者反应。
4. 根据患者身体状况，实施护理措施和安全措施。
5. 为患者提供适宜的照顾和康复、健康指导。
6. 根据患者生活自理能力、满足基本生活需要，给予基础护理、专科护理,保持患者清洁、舒适。

（二）护理服务项目：

1. 每日整理床单元2次。
2. 每日协助患者面部清洁2次。
3. 每周需要时协助患者温水擦浴及洗头。
4. 协助患者更衣,指导患者使用便器。
5. 卧位护理：协助患者翻身及有效咳嗽,防止压疮。
6. 护理安全：保证护理安全,标识醒目。

四、三级护理服务标准

生活完全能够自理且病情稳定的患者,生活完全自理且处于康复期的患者,包括：各种消化内科疾病康复期的患者。

护理服务标准：

1. 每3~4小时巡视患者1次,观察病情变化。
2. 每日测量体温、脉搏、呼吸,每周测量血压、体重1次。
3. 根据医嘱正确实施治疗和用药,并观察患者反应。
4. 为患者提供适宜的照顾和康复、健康指导。
5. 每日整理床单元2次。

第二章

医院病房感染控制管理指引

第一节 环境、物体表面的消毒及无菌措施

目前，医院病房感染已成为医院管理的首要问题，有关感染知识的培训，病房空气、护理用品、非医疗器械的消毒，治疗室、换药室、注射室、处置室的管理，拖把、抹布的规范使用及监测制度的落实等，对预防医院病房感染、降低医院感染率、减少患者交叉感染实施必要的控制措施，具有很重要的意义。所有工作人员都要掌握控制医院感染的具体措施。

一、病房的空气消毒

1. 临床抢救室、治疗室、换药室、注射室都安装紫外线灯，并且不定时消毒；病房注意开窗通风，每日2次，0.5小时/次，物体表面、计算机、桌椅、门窗、墙壁及地面用0.5%有效氯消毒液擦拭，一周1~2次；减少或控制陪护人员。

2. 相关负责人员严格监控记录，做好空气消毒是预防医院感染的重要环节。

3. 普通患者与具有传染性患者及多耐患者，各类物品、用品专人专用，排泄物、分泌物分开处置，普通病房与具有传染性疾病及多耐患者病房进行隔离，隔离标识醒目，避免交叉感染。患者痊愈后或检查结果三次正常，才解除隔离标识，患者出院后进行终末消毒。

二、护理物品消毒

1. 临床上一次性物品已广泛使用，从根本上避免了交叉感染，但还有一部分未被一次性用品取代的用具必须严格消毒，氧气湿化瓶用0.5%有效氯消毒液浸泡30分钟，1次/天，清洁晾干备用。

2. 血压计、听诊器、体温表在每位患者使用后用乙醇擦拭，表面抗原阳性患者及多耐患者，或者其他具有传染性疾病患者，每人专用。体温表用0.5%有效氯消毒液浸泡30分钟，听诊器及血压计用0.5%有效氯消毒液毛巾浸泡后擦拭，清洁后备用。

三、治疗室、检查室、处置室的管理

1. 室内清洁区、污染区划分明确；无菌物品放置专柜，有效期7天；有洗手池、非手式水龙头、皂液、干手设施及干手消毒剂。

2. 医务人员进入室内衣帽整洁，戴口罩，治疗前后洗手，严格无菌操作。不定时对医务人员及清洁工人、陪护人员进行手卫生检测，做好记录，不合格者重新进行培训，杜绝交叉感染。

3. 室内每日紫外线照射，每次30分钟至1小时；每周酒精擦拭紫外线灯管，不合格紫外线灯管或紫外线灯管有损坏，应立即更换，做好相关记录。

4. 用有效氯消毒液浸泡拖把后每日清洁地面，所有台面及门把手每日常规清洁，有分泌物、血液及体液等污染过的区域，用500mg/L有效氯消毒液擦拭。物体表面，如床栏、床头柜、台面、呼叫按铃、监护仪、门把手、门帘、微量泵等，以及医务人员所有接触区域使用有效氯消毒毛巾擦拭，消毒液现配现用。

5. 每月进行一次空气细菌学检测（空气中细菌菌落总数≤500cfu/m^3），每1~3个月进行一次物品表面及医务人员的细菌学检测，细菌菌落总数≤10cfu/cm²。

6. 医务人员准备各项操作时，注意无菌操作，避免针刺伤。

7. 室内医疗物品处置应有醒目标识，分类放置，进行处理，医疗垃圾分为：感染性废物、损伤性废物、病理性废物、药物性废物、化学性废物，避免混乱处置造成医院交叉感染。

第二节　标准预防

一、标准预防定义

标准预防是认定患者血液、体液、分泌物、排泄物均具有传染性，需进行隔离，不论是否有明显的血迹污染或是否接触非完整的皮肤与黏膜。接触上述物质者必须采取防护措施。根据传播途径采取接触隔离、飞沫隔离、空气隔离，是预防医院感染成功而有效的措施。

二、标准预防基本特点

1. 强调双向预防，即防止疾病从患者传至医务人员；防止疾病从医务人员传至患者。

2. 防止血源性疾病传播。

3. 防止非血源性疾病传播。

4. 根据疾病的主要传播途径采取隔离措施：接触隔离、空气隔离、飞沫隔离，其重点是：手卫生。

三、标准预防的原则

1. 标准预防针对所有为患者实施操作的全过程。

2. 不论患者是否确诊或可疑感染传染病均采取标准预防措施，包括洗手、戴手套、穿隔离衣、戴防护眼镜和面罩等基本措施。

3. 进行可能接触患者体液、血液的操作时须戴手套。

4. 操作完毕脱去手套后应洗手，必要时手消毒。

5. 有可能发生血液、体液飞溅到医务人员面部，须戴具有防渗透性的口罩、防护眼镜。

6. 有可能发生血液、体液大面积飞溅污染身体，须穿戴具有防渗透性的隔离衣或者围裙。

7. 手部皮肤破损有可能接触患者血液、体液要戴双层手套。

8. 戴手套操作过程中，应避免已经污染的手套触摸清洁区域或物品。

9. 进行侵袭性诊疗、护理操作过程中，保证充足的光线，注意防止被针头、缝合针、刀片等锐器刺伤/划伤。

10. 使用后的锐器防刺伤，直接放入耐刺、防渗漏的锐器盒；使用具有安全性能的注射器、输液器。

11. 立即清洁污染的环境。

12. 禁止将使用后的一次性针头重新套上针头套；禁止用手直接接触使用后的针头、刀片锐器。

13. 保证废弃物的正确处理，运输废弃物的人必须戴厚质乳胶清洁手套；处理体液废弃物必须戴防护眼镜。

四、标准预防的措施

1. 接触患者及其物品后应该立即洗手；接触血液、体液、分泌物、排泄物、黏膜和污染物品时应该戴手套。

2. 血液、体液、分泌液有可能喷溅到脸部时，应戴有阻水作用的口罩，必要时戴护目镜或防护面罩；有可能喷溅到工作服时穿隔离衣，必要时穿防水围裙。

3. 使用及处理所有尖锐物品时应特别小心，防止被刺伤。

4. 及时处理患者各种分泌物、排泄物以及被血液、体液污染的物品。对患者使用后的器械及物品，应该采取正确的消毒措施。

5. 正确处理医疗废物：医务人员在接触患者的血液、体液、分泌物、排泄物及其污染物品时，不论其是否戴手套，都必须洗手。遇有下述情况必须立即洗手：摘除手套后、接触两患者之间、可能污染环境或传染其他患者时。

6. 医务人员接触患者的上述物质及其污染物品时，接触患者黏膜和非完整皮肤前均应戴手套；同一患者需既接触清洁部位又接触污染部位时应更换手套。

7. 被污染的医疗用品和仪器设备应及时处理，以防止其暴露及污染其他患者、医务人员、探视者及物品，防止病原微生物在其他患者、医务人员、探视者与环境间的传播。重复使用的医疗仪器设备在用于下一患者前应进行清洁和适当的消毒。

8. 医务人员在进行各项医疗操作、清洁及环境表面（包括患者床及床旁仪器）的消毒时，应严格遵守各项操作规程。

9. 污染的床单及时处理，避免接触患者的皮肤与黏膜、污染衣服，防止病原微生物的传播。

10. 锐利仪器和针头应小心处置，以防刺伤。一次性应用的注射器、针头、刀片和其他锐利物品应置于适当的防穿刺的容器内，该容器尽可能放置在工作区；需重复使用的尖锐器械也应放置于防穿刺的容器内，以便运输至再处理部门。

11. 污染环境或不能保持环境卫生的患者应隔离。

五、标准预防的隔离措施

1. 接触隔离　预防通过直接或间接接触而传播的疾病，如多重耐药菌、志贺痢疾杆菌、甲型肝炎病毒、轮状病毒感染以及副流感病毒、婴儿的肠道病毒感染等。

2. 空气隔离　该项隔离有两个基本要求：

（1）患者所处的环境应通风和做适当处理，如消毒等。

（2）医务人员和进入该环境的人应用呼吸道保护装置。

3. 微粒隔离　又称飞沫隔离，是指预防经微粒传播的疾病。

第三节　职业暴露

一、职业暴露定义

职业暴露是指由于职业关系而暴露在危险因素中，从而有可能损害健康或危及生命的一种情况。医务人员职业暴露，是指医务人员在从事诊疗、护理活动过程中接触有毒、有害物质，或传染病病原体，从而损害健康或危及生命的一类职业暴露。

二、职业暴露（医务人员）分类

1. 感染性职业暴露。
2. 放射性职业暴露。
3. 化学性（如消毒剂、某些化学药品）职业暴露。
4. 其他职业暴露。

三、医务人员职业暴露的预防

1. 加强医务人员职业暴露防护知识的教育，强化自我防护意识，增强职业暴露防护的自律性。
2. 严格执行各种操作规程及标准，贯彻标准预防原则，加强自我防护。
3. 医院加强职业暴露预防资金的投入，提供有力的职业安全保障，为医务人员提供安全的工作环境。

四、发生职业暴露因素

1. 没有制定内部安全防护管理制度。

2. 没有遵守安全操作规程。
3. 缺乏自我防护知识与技能。
4. 医疗设施问题。
5. 锐器处理不当。

五、发生职业暴露后的处理

（一）紧急局部处理

首先应立即进行局部紧急处理，包括轻挤出血、清洗、局部消毒等。

1. 用洗手液和流动水清洗污染的皮肤，用生理盐水冲洗黏膜。
2. 如有伤口，应当在伤口旁轻轻挤压，尽可能挤出损伤处的血液，再用洗手液和流动水冲洗；禁止进行伤口局部的挤压。
3. 受伤部位的伤口冲洗后，应当用消毒液，如75%乙醇或者0.5%碘伏进行消毒，并包扎伤口；被暴露的黏膜，应当反复用生理盐水冲洗干净。
4. 登记、上报护士长及科主任、医院预防保健科、医院感染管理科，建立随访制度。

（二）紧急报告流程

发生职业暴露后应向医院感染管理科报告，医院组织相关专家对暴露发生的危险程度进行评估，报告医务科，并对暴露者及患者进行相关的血清学检查及随访、监控。

（三）预防用药

根据暴露病毒的种类及病毒载量，对暴露人员实行预防用药方案。

（四）不同病原暴露后的处置

1. 暴露于HIV（血源性疾病）的处置

（1）预防最好在4小时内实施，最迟不超过24小时，并建议使用抗逆转录病毒药物。

（2）暴露后尽早获得血液标本进行 HIV 检查，定期检查血清转化，并及时向医院的有关部门报告，包括其他疾病。

（3）医院应立即采集感染源患者的血清进行检查。

2. 暴露于 HBV（血源性疾病）的处置

（1）对于既往已有免疫，其 HBs 抗体 >10mU/ml 时，不需要进一步治疗。

（2）对于没有免疫力的人，应尽早使用预防性肌内注射乙肝免疫球蛋白（最好 48 小时内，最迟 <1 周），同时进行乙肝疫苗全程接种，即开始时肌内注射 $10\mu g$，1 个月时 $10\mu g$，6 个月时 $10\mu g$。

3. 暴露于 HCV（血源性疾病）的处置　丙型肝炎病毒感染途径同乙型肝炎。目前虽然没有丙型肝炎暴露后的治疗方法，但也必须检查血清转化。对于乙型肝炎病毒感染的感染源患者，也必须检查 HCV 感染。对暴露者应定期随访监控，追踪 6～9 个月。

第四节　医院病房感染控制管理

一、病房感染管理小组工作制度

（一）科室院感染管理小组成员

由组长、小组成员组成。

（二）院感病房管理小组职责

1. 负责本科室有关院感知识的学习、检查，并对存在的问题积极查找原因，提出整改意见，做好相应的记录备查，具体由护士长负责，以便及时发现漏报病例，做出纠正。

2. 医院感染监测网成员负责本科室医院感染方面（包括空气、手、物表、无菌物品、消毒液等）的监测，对不合格的应查找原因后重做。要求每月一次，保存监测单以备查。

3. 科室以卫生部文件及院规章制度为依据，结合科室实际制定出相应的预防院内感染的切实可行的规章制度和操作规程。

4. 院感病例报告制度，由经治医师组讨论确诊的院感病例，填报告单，发病24小时内报告院感科。

5. 每月第1~2日由经治医师负责检查本组院感病例报告及各项表填写情况。

二、病房感染控制规范

1. 病房的医院感染管理监控小组应负责本科室各项制度、措施的落实及人员培训。

2. 根据《医院感染管理办法》开展预防医院感染的各项监测，按照《医院感染诊断标准》诊断、报告本病区医院感染存在的发病情况，对医院感染存在的危险及时采取有效控制措施。

3. 特殊感染、多重耐药患者或疑似传染病患者，应根据疾病的传播途径采取相应的隔离措施；传染病患者应按传染病的有关规定实行隔离或转院。

4. 传染病流行季节应加强病房的管理和消毒，严格探视及陪护制度。

5. 配备合格的洗手设施和速干手消毒剂，医护人员诊疗、护理患者前后，接触污染物品后，应认真执行洗手或手消毒。

6. 病室应保持整洁，开窗通风，保持空气流通、清新无异味；地面湿式清扫，每日2次，遇污染时随时消毒和清扫。遇特殊污染情况时加强清洁和消毒频率。

7. 病床湿式清扫，每天1次，一床一套（巾），床头柜等物体表面每天擦拭1次，抹布用后消毒，遇有污染时随时消毒。

8. 患者的被服每周更换1次，如遇有污染时随时更换；被褥、枕芯、床垫等定期清洗消毒，遇污染时立即更换。

9. 禁止在病房、走廊清点脏被服，更换下来的脏被服直接装入被服袋内，由专人负责密闭收取。

10. 标本运送应使用密闭运送，避免污染环境和病原体播散。患者出院、转科或死亡后，应对病室及床单位进行终末消毒。

11. 严格按照《医疗废物管理条例》分类收集医疗废物，密闭转运，日产日清，认真交接及记录。

12. 清洁工具（抹布、拖把等）定点放置，分室使用，标识明显，用后消毒清洗晾干备用。

13. 具有传染性的血液、体液、分泌物、排泄物应先用含氯消毒剂消毒后排放。

三、导管相关性血行感染管理制度及预防控制措施

（一）导管相关性血行感染管理制度

1. 严格执行留置血管内导管的适应证，只有在必需时才能使用，并尽早拔除。

2. 有留置血管内导管（尤其是中心静脉导管和周围动脉导管）的操作指南、护理规范及相关的控制方法，并对相关人员进行培训。

3. 应用半透明半浸湿的聚亚安酯敷料，覆盖纱布，覆膜变湿、弄脏时能及时更换。

4. 三通管保持清洁，发现污垢和残留血迹时，能及时更换。

5. 定期进行重点部位病原体检查，在符合"血管内导管所致血行感染"诊断标准时，应在 4 小时内获得抗菌药物治疗，72 小时无效重复病原学检查。

6. 有完整的操作与观察处置记录。

7. 有导管相关血行感染（发病率、病原菌及其耐药性）的监测、分析与反馈。

(二) 导管相关性血行感染预防控制措施

留置血管内导管是救治危重患者、实施特殊用药和治疗的医疗操作技术,但置管后的患者存在发生感染的危险,为有效预防导管相关性血行感染,特制定以下预防控制措施。

1. 置管时的预防措施

(1) 严格执行无菌技术操作规程:置管时应当遵守最大限度的无菌屏障要求。置管部位应当铺大无菌单(巾);置管人员应当戴帽子、口罩、无菌手套,穿无菌手术衣。

(2) 严格按照《医务人员手卫生规范》,认真洗手并戴无菌手套,尽量避免接触穿刺点皮肤。置管过程中手套污染或破损应当立即更换。

(3) 置管使用的医疗器械、器具等医疗用品和各种敷料必须达到灭菌水平。

(4) 选择合适的静脉置管穿刺点,成人中心静脉置管时,应当首选锁骨下静脉,尽量避免使用颈静脉和股静脉。

(5) 采用卫生行政部门批准的皮肤消毒剂消毒穿刺部位皮肤,自穿刺点由内向外以同心圆方式消毒,消毒范围应当符合置管要求。消毒后皮肤穿刺点应当避免再次接触,皮肤消毒待干后,再进行置管操作。

(6) 患疖肿、湿疹等皮肤病或患感冒、流感等呼吸道疾病,以及携带或感染多重耐药菌的医务人员,在未治愈前不应当进行置管操作。

2. 置管后的预防措施

(1) 应当尽量使用无菌透明、透气性好的敷料覆盖穿刺点,对于高热、出汗及穿刺点出血、渗出的患者应当使用无菌纱布覆盖。

(2) 应当定期更换置管穿刺点覆盖的敷料。更换间隔时间为:无菌纱布每2天1次,无菌透明敷料为每周1~2次,如果纱布或敷料出现潮湿、松动、可见污染时应当立即更换。

（3）医务人员接触置管穿刺点或更换敷料时，应当严格执行手卫生规范。

（4）保持导管连接端口的清洁，注射药物前，应当用75%酒精或含碘消毒剂进行消毒，待干后方可注射药物。如有血迹等污染时，应当立即更换。

（5）告知置管患者在沐浴或擦身时，应当注意保护导管，不要把导管淋湿或浸入水中。

（6）在输血、血制品、脂肪乳剂后的24小时内或者停止输液后，及时更换输液管路。外周及中心静脉置管后，用生理盐水或肝素盐水进行常规冲管，预防导管内血栓形成。

（7）严格保证输注液体的无菌。

（8）紧急状态下的置管，若不能保证有效的无菌原则，应当在48小时内尽快拔除导管，更换穿刺部位后重新进行置管，并作相关处理。

（9）怀疑患者发生导管相关感染，或者患者出现静脉炎、导管故障时，应当及时拔除导管。必要时应当进行导管尖端的微生物培养。

（10）医务人员应当每天对保留导管的必要性进行评估，不需要时应当尽早拔除。

（11）导管无需常规更换，特别是不应当为预防感染而定期更换中心静脉导管和动脉导管。

四、导尿管相关性尿路感染管理制度及预防控制措施

（一）导尿管相关性尿路感染管理制度

1. 严格执行留置导尿管的适应证，只有在必需时才能使用，并尽早拔除。

2. 有留置导尿管的操作常规、护理规范及相关感染的控制

方法,并对相关人员进行培训,使其能够熟知和严格遵守。

3. 插管时应注意无菌操作、动作轻柔,避免损伤,正确固定导尿管,并采用连续密闭的尿液引流系统。

4. 导尿管与集尿袋的接口不要轻易脱开。保持尿流不受阻断的引流。

5. 不使用抗菌药物做连续膀胱冲洗预防感染。集尿袋低于膀胱水平,不接触地面。

6. 保持会阴部清洁干燥,尤其是尿道口。

7. 定期进行重点部位病原学检查,采集尿标本做培养时应在导尿管远端接口处用无菌空针抽取尿液,在符合"留置导尿管所致尿路感染"诊断标准时,应及时获得治疗,72小时无效重复病原学检查。

8. 有完整的操作、观察与处置记录。

9. 有留置导尿管所致尿路感染(发病率、病原菌及其耐药性)的监测、分析与反馈。

(二) 导尿管相关性尿路感染的预防控制

尿路感染常见的医院感染类型,75%~80%与留置导尿管相关,为有效预防导尿管相关尿路感染,特制定以下预防控制措施。

1. 插管前准备与插管时的预防措施

(1) 严格掌握导尿指征,尽量避免不必要的留置导尿。

(2) 导尿前彻底清洁外阴。

(3) 仔细检查无菌导尿包,如过期、外包装破损、潮湿不得使用。

(4) 根据年龄、性别、尿道情况选择合适的导尿管口径、类型。

(5) 严格执行手卫生和戴无菌手套的程序。

(6) 插管过程严格执行无菌操作,动作轻柔,选用无菌润滑剂，避免尿道黏膜损伤。

（7）对留置导尿患者，应采用密闭式引流系统，保持其密闭性。

2. 插管后的预防措施

（1）每天评价留置导管的必要性，尽早拔除导管。

（2）保持尿液引流系统通畅和完整，不要轻易打开导尿管与集尿袋的接口。

（3）如要留取常规尿标本，对集尿袋出口处进行消毒后采集，但此标本不得用于普通细菌和真菌学检查。

（4）需做尿病原学检查，采取无菌方法从耻骨联合上穿刺或尿管处抽取。

（5）导尿管不慎脱落或导尿管密闭系统被破坏，需要更换导尿管。

（6）疑似导尿管阻塞应更换导尿管，不得冲洗。

（7）保持会阴部及尿道口清洁，日常用肥皂和水保持清洁即可，但大便失禁的患者清洁以后还需消毒。

（8）患者洗澡或擦身时要注意对导尿管的保护，不要把导尿管浸入水中。

（9）不主张使用含消毒剂或抗菌药物的生理盐水进行膀胱冲洗或灌注来预防泌尿道感染。

（10）对于导尿术的患者应用抗菌药物预防泌尿道感染。

（11）悬垂集尿袋不可高于膀胱水平，并及时清空袋中尿液。

（12）长期留置导管者，定期更换导尿管（每 2~4 周 1 次）和集尿袋（每周 1~2 次）。

（13）严密观察保留导尿患者是否有尿路感染的症状和体征，及时留取标本，尽早采取控制措施，并做好相关记录。

第五节 多重耐药菌接触传播的预防措施

一、加强医务人员手卫生

1. 配备充足的洗手设施和速干手消毒剂,提高医务人员手卫生依从性。

2. 严格执行《医务人员手卫生规范》,医务人员在直接接触患者前后、进行无菌技术操作和侵入性操作前,接触患者使用的物品或处理其分泌物、排泄物后,必须洗手或使用速干手消毒剂进行手消毒。

二、严格实施隔离措施

1. 必须实施隔离措施,在床尾和病历卡上贴接触隔离标识。

2. 首选单间隔离(如耐万古霉素肠球菌患者),也可同种病原同室隔离,不可与气管插管、深静脉留置导管、有开放性伤口或者免疫功能抑制患者安置在同一房间。隔离病房确实不足时考虑床旁隔离,当感染患者较多时,应保护性隔离未感染者。

3. 与患者直接接触的相关医疗器械、器具及物品,如血压计、听诊器、体温表、输液架等要专人专用,并及时消毒处理。其他不能专用的物品,如轮椅、担架、床旁心电图机等,在每次使用后必须经过擦拭消毒处理(1000mg/L含氯消毒剂)。

4. 医务人员对患者实施诊疗护理操作时,应当将高度疑似或确诊多重耐药菌感染患者或定植患者安排在最后进行。接触多重耐药菌感染患者或者定植患者的伤口、溃烂面、黏膜、血液和体液引流液、分泌物、痰液、粪便时,应戴手套,可能污染工作服时穿隔离衣,当可能产生气溶胶的操作(如吸痰或雾化治疗等)时,应戴标准外科口罩和防护镜。完成诊疗护理操作后离开房间前,要及时脱去手套和隔离衣至黄色垃圾袋中,并进行手卫生。

5. 尽量限制减少人员出入,如耐万古霉素肠球菌患者应严格限制。医护人员相对固定,专人诊疗护理,所有诊疗尽可能由他们完成,包括标本的采集。

6. 离开隔离室进行诊疗时,应先通知该诊疗科室,以便及时做好感染控制措施。转科时必须由工作人员陪同,向接收方说明对该患者使用接触传播预防措施。

7. 临床症状好转或治愈,连续 2 次培养阴性(每次间隔 > 24 小时)方可解除隔离。

三、遵守无菌技术操作规程

医务人员应当严格遵守无菌技术操作规程,特别是在实施各项侵入性操作时,应当严格执行无菌技术操作和标准操作规程,避免污染,有效预防多重耐药菌感染。

四、加强清洁和消毒工作

1. 要使用专用的抹布等物品进行清洁和消毒。对医务人员和患者频繁接触的物体表面(如心电监护仪、微量泵、呼吸机等医疗器械的面板或旋转表面,听诊器,计算机键盘和鼠标,电话机,患者床栏杆和床头柜,门把手,水龙头开关等),采用适宜的消毒剂进行擦拭、消毒。

2. 出现多重耐药菌感染暴发或者疑似暴发时,应当增加清洁、消毒频次。

3. 医疗废物管理:锐器置入锐器盒,其余医疗废物均放置在黄色垃圾袋中,置入转运箱中,集中收集后统一送往医疗废物处置中心无害化处理。

第六节　消化内科内镜中心管理制度

消化内科内镜中心岗位设置是根据实际工作任务而设定的，它是人力资源管理的基础和核心，是建立科学绩效和薪酬管理体系的必要条件。消化内镜中心负责开展各种内镜检查，因此，为保障患者的内镜治疗和护理，在护理部人力配置要求的基础上，结合消化内镜的工作特点设置了护理人员岗位。内镜检查前，护士与患者比例为1:(2~4)。内镜检查中，护士与医生比例为1:1。内镜治疗中护士与医生比例为2:1。恢复室护士与患者比例为1:6。

一、护士工作制度

1. 听从消化内镜中心的安排，认真学习和遵守中心的规章制度，不得迟到、早退，若遇特殊情况需请假。

2. 精心爱护仪器设备，杜绝人为的仪器损坏（如不慎将消化内镜镜头、镜身掉在地上导致损坏，未加防水盖放入水中导致仪器损坏等）。

3. 由护士长负责检查每日情况，检查内容包括护士工作质量、专业知识和技能、工作责任心、工作主动性、教学能力、协同合作和人际关系、服务态度、资源应用等。

4. 按照工作计划定期组织护理人员进行业务学习（每周不少于一次）及专题讲座，以提高理论水平。

5. 每周进行一次工作汇报，遇到技术难度大的治疗，共同讨论、学习，不断提高操作能力。

6. 择优选送人员外出参加各类学习班和学术活动，不断进行知识更新。

7. 每年进行理论考试、技术操作考核各一次。

8. 在工作期间，不允许接听手机，不在患者面前大声议论病情。

二、护士值班制度

1. 每日固定专人负责日间、夜间的急诊内镜工作，保证患者及时就诊。

2. 认真执行交接班制度，内容包括仪器、药品及水电安全等情况，并做好登记。

3. 值班护士接到急诊内镜任务时，迅速到岗，准备内镜用具，与值班医生沟通，共同制订治疗方案。

4. 急诊内镜执行中，灵活应变，积极配合医生，安抚患者，监测生命体征，保证患者安全。

5. 急诊内镜结束后，负责洗消内镜及配件。

6. 每班护士下班前，必须关好水电，锁好门窗。

三、仪器管理制度

1. 专人管理，所有仪器必须造册登记。所有仪器使用后需认真保养，未使用仪器每周检查保养一次。

2. 仪器使用必须按操作规程，如有违反，有权随时终止使用。

3. 各种仪器出入、维修、升级及报废必须做好登记，内容包括日期、型号、维修原因及签名等，以保证检查、治疗顺利进行。

4. 每次仪器损坏后，应及时报告主管领导，迅速采取措施，将损坏降至最低，同时立即联系厂家专职修理人员，送修。

5. 分析内镜损坏原因，组织内镜中心工作人员开会，详细告知，提出改进措施，杜绝再犯。

6. 仪器损坏后，及时上报，不得隐瞒，否则按相应政策给予严肃处理。

7. 定期请厂家技术人员讲课，提高工作人员对内镜的保护意识。

8. 内镜护士由内镜护理专家培训后，通过考核后上岗工作。

9. 内镜中心所有仪器、物品未经允许，进修医师一律不得动用。

10. 进修医师所带仪器、器材，进出都必须由内镜中心技师验收清点。

四、信息管理制度

1. 内镜中心计算机网络为储存内镜资料专用，不得使用其他应用软件，以防病毒感染，保障网络安全。

2. 内镜中心必须有专人管理网络，上岗前需经培训。

3. 内镜资料入库前需保证其各项信息的准确性。

4. 当资料录入错误时，应及时报告，请专人修改。

5. 信息预约系统为每名工作人员设立专有密码。

6. 每月专人负责设置内镜分类工作量。

7. 封闭内镜工作站的外接设备接口，禁止将患者资料外传，保护患者隐私。

第七节　消化内科内镜中心消毒隔离制度

消化内镜技术在临床上得到了广泛应用，有效提高了诊断和治疗水平。感染控制是消化内镜中心的重要工作，是保证患者安全、医疗质量的基本保障。消化内镜中心的感染控制工作主要分为环境和器具两部分。

一、环境规划及要求

1. **整体规划** 感染区与清洁区分开，医护人员通道与患者通道分开。

2. **检查室** 检查室内大部分的区域设定为清洁区，放置标本及用过的配件的污染区域应与清洁区分开。为避免交叉感染，每名患者检查后应对所有的污染区域进行消毒。

3. **消毒室** 消毒室应与检查室分开。消毒室要求空间大、空气流通、照明充足，有工作流程图、电器设备、水、干燥设备和储镜空间。

二、器具的消毒灭菌

消化内镜的器具消毒分为3个层次：清洁、灭菌和高水平消毒。

1. **清洁** 针对已接触患者完整皮肤的物品，如血压计袖带、听诊器，采用肥皂水或中水平消毒剂。

2. **灭菌** 针对刺破黏膜屏障的配件，如活检钳，采用高温高压灭菌。

3. **高水平消毒** 针对接触黏膜或不完整的皮肤，如消化内镜，采用醛类消毒剂全浸泡式消毒。

4. **消化内镜手工消毒步骤**

（1）预洗：消化内镜使用后，立刻用蘸有多酶溶液的纱布擦拭表面的污渍，在清水中反复送气送水、吸引管道10秒，至流出清水时为止。

（2）测漏：卸下吸引送气送水的按钮和活检帽，连接测器，浸泡内镜至清水中，观察水面是否有气泡逸出。

（3）水洗：在水洗池中，用毛刷刷洗按钮、内镜各孔道、活瓣，用无菌纱布清洗镜身外表面，用清水灌流各管道（送气、送水管道，吸引管道，附送水管道）至少30秒，注气至少10秒，擦净镜身表面水。

（4）酶洗：浸泡池内盛1:270多酶洗液，将各按钮、内镜浸泡至多酶洗液中，按水洗法刷洗孔道按钮，用酶洗液灌流各管道至少5分钟后吹净，擦干，捞出。

（5）消毒：完全浸泡内镜及各附件至醛类消毒剂中，内镜管道灌流入消毒剂并持续浸泡10分钟。

（6）水洗：完全浸泡内镜及各附件至清水中，内镜各管道灌流清水，吹干，用无菌纱布清洗内镜外表面，擦干，捞出。

（7）干燥：内镜置于干燥台上，气枪吹干各部位。

（8）储存：内镜挂于储镜房内，垂直悬挂，每日紫外线灯照射至少一次。

5. 消化内镜洗消机消毒步骤 在实行预洗、水洗、酶洗后，放入全自动内镜洗消机清洗，再进行手工干燥、内镜储存。

以上提到的多洗酶液和醛类消毒剂，依据内镜清洗消毒技术操作规范（2004年版）的要求，消毒浸泡时间依据该种消毒液厂家提供的经卫生部审核的正式文件。

三、消化内镜中心消毒隔离登记制度

1. 消毒剂浓度必须每日定时监测并做记录，保证消毒效果。消毒剂使用时间不得超过产品说明书规定的使用期限。

2. 消毒后的内镜应每季度进行生物学检测并记录。

3. 高水平消毒后的内镜应每月进行生物学检测。消毒后的内镜合格标准为：细菌总数<20cfu/件，不能检出致病菌。灭菌后的内镜合格标准为：无菌检测合格。

第八节 消化内科内镜中心感染预防与控制措施

消化内镜作为一种微创性诊疗技术被广泛应用于门诊、住院患者及健康体检人群，加强护理质量管理，对预防医院内感染起着关键作用。一旦发生医院内感染事件，将直接导致医患之间、患者之间、医护人员的交叉感染，同时给院方带来经济效益和社会效益的双重损失。内镜室的感染控制工作具有连续性、动态性和直接性的特点。在内镜感染控制工作中应用风险管理理念，建立长效的感染控制管理机制，以保障患者和医护人员的诊疗安全。内镜中心感染控制是永恒的话题。

一、内镜诊疗医院内感染的常见因素

（一）患者对感染的易感性

患者对感染的易感性包括年龄、性别、种族、原发疾病、机体免疫功能下降等。

（二）内镜损伤

内镜诊疗操作时对内镜的使用不当，如在内镜前端弯曲状态下插入活检钳或其他附件时，钳道的"弓顶"处受阻最大，磨损也最大，使局部钳道内腔面粗糙，甚至破损，难以清洗，为生物膜的形成创造了条件，最终导致内镜消毒不彻底。

（三）内镜及附件清洗、消毒灭菌不规范及其主要表现

1. 内镜及附件材质特殊、构造精细、管腔狭小，腔道结构越来越复杂，且部分部件不耐高温、高压，易腐蚀等特点，使清洗、消毒灭菌难度较大。

2. 内镜使用后清洗不及时，导致内镜上存留的血液、黏液干燥，不易清洗干净，导致细菌生物膜形成，消毒灭菌失败。

3. 部分洗消人员存在受教育少、接受能力差等问题，认识不到内镜洗消不合格可引起医院内感染。

4. 清洗不彻底，残留的有机物及无机盐干扰消毒灭菌效果。

5. 消毒灭菌方法选择不正确或消毒剂使用方法不规范，达不到消毒灭菌效果。

6. 消毒后冲洗用水水质不合格或干燥不彻底，造成内镜再污染。

7. 全自动清洗消毒机使用不当等。

8. 洗消设备，如灌流器、高压气枪、水枪压力不足，清洗刷与内镜腔道不符，毛刷头脱落等均难以清除内镜各部位的有机物。

9. 内镜数量与诊疗患者数不匹配。很多医院存在内镜少、患者多的问题，容易导致洗消流程不被严格执行。

10. 干燥台垫单更换不及时，且潮湿，容易滋生细菌。

（四）医务人员感染控制意识薄弱

内镜室医护人员在进行各种检查和内镜诊疗过程中不可避免要接触患者的分泌物、血液和排泄物，如果防护措施不当，极有可能发生职业暴露。如果工作人员手卫生依从性差，未及时更换手套和做好手卫生，也会造成内镜的再次污染。

（五）医疗废物

内镜室可产生大量的医疗废物，如果处理不当，极有可能导致环境污染和二次感染。

（六）环境因素

内镜室空气流动性差、温度和湿度与医院内感染都有一定关系。加上患者的排泄物不能被及时和彻底处理，使内镜室的空气受到污染，也是造成医院内感染的重要原因。

二、内镜中心感染预防及控制措施要点

（一）建立健全各项规章制度

感染管理制度，消毒隔离制度，手卫生管理制度，医务人员职业防护管理制度，医务人员标准预防制度，医疗废物管理制度，医疗废物流失、泄漏、扩散和意外事件的应急预案等，全体医护人员应认真学习并执行，提高感染控制意识。

（二）应有医院感染管理组织

1. 成立感染管理小组。小组组长、副组长分别由科室主任、护士长担任，组员由兼职感控护士、护理组长和洗消室组长担任，认真履行各自职责。
2. 对工作人员定期进行医院内感染知识培训及信息传递。
3. 对内镜清洗消毒、医疗废物管理、消毒隔离、手卫生等进行定期专项自查和督导。
4. 组织相关人员对存在的问题进行原因分析，提出整改措施，实施后进行效果评价，并上报医院感染管理科。医院感染管理科定期进行督导。

（三）合理配置清洗消毒室的设施设备

1. 清洗槽（手工清洗消毒操作还应配备酶洗槽、消毒槽和终端漂洗槽）。
2. 安全管道灌流器（宜配备动力泵，与全管道灌流器配合使用）。
3. 各种内镜专用刷。
4. 压力水枪。
5. 超声波清洗器。
6. 测漏仪器。
7. 计时器。
8. 内镜及附件运送容器。

9. 低纤维絮且质地柔软的擦拭布、垫巾、手卫生装置（采用非触式水龙头）。

（四）正确执行内镜清洗消毒标准化流程

1. 内镜清洗消毒流程。
2. 合理配置内镜诊疗室。
3. 采用一次性清洗材料对在内镜清洗过程中控制交叉感染具有实际的临床意义。
4. 防止人为因素影响消化内镜清洗消毒效果：

（1）所有洗消人员要做到专业性和专门性，并应经过系统的培训及考核，有利于洗消水平的提高。

（2）内镜诊疗中心的医生、护士、洗消人员应接受消毒知识学习。

（3）内镜诊疗中心的医生、护士必须掌握内镜的结构原理、使用维护、保养等，以保证正确使用内镜，避免人为因素损伤内镜。

（4）严格执行内镜附件一次性材料使用的管理规范。在检查时用物一人一用一消毒。

（5）正确掌握清洗剂、消毒剂及清洗消毒设备的使用方法，每日做好使用中消毒剂浓度监测和记录，以确保清洗消毒效果。

（五）特殊患者给予特殊处理

如 Hp、HBV、HCV、HGV、HIV 阳性感染患者或多重耐药菌感染患者，已知其他特殊感染患者或非特异结肠炎患者等，根据抗体检查结果安排检查。高危患者提高防护级别。同一类疾病患者集中安排在每日最后检查，并对床单位做终末消毒。

（六）每季度对医务人员手卫生效果进行监测

按《医务人员手卫生规范》（WS/T 313）执行。

（七）每季度对诊疗室、清洗消毒室的环境消毒效果进行监测

按《医疗机构消毒技术规范》WS/T 367 执行。

第三章 消化内科常见症状体征的护理指引

第一节 恶心与呕吐的护理指引

一、概述

恶心（nausea）与呕吐（vomiting）两者可单独发生，但多数患者先有恶心，继而呕吐。引起恶心与呕吐的病因很多，其中消化系统的常见病因有：①胃炎、消化性溃疡并发幽门梗阻、胃癌；②肝、胆囊、胆管、胰、腹膜的急性炎症；③胃肠功能紊乱引起的生理性呕吐。呕吐出现的时间、频率、呕吐物的量与性状因病种而异。上消化道出血时呕吐物呈咖啡色甚至鲜红色；消化性溃疡并发幽门梗阻时常在餐后发生，呕吐量大，呕吐物含酸性发酵宿食；低位性肠梗阻时呕吐物带有粪臭味；急性胰腺炎可出现频繁剧烈的呕吐，吐出胃内容物甚至胆汁；昏迷患者呕吐时易发生误吸，引起肺部感染、窒息等。

二、护理评估

1. **病史** 恶心与呕吐发生的时间、频率、原因或诱因，与进食的关系；呕吐的特点及呕吐物的性质、量；呕吐伴随的症状，如是否伴有腹痛、腹泻、发热、头痛、眩晕等。患者的精神状态，有无疲乏无力，有无焦虑、抑郁，呕吐是否与精神因素有关。

2. 身体评估 ①全身情况：生命体征、神志、营养状况，有无失水表现；②腹部检查。

3. 实验室及其他检查 必要时做呕吐物毒物分析或细菌培养等检查。呕吐量大者注意有无水电解质紊乱、酸碱平衡失调。

三、护理诊断/问题

1. 有体液不足的危险 与大量呕吐导致失水有关。
2. 活动无耐力 与频繁呕吐导致失水、电解质丢失有关。
3. 焦虑 与频繁呕吐、不能进食有关。

四、护理目标

1. 患者生命体征在正常范围内，无失水、电解质紊乱和酸碱失衡。
2. 呕吐减轻或停止，逐步恢复进食。
3. 能保证机体所需热量、水分、电解质的摄入。
4. 活动耐力恢复或有所改善。
5. 焦虑程度减轻。

五、护理措施

（一）有体液不足的危险

1. 失水征象监测 ①生命体征：定时测量和记录生命体征直至稳定。血容量不足时可出现心率加快、呼吸急促、血压降低，特别是直立性低血压。持续性呕吐致大量胃液丢失而发生代谢性碱中毒时，患者呼吸变浅、慢。②准确测量和记录每天的出入量、尿比重、体重。③观察患者有无失水征象，依失水程度不同，患者可出现软弱无力、口渴、皮肤黏膜干燥和弹性减低，尿量减少、尿比重增高，并可有烦躁、神志不清以至昏迷等表现。④动态观察实验室检查结果，如血清电解质、酸碱平衡状态。

2. 呕吐的观察与处理　观察患者呕吐的特点，记录呕吐的次数，呕吐物的性质和量、颜色、气味。按医嘱应用止吐药及其他治疗，促使患者逐步恢复正常饮食和体力。

3. 积极补充水分和电解质　给予口服补液时，应少量多次饮用，以免引起恶心呕吐。如口服补液未能达到所需补液量时，需静脉输液以恢复机体的液体平衡状态。剧烈呕吐不能进食或严重水、电解质失衡时，则主要通过静脉输液给予纠正。

（二）活动无耐力

1. 生活护理　协助患者进行日常生活活动。患者呕吐时应帮助其坐起或侧卧，头偏向一侧，以免误吸。吐毕给予漱口，更换污染衣物、被褥，开窗通风以去除异味。

2. 安全的护理　告知患者突然起身可能出现头晕、心悸等不适。指导患者坐起时动作缓慢，以免发生直立性低血压。

（三）焦虑

1. 心理疏导　耐心解答患者及其家属提出的问题，消除其紧张情绪，特别是呕吐与精神因素有关的患者；紧张、焦虑还会影响食欲和消化能力，而对于治疗的信心及情绪稳定则有利于缓解症状。必要时使用镇静药。

2. 应用放松技术　常用深呼吸法（用鼻吸气，然后张口慢慢呼气，反复进行），以及交谈、听音乐、阅读等方法转移患者的注意力，减少呕吐的发生。

六、护理评价

1. 患者生命体征稳定在正常范围，无口渴、尿少、皮肤干燥和弹性减退等失水表现，血生化指标正常。

2. 呕吐减轻或消失，逐步耐受及增加进食量。

3. 摄入足够的热量、水分、电解质和各种营养素，营养状态改善。

4. 活动耐力增加，活动后无头晕、心悸、气促或直立性低血压。

5. 能认识自己的焦虑状态并运用适当的应对技术。

第二节 腹痛的护理指引

一、概述

临床上一般将腹痛（abdominal pain）按起病急缓、病程长短分为急性与慢性腹痛。急性腹痛多由腹腔脏器的急性炎症、扭转或破裂，空腔脏器梗阻或扩张，腹腔内血管阻塞等引起；慢性腹痛的原因常为腹腔脏器的慢性炎症、腹腔脏器包膜的张力增加、消化性溃疡、胃肠神经功能紊乱、肿瘤压迫及浸润等。此外，某些全身性疾病、泌尿生殖系统疾病、腹外脏器疾病如急性心肌梗死和下叶肺炎等亦可引起腹痛。腹痛可表现为隐痛、钝痛、灼痛、胀痛、刀割样痛、钻痛或绞痛等，可为持续性或阵发性疼痛，其部位、性质和程度常与疾病有关。如胃、十二指肠疾病引起的腹痛多为中上腹部隐痛、灼痛或不适感，伴畏食、恶心、呕吐、嗳气、反酸等。小肠疾病多呈脐周疼痛，并有腹泻、腹胀等表现。大肠病变所致的腹痛为腹部单侧或双侧疼痛。急性胰腺炎常出现上腹部剧烈疼痛，为持续性钝痛、钻痛或绞痛，并向腰背部呈带状放射。急性腹膜炎时疼痛弥漫全腹，腹肌紧张，有压痛、反跳痛。

二、护理评估

1. 病史 腹痛发生的原因或诱因，起病急骤或缓慢、持续时间，腹痛的部位、性质和程度；腹痛与进食、活动、体位等因素的关系；腹痛发生时的伴随症状，如有无恶心、呕吐、腹泻、呕血、便血、血尿、发热等；有无缓解疼痛的方法；有无精神紧张、焦虑不安等心理反应。

2. 身体评估　①全身情况：生命体征、神志、神态、体位、营养状况，以及有关疾病的相应体征，如腹痛伴黄疸者提示与胰腺、胆系疾病有关；腹痛伴休克者可能与腹腔脏器破裂、急性胃肠穿孔、急性出血性坏死性胰腺炎、急性心肌梗死、肺炎等有关。②腹部检查。

3. 实验室及其他检查　根据不同病种进行相应的实验室检查。必要时需做 X 线检查、消化道内镜检查等。

三、护理诊断/问题

1. 疼痛：腹痛　与腹腔脏器或腹外脏器的炎症、缺血、梗阻、溃疡、肿瘤或功能性疾病等有关。
2. 焦虑　与剧烈腹痛、反复或持续腹痛不易缓解有关。

四、护理目标

1. 患者的腹痛逐渐减轻或消失。
2. 焦虑程度减轻。

五、护理措施

腹痛是很常见的临床症状。因发病原因不同，腹痛的性质、程度、持续时间和转归各异，需要有针对性地进行治疗、护理，包括病因治疗和镇痛措施。以下为腹痛患者的一般护理原则。

1. 疼痛：腹痛

（1）腹痛的监测：①观察并记录患者腹痛的部位、性质及程度，发作的时间、频率、持续时间，以及相关疾病的其他临床表现。如果疼痛突然加重、性质改变，且经一般对症处理不能减轻，需警惕某些并发症的出现，如消化性溃疡穿孔引起弥漫性腹膜炎等。②观察非药物性和（或）药物镇痛治疗的效果。

（2）非药物性缓解疼痛的方法：是对疼痛，特别是慢性疼痛的主要处理方法，能减轻患者的焦虑、紧张，提高其疼痛阈值和对疼痛的控制感。具体方法：①行为疗法。如指导式想象（利用一个人对某特定事物的想象而达到特定的正向效果，如回忆一些有趣的往事可转移其对疼痛的注意）、深呼吸、冥想、音乐疗法、生物反馈等。②局部热疗法。除急腹症外，对疼痛局部可应用热水袋进行热敷，从而解除肌肉痉挛而达到镇痛效果。③针灸镇痛。根据不同疾病和疼痛部位选择针灸穴位。

（3）用药护理：镇痛药物种类甚多，应根据病情、疼痛性质和程度选择性给药。癌性疼痛应遵循按需给药的原则，有效控制患者的疼痛。观察药物不良反应，如口干、恶心、呕吐、便秘和用药后的镇静状态。急性剧烈腹痛诊断未明时，不可随意使用镇痛药物，以免掩盖症状，延误病情。

（4）生活护理：急性剧烈腹痛患者应卧床休息，要加强巡视，随时了解和满足患者所需，做好生活护理。应协助患者取适宜的体位，以减轻疼痛感并有利于休息，从而减少疲劳感和体力消耗。烦躁不安者应采取防护措施，防止坠床等意外发生。

2. 焦虑 疼痛是一种主观感觉。对疼痛的感受既与疾病的性质、病情有关，也与患者对疼痛感的耐受性和表达有关。对疼痛的耐受性及疼痛是否引起焦虑，主要影响因素有患者的年龄、个性、文化背景、情绪和注意力；周围人们的态度；疼痛对患者生活、工作、休息、睡眠和社交活动的影响，这些影响对患者是否具有重要意义；疾病的性质，如是否危及生命等。急骤发生的剧烈腹痛、持续存在或反复出现的慢性腹痛及预后不良的癌性疼痛，均可造成患者精神紧张、情绪低落，而消极悲观和紧张的情绪又可使疼痛加剧。因此，护士对患者和家属应进行细致全面的心理评估，取得家属的配合，有针对性地对患者进行心理疏导，以减轻紧张恐惧心理，稳定情绪，有利于增强患者对疼痛的耐受性。

六、护理评价

1. 患者自述腹痛减轻或消失。
2. 情绪稳定，能应用适当的技巧减轻焦虑和疼痛。

第三节　腹泻的护理指引

一、概述

正常人的排便习惯多为每天 1 次，有的人每天 2~3 次或每 2~3 天 1 次，只要粪便的性状正常，均属正常范围。腹泻（diarrhea）是指排便次数多于平日习惯的频率，粪质稀薄。腹泻多由肠道疾病引起，其他原因有药物、全身性疾病、过敏和心理因素等。其发生机制为肠蠕动亢进、肠分泌增多或吸收障碍。小肠病变引起的腹泻粪便呈糊状或水样，可含有未完全消化的食物成分，大量水泻易导致脱水和电解质丢失；部分慢性腹泻患者可发生营养不良。大肠病变引起的腹泻粪便可含脓、血、黏液，病变累及直肠时可出现里急后重。

二、护理评估

1. 病史　腹泻发生的时间、起病原因或诱因、病程长短；粪便的性状、气味和颜色，排便次数和量；有无腹痛及疼痛的部位，有无里急后重、恶心、呕吐、发热等伴随症状；有无口渴、疲乏无力等提示失水的表现；有无精神紧张、焦虑不安等心理因素。
2. 身体评估　①急性严重腹泻时，注意观察患者的生命体征、神志、尿量、皮肤弹性等。慢性腹泻时应注意患者的营养状况，有无消瘦、贫血的体征。②腹部检查：腹部外形，有无膨隆或凹陷；有无胃型、肠型及蠕动波；有无腹壁静脉显露及其分布与血流方向。肠鸣音是否正常。腹壁紧张度，有无腹肌紧张、压痛、反跳痛，其部位、程度；肝、脾是否肿大，其大小、硬度和表面情况；有无腹块。有无振水音、移动性浊音。为了避免触诊引起胃肠蠕动增加，使肠鸣音发生变化，腹部检查的顺序为视、听、触、叩，但仍按视、触、叩、听的顺序记录。③肛周皮肤：有无因排便频繁及粪便刺激引起肛周皮肤糜烂。

3. 实验室及其他检查　采集新鲜粪便标本做显微镜检查，必要时做细菌学检查。急性腹泻者注意监测血清电解质、酸碱平衡状况。

三、护理诊断/问题

1. 腹泻　与肠道疾病或全身性疾病有关。
2. 有体液不足的危险　与大量腹泻引起失水有关。

四、护理目标

1. 患者的腹泻及其引起的不适减轻或消失。
2. 能保证机体所需水分、电解质、营养素的摄入。

五、护理措施

（一）腹泻

1. 病情观察　包括排便情况、伴随症状等。
2. 饮食护理　饮食以少渣、易消化食物为主，避免生冷、多纤维、味道浓烈的刺激性食物。急性腹泻应根据病情和医嘱，给予禁食、流质、半流质或软食。
3. 活动与休息　急性起病、全身症状明显的患者应卧床休息，注意腹部保暖。可用热水袋热敷腹部，以减弱肠道运动，减少排便次数，并有利于腹痛等症状的减轻。

4. **用药护理** 腹泻的治疗以病因治疗为主。应用止泻药时注意观察患者排便情况，腹泻得到控制应及时停药。应用解痉镇痛药如阿托品时，注意药物不良反应，如口干、视物模糊、心动过速等。

5. **肛周皮肤护理** 排便频繁时，因粪便的刺激可使肛周皮肤损伤，引起糜烂及感染。排便后应用温水清洗肛周，保持清洁干燥，涂无菌凡士林或抗生素软膏以保护肛周皮肤，促进损伤处愈合。

6. **心理护理** 慢性腹泻治疗效果不明显时，患者往往对预后感到担忧，结肠镜等检查有一定痛苦，某些腹泻如肠易激综合征与精神因素有关，故应注意患者心理状况的评估和护理，鼓励患者配合检查和治疗，稳定患者情绪。

（二）有体液不足的危险

1. **动态观察液体平衡状态** 急性严重腹泻时丢失大量水分和电解质，可引起脱水及电解质紊乱，严重时导致休克。故应严密监测患者生命体征、神志、尿量的变化；有无口渴、口唇干燥、皮肤弹性下降、尿量减少、神志淡漠等脱水表现；有无肌肉无力、腹胀、肠鸣音减弱、心律失常等低钾血症的表现；监测血生化指标的变化。

2. **补充水分和电解质** 及时遵医嘱给予液体、电解质、营养物质，以满足患者的生理需要量，补充额外丢失量，恢复和维持血容量。一般可经口服补液，严重腹泻，伴恶心与呕吐、禁食或全身症状显著者经静脉补充水分和电解质。注意输液速度的调节，老年患者尤其应及时补液并注意输液速度，因老年人易因腹泻发生脱水，也易因输液速度过快引起循环衰竭。

六、护理评价

1. 患者的腹泻及其伴随症状减轻或消失。
2. 机体获得足够的热量、水、电解质和各种营养物质,营养状态改善。
3. 生命体征正常,无失水、电解质紊乱的表现。

第四节 便秘的护理指引

一、概述

便秘(constipation)是指排便频率减少,1周内排便次数少于2~3次,排便困难,大便干结。部分正常人习惯隔几天排便1次,但无排便困难与大便干结,故不能以每天排便1次作为正常排便的标准。引起便秘的常见因素有:①进食量过少或食物缺乏纤维素、水分,不足以刺激肠道的正常蠕动;②结肠平滑肌张力减低和蠕动减弱;③各种原因的肠梗阻;④排便反射减弱或消失,腹肌、膈肌及盆底肌张力减低;⑤结肠痉挛缺血,驱动性差等。便秘常见于全身性疾病、身体虚弱、不良排便习惯、功能性便秘等情况,以及结肠、直肠、肛门疾病。

二、护理评估

1. 病史

(1)有无全身性疾病、消化系统疾病、滥用泻药等;有无大肠、直肠或肛门阻塞性病变;有无大肠、直肠运动异常;有无因药物而致的便秘、内分泌失调或其他慢性疾病引起的功能性便秘。有无因便秘引起口臭、下腹饱胀感、不安、失眠及注意力不集中等症状。

（2）正常时及目前排便状况：排便次数、间隔时间、排便难易度、粪便形状、腹部饱胀感、残留便感及有无出血等。

（3）影响排便的次数、含水量及性质的因素：年龄、性别、情绪、压力、饮食结构、运动量、药物使用、生活习惯、生活方式及环境因素等。

2. 身体评估

（1）腹部检查：有无鼓胀；腹部蠕动是否每分钟少于 5 次，腹部有无肿块，肿块的位置、硬度及有无压痛。

（2）肛门检查：肛周有无脓肿；有无肛裂及痔疮。

3. 实验室及其他检查　钡剂灌肠 X 线检查，结肠镜检查，了解是否是由器质性结肠病变引起的便秘。

4. 心理社会评估　有无生活改变导致的饮食习惯、排便地点的变化；是否存在精神压力。

三、护理诊断/问题

1. 便秘　与肠道疾病有关；与饮食中纤维素量过少有关；与肠蠕动减少有关；与排便环境改变有关。

2. 知识缺乏　缺乏有关排便机制及促进排便方面的知识。

四、护理目标

1. 患者排便状况恢复正常，便秘所带来的症状减轻，甚至消除。

2. 患者能说出生活中导致便秘的因素，并能自觉避免之。

五、护理措施

1. 观察排便状况及伴随的症状。

2. 选择一天中较充裕的时间，每天定时排便。放松心情，安排舒适无干扰的解便环境。

3. 每天做适度的运动，并建立规律的运动时间表。

4. 增加每天液体摄入量到 3000ml（有心脏及肾脏疾病等禁忌者除外）。早餐前 30 分钟喝一杯温开水，以刺激排便。

5. 指导患者正常饮食，一般无肠道疾病者采用高纤维食物；有肠道疾病者采用温和或低渣饮食，减少其易感性。

6. 严格按医嘱用药，不随意用泻药，如有发热、恶心或腹痛时禁用轻泻药，以防肠蠕动变慢；对有炎症的肠道，可给予生理盐水灌肠。

7. 如有粪便秘结者，向肛门内注入温矿物油，滞留 20~30 分钟，然后戴上润滑手套，捣碎硬结的粪便并弄出碎块。

六、护理评价

1. 患者自述便秘症状得到改善。
2. 能描述便秘的治疗方法。

第五节 黄疸的护理指引

一、概述

黄疸（jaundice）是由于血清中胆红素升高致使皮肤、黏膜和巩膜发黄的症状和体征。正常血清总胆红素含量为 17.1μmol/L（1.0mg/dl），其中结合胆红素 3.42μmol/L，非结合胆红素 13.68μmol/L。胆红素为 17.1~34.2μmol/L，临床不易察觉，称为隐性黄疸；胆红素超过 34.2μmol/L（2.0mg/dl）时，出现黄疸。

二、护理评估

1. 病史

（1）既往史：既往有无肝炎、肝硬化、胆石症、胆道蛔虫症、胆囊炎、胆管手术及溶血性疾病史；有无肝炎患者接触史；有无输血史；有无长期用药或饮酒史；黄疸的发生与饮食有无关系等。

（2）伴随症状：有无伴随症状，如伴发热、乏力、恶心、呕吐、食欲缺乏等多为病毒性肝炎；伴有寒战、高热、头痛、呕吐、腰背四肢疼痛多为急性溶血；伴有右上腹痛、寒战、高热多为化脓性梗阻性胆管炎；伴有上消化道出血、腹水可见于肝硬化；伴有肝区疼痛，肝大且质地坚硬、表面不平多见于肝癌。

（3）身体反应：注意有无鼻出血、牙龈出血、皮下出血等表现；有无腹胀、腹泻等消化道症状；有无因皮肤瘙痒引起的皮肤破损；溶血性黄疸有无少尿等肾功能变化；肝硬化、肝癌患者有无性格行为异常、扑翼样震颤等肝性脑病的改变等。

2. 身体评估　观察皮肤、黏膜和巩膜有无黄染及黄染的程度和范围，确定真性黄疸。真性黄疸应与假性黄疸相鉴别。当进食过多的胡萝卜、南瓜、橘子等可致血中胡萝卜素增加而引起皮肤黄染，但一般以手掌、足底、前额及鼻部等处明显，而巩膜和口腔黏膜无黄染；长期服米帕林（阿的平）、呋喃类等含黄色素的药物也可引起皮肤黄染，严重时可出现巩膜黄染，但其特点是近角膜缘处巩膜黄染最明显。

3. 实验室检查　注意观察尿、粪便颜色及皮肤的色泽，是否伴有瘙痒等。一般皮肤黏膜黄染的程度与血胆红素的升高成正比，当黄疸的颜色较深，呈暗黄色，伴皮肤瘙痒，为胆汁淤积性黄疸的特征；当黄疸的颜色变浅，瘙痒减轻，则示梗阻减轻。急性溶血性黄疸时尿呈酱油色；肝细胞性和胆汁淤积性黄疸时尿色加深如浓茶样。胆汁淤积性黄疸时粪便颜色变浅或呈白陶土样。

三、护理诊断/问题

1. 舒适的改变　与皮肤瘙痒、胆汁淤积有关。

2. 有皮肤完整性受损的危险　与胆汁淤积性黄疸致皮肤瘙痒有关。

3. 自我形象紊乱　与黄疸所致外形改变有关。

4. 焦虑　与皮肤严重黄染有关。

5. 潜在并发症　急性肾功能衰竭、休克、肝性脑病。

四、护理目标

1. 减轻皮肤瘙痒感，促进皮肤舒适。

2. 保持皮肤的完整性。

3. 患者焦虑程度减轻，表现为情绪稳定、合作、平静。

4. 增强自信心，减轻黄疸所引起的身心状态改变。

5. 控制诱因，尽量不发生急性肾功能衰竭、休克、肝性脑病等并发症。

五、护理措施

1. 促进皮肤舒适，保持皮肤完整性

（1）洗澡时使用中性无刺激性香皂及温水。

（2）修剪指甲并磨平，必要时可戴上棉布手套。

（3）建议患者穿棉质、柔软舒适的衣物。

（4）保持室内凉爽的温度（25~26℃）。

（5）视患者活动程度，鼓励并协助患者翻身，每2小时1次。

（6）保持床单元的平整、清洁、干燥。必要时使用气圈、气垫床等减压设备。

（7）加强营养。

2. 减轻焦虑

（1）与患者及家属说明黄疸形成的原因，告知随着疾病逐渐康复，肤色也会逐渐恢复。

（2）以关心、接纳、温暖的态度去照顾患者。

3. 控制潜在并发症

（1）有急性肾功能衰竭、休克、肝性脑病先兆者，绝对卧床，专人守护。

（2）监测生命体征及有无性格、行为的改变，扑翼样震颤等肝昏迷前兆症状。

（3）给予低蛋白饮食；如不能进食者可鼻饲流质。

（4）配合医生尽快消除诱因，如控制胃肠道出血，控制感染，停用利尿药，纠正水、电解质、酸碱失衡等。

（5）遵医嘱予以食醋保留灌肠，口服乳果糖等。

六、护理评价

1. 患者皮肤完整，减轻瘙痒的措施有效，皮肤瘙痒症状减轻。

2. 患者自信感强，能正确面对疾病引起的身心不适。

3. 患者掌握了控制焦虑的应对技巧，焦虑程度减轻至消失。

4. 患者的并发症被控制在最小发生范围内。

第六节　呕血与黑便的护理指引

一、概述

呕血：屈氏韧带以上的消化道，包括食管、胃、十二指肠、肝脏、胆系和胰脏等脏器出血，或胃空肠吻合术后的空肠出血，血液经口腔呕出。

黑便：一般是指血液经肠道排出体外，形成黏稠发亮的柏油样便。

呕血（hematemesis）与黑便（melena）见于上消化道疾病

（如食管、胃、十二指肠、胆和胰腺疾病）或全身性疾病导致的上消化道出血，常见病因为消化性溃疡、急性糜烂出血性胃炎、食管胃底静脉曲张破裂和胃癌。上消化道出血者均有黑便，但不一定有呕血。出血部位在幽门以上者常有呕血和黑便，在幽门以下者可仅表现为黑便。但出血量少而速度慢的幽门以上病变亦可仅见黑便；而出血量大、速度快的幽门以下病变可因血液反流入胃，引起恶心、呕吐而出现呕血。呕血与黑便的颜色、性质亦与出血量和速度有关。如呕血呈鲜红色或有血块提示出血量大且速度快，血液在胃内停留时间短，未经胃酸充分混合即呕出；如呕血呈棕褐色咖啡样，则表明血液在胃内停留时间长，经胃酸作用形成酸性血红蛋白所致。柏油样黑便，黏稠而发亮，是因血红蛋白中铁与肠内硫化物作用形成硫化铁所致；当出血量大且速度快时，血液在肠内推进快，粪便可呈暗红甚至鲜红色，须与下消化道出血鉴别；反之，空肠、回肠的出血如出血量不大，在肠内停留时间较长，也可表现为黑便。少量出血（5ml/d）可以通过粪便标本的实验室检查（粪便隐血）检出，每日出血5ml粪便隐血可呈阳性反应，即隐血便。黑便的特点：稀、黑、黏、亮，一般上消化道出血达100~200ml时才会出现黑便。在一次严重出血后黑便可能持续数日之久。

二、护理评估

1. 病史　有无胃病、肝硬化、呼吸道疾病、心脏病病史，服药史，酗酒史，以及创伤、手术史等。

2. 身体评估　患者体温、脉搏和血压，观察患者面色，评估有无失血性周围循环衰竭。评估患者呕血与黑便的量、颜色和性状，判断出血的量、部位及时间。了解患者的饮食习惯、用药情况、工作性质，评估患者对疾病的心理反应。

3. 实验室及其他检查　出血期间多有白细胞计数升高，血尿素氮轻度至中度增高，血红蛋白下降。急诊纤维内镜检查：出血后 24~48 小时内进行急诊胃镜是首选的诊断手段，绝大多数患者可明确病因及出血部位。粪便隐血试验呈阳性。

三、护理诊断/问题

1. 潜在并发症　血容量不足。
2. 活动无耐力　与失血性周围循环衰竭有关。
3. 恐惧　与生命或健康受到威胁有关。
4. 知识缺乏　缺乏有关引起上消化道出血的疾病及其防治的知识。

四、护理目标

1. 生命体征平稳，无出血迹象，纠正血容量不足。
2. 改善活动耐受性，保证活动安全。
3. 患者焦虑程度减轻，表现为情绪稳定、合作、平静。

五、护理措施

1. 体位与休息　少量出血＜70ml 仅有黑便者，卧床休息，可下床上厕所；出血量＞250ml 者，卧床休息，活动有人帮助；出血量＞1000ml 者，绝对卧床休息，保持安静；生活不能自理者，需在床上大小便，宜取平卧位，大出血时将下肢略抬高，以保证脑部供血。呕血时，头偏向一侧，防止窒息或误吸，保持呼吸道通畅，给予吸氧。必要时使用负压吸引器清理呼吸道。

2. 饮食与护理　对食管、胃底静脉曲张破裂出血，急性大出血伴恶心、呕吐者，应禁食。出血停止后 1~2 天后方可进高热量、高维生素流质饮食。对仅有黑便者或无明显活动性出血者，可选用温凉、清淡流质饮食。出血停止后改为无渣半流质饮食，逐渐过渡至软食，开始少量多餐，以后改为正常饮食。不食生拌菜及粗纤维的蔬菜,避免刺激性食物和饮料,如咖啡、浓茶等。避免进硬食和带刺食物,如鱼、排骨、花生、核桃等,嘱患者细嚼慢咽,避免损伤食管黏膜而再次出血。

3. 病情观察

(1) 病情观察内容:体温、脉搏、呼吸和血压;精神和意识状态;呕血与黑便的量、性质、次数及伴随症状;皮肤、指甲、肢端色泽与温度,以及静脉充盈情况;24小时出入量,尤其是尿量。

(2) 出血量的估计:①根据呕血与黑便的情况估计。一般来说,粪便隐血试验阳性提示每日出血量≥5~10ml;出现成形黑便者,提示每日出血量为50~100ml。胃内积血量达250~300ml可引起呕血。②根据全身症状估计。出血后15分钟内无症状,提示出血量较少;一次出血量≤400ml时为血容量轻度减少,可由组织间液与脾脏储存的血液所补充,一般不引起全身症状;出血量400~500ml,可出现全身症状,如头晕、心悸、乏力等;若短时间内出血量超过全身血量的20%(1000ml),可出现口渴、出冷汗、脉速、血压下降等周围循环衰竭的表现。③动态观察血压、心率。若收缩压≤80mmHg,心率≥120次/min,需积极抢救。给予输血,酌情给予林格液、右旋糖酐或其他血浆代用品,以尽快补足血容量。

(3) 判断是否继续出血和预测再出血。

4. 心理护理 及时清除血迹、污物,以减少对患者的不良刺激。解释各项检查及治疗措施的目的和意义,耐心解答患者及家属的提问,避免焦虑恐惧心理。

5. 安全护理 轻症患者可起身稍事活动,可上厕所大小便。但应注意有活动性出血时,患者常因有便意而至厕所,在排便时或便后起立时晕厥。指导患者坐起、站起时动作缓慢;出现头晕、心慌、出汗时立即卧床休息并告知护士;必要时暂时改为在床上排泄。重症患者应多巡视，用床栏加以保护。

6. 生活护理　限制活动期间，协助患者完成个人日常生活活动，如进食、口腔清洁、皮肤清洁、排泄。卧床者特别是老年患者和重症患者应注意预防压疮。呕吐后及时漱口。排便次数多者注意肛周皮肤清洁和保护。

7. 健康指导

（1）疾病预防指导：①注意饮食卫生和饮食的规律；进营养丰富、易消化的食物；避免过饥或暴饮暴食；避免粗糙、刺激性食物，或过冷、过热、产气多的食物、饮料；应戒烟、戒酒。②生活起居规律，保持乐观情绪；避免紧张劳累。③遵医嘱服药，避免使用阿司匹林、激素类、吲哚美辛等药物。

（2）疾病知识指导：引起上消化道出血的原因很多，应帮助患者及家属掌握自我护理的有关知识，减少再出血的危险。

（3）病情监测指导：患者及家属应学会早期识别出血征象和应急措施，如出现头晕、心悸等不适，或呕血、黑便时，立即卧床休息，保持安静，减少身体活动；呕吐时取卧位头偏向一侧以免误吸，立即送医院治疗。慢性病者定期门诊随访。

六、护理评价

1. 患者无活动性出血，生命体征平稳。
2. 活动耐受力增加。
3. 无误吸、跌倒不良事件发生。
4. 患者焦虑程度减轻，表现为情绪稳定、合作、平静。

第四章

消化内科常见疾病的护理指引

第一节 上消化道出血的护理指引

一、定义

上消化道出血（upper gastrointestinal hemorrhage）是指屈氏韧带以上的消化道，包括食管、胃、十二指肠和胰、胆等病变引起的出血，以及胃空肠吻合术后的空肠病变出血。

二、病因

1. 食管疾病　食管贲门黏膜撕裂、食管恶性肿瘤、食管溃疡、食管损伤等。

2. 胃、十二指肠疾病　急性出血性胃炎、慢性胃炎胃恒径动脉破裂出血、胃癌、胃及十二指肠溃疡、胃肠手术后病变等。

3. 门静脉高压　食管胃底静脉曲张破裂出血、门脉高压性胃病等。

4. 上消化道邻近器官或组织的疾病　胆道出血、胰腺疾病累及十二指肠、胸或腹主动脉瘤破入消化道、纵隔肿瘤或脓肿破入食管等。

三、临床表现

1. 呕血与黑便　是上消化道出血的特征性表现。

2. 失血性周围循环衰竭　患者可出现头晕、心悸、乏力、出汗、口渴、晕厥等一系列组织缺血的表现。出血性休克早期体征有脉搏细速、脉压变小。呈现休克状态时，患者表现为面色苍白、口唇发绀、呼吸急促、皮肤湿冷，呈灰白色或紫灰花斑，施压后褪色，经久不能恢复，体表静脉塌陷；精神萎靡、烦躁不安，重者反应迟钝、意识模糊。

3. 贫血及血常规变化　贫血程度取决于失血量、出血前有无贫血、出血后液体平衡状态等因素。出血24小时内网织红细胞即见增高，出血停止后逐渐降至正常，如出血不止则可持续升高。

4. 氮质血症　可分为肠源性、肾前性和肾性氮质血症。上消化道大出血后，肠道中血液的蛋白质消化产物被吸收，引起血中尿素氮浓度增高，称为肠性氮质血症。

5. 发热　大量出血后，多数患者在24小时内出现发热，一般不超38.5℃，可持续3~5天。

四、实验室及其他检查

1. 实验室检查　测定红细胞、白细胞和血小板计数，血红蛋白浓度，血细胞比容，肝功能，肾功能，粪便隐血等。

2. 内镜检查　是上消化道出血定位、定性诊断的首选检查方法。

3. X线钡餐造影检查　对明确病因亦有价值。主要适用于不宜或不愿进行内镜检查者；或胃镜检查未能发现出血原因，须排除十二指肠降段以下的小肠段有无出血病灶者。

五、常见护理诊断/护理问题

1. 潜在并发症　血容量不足。
2. 活动无耐力　与失血性周围循环衰竭有关。

3. 有受伤的危险　创伤、窒息、误吸。

4. 知识缺乏　与不了解疾病相关知识有关。

5. 恐惧　与生命或健康受到威胁有关。

六、护理措施

1. 体位与保持呼吸道通畅　大出血时患者取平卧位并将下肢略抬高，以保证脑部供血。呕吐时头偏向一侧，防止窒息或误吸；必要时用负压吸引器清除气道内的分泌物、血液或呕吐物，保持呼吸道通畅，给予吸氧。

2. 治疗护理　立即建立两条以上静脉通道。配合医生迅速、准确地实施输血、输液、各种止血治疗及用药等抢救措施，并观察治疗效果及不良反应。输液开始宜快，必要时测定中心静脉压作为调节输液量和速度的依据。避免因输液和输血过多、过快而引起急性肺水肿，对老年患者和心肺功能不全者尤应注意。肝病患者忌用吗啡、巴比妥类药物；宜输新鲜血，因库存血含氨量高，易诱发肝性脑病，准备好急救用品、药物。

3. 饮食护理　急性大出血伴恶心、呕吐者应禁食。少量出血无呕吐者，可进温凉、清淡流质。出血停止后改为营养丰富、易消化、无刺激性半流质、软食，少量多餐，逐步过渡到正常饮食。

4. 心理护理　观察患者有无紧张、恐惧或悲观、沮丧等心理反应，有无对治疗失去信心，不合作。解释安静休息有利于止血，关心、安慰患者。解释各项检查、治疗措施，听取并解答患者或家属的提问，以减轻他们的疑虑。

5. 病情监测

（1）监测指标：①生命体征，如有无心率加快、心律失常、脉搏细弱、血压降低、脉压变小、呼吸困难、体温不升或发热，必要时进行心电监护。②精神和意识状态，如有无精神疲倦、烦躁不安、嗜睡、表情淡漠、意识不清甚至昏迷。③观察皮肤和甲床色泽，肢体温暖或是湿冷，周围静脉特别是颈静脉充盈情况。④准确记录出入量，疑有休克时留置导尿管。⑤观察呕吐物和粪便的性质、颜色及量。⑥定期复查血红蛋白浓度、红细胞计数、血细胞比容、网织红细胞计数、血尿素氮、粪便隐血，以了解贫血程度、出血是否停止。⑦监测血清电解质和血气分析的变化：应注意维持水、电解质、酸碱平衡。

（2）周围循环状况的观察：周围循环衰竭的临床表现对估计出血量有重要价值，关键是动态观察患者的心率、血压。

（3）出血量的估计：详细询问呕血和（或）黑便的发生时间、次数、量及性状，以便估计出血量和速度。①粪便隐血试验阳性提示每天出血量大于5~10ml；②出现黑便表明每天出血量在50~100ml以上；③胃内积血量达250~300ml时可引起呕血；④一次出血量在400ml以下时，可因组织液与脾贮血补充血容量而不出现全身症状；⑤出血量超过400~500ml，可出现头晕、心悸、乏力等症状；⑥出血量超过1000ml，临床即出现急性周围循环衰竭的表现，严重者引起失血性休克。呕血与黑便的频度和数量虽有助于估计出血量，但因呕血与黑便分别混有胃内容物及粪便且出血停止后仍有部分血液贮留在胃肠内，故不能据此准确判断出血量。

（4）继续或再次出血的判断：观察中出现下列迹象，提示有活动性出血或再次出血。①反复呕血，甚至呕吐物由咖啡色转为鲜红色；②黑便次数增多且粪质稀薄，色泽转为暗红色，伴肠鸣音亢进；③周围循环衰竭的表现经充分补液、输血而改善不明显，或好转后又恶化，血压波动，中心静脉压不稳定；④血红蛋白浓度、红细胞计数、血细胞比容持续下降，网织红细胞计数持续增高；⑤在补液足够、尿量正常的情况下，血尿素氮持续或再次增高；⑥门静脉高压的患者原有脾大，在出血后常暂时缩小，如不见脾恢复肿大亦提示出血未止。

（5）患者原发病的病情观察：如肝硬化并发上消化道大出血的患者，应注意观察有无并发感染、黄疸加重、肝性脑病等。

七、健康指导

1. 疾病预防指导　①注意饮食卫生和饮食的规律；进营养丰富、易消化的食物；避免过饥或暴饮暴食；避免进食粗糙、刺激性食物，或过冷、过热、产气多的食物、饮料；应戒烟、戒酒。②生活起居有规律，劳逸结合，保持乐观情绪，保证身心休息。避免长期精神紧张，过度劳累。③在医生指导下用药，以免用药不当。

2. 疾病知识指导　引起上消化道出血的病因很多，应帮助患者和家属掌握自我护理的有关知识，减少再度出血的危险。

3. 病情监测指导　患者和家属应学会早期识别出血征象及应急措施：出现头晕、心悸等不适，或呕血、黑便时，立即卧床休息，保持安静，减少身体活动；呕吐时取侧卧位，以免误吸；立即送医院治疗。慢性病者定期门诊随访。

第二节　反流性食管炎的护理指引

一、定义

胃食管反流病（gastroesophageal reflux disease，GERD）是指胃十二指肠内容物反流入食管引起胃灼热等症状，以及引起咽喉、气道等食管邻近的组织损害。

二、病因

1. 抗反流屏障功能减弱　食管下括约肌（lower esophageal

sphincter，LES）是食管和胃连接处抗反流高压带，能防止胃内容物反流入食管。导致 LES 压降低的因素包括：①贲门失弛缓症术后；②某些激素，如缩胆囊素、胰高血糖素、血管活性肠肽等；③食物，如高脂肪食物、巧克力等；④药物，如钙拮抗剂、地西泮；⑤腹内压增高，如妊娠、腹水、呕吐、负重劳动等；⑥胃内压增高，如胃扩张、胃排空延迟等。

2. **食管对抗反流物的能力障碍** 食管蠕动和唾液产生的异常参与胃食管反流病的致病作用，常见疾病如干燥综合征等。

3. **食管黏膜屏障作用下降** 反流物进入食管后，食管借助上皮表面黏液、不移动水层和表面 HCO_3^- 复层鳞状上皮等构成的上皮屏障，以及黏膜下丰富的血液供应构成的后上皮屏障，发挥其抗反流物对食管黏膜损伤的作用。因此，任何导致食管黏膜屏障作用下降的因素，如长期吸烟、饮酒及抑郁等，将削弱食管黏膜抵御反流物损害的功能。

4. **反流物对食管黏膜的攻击作用** 在食管抗反流防御机制减弱的基础上，反流物刺激和损害食管黏膜，其中胃酸与胃蛋白酶是反流物中损害食管黏膜的主要成分。

三、临床表现

1. 食管症状

（1）**典型症状**：胃灼热和反流是本病最常见、最典型的症状。常在餐后 1 小时出现，卧位、弯腰或腹压增高时可加重，部分患者胃灼热和反流症状可在夜间入睡时发生。

（2）**非典型症状**：主要有胸痛、吞咽困难。胸痛严重时可为剧烈刺痛，发生在胸骨后，可放射至后背、胸部、肩部、颈部、耳后，可伴有或不伴有胃灼热和反流。

2. **食管外症状** 由反流物刺激或损伤食管以外的组织或器官引起，如咽喉炎、慢性咳嗽和哮喘。严重者可发生吸入性肺炎，甚至出现肺间质纤维化。患者诉咽部不适，有异物感、棉团感或堵塞感，但无真正吞咽困难，称为癔球症。

3. 并发症　主要有上消化道出血、食管狭窄、Barrett食管。

四、实验室及其他检查

1. 胃镜检查　是诊断反流性食管炎最准确的方法，并能判断反流性食管炎的严重程度和有无并发症。

2. 24小时食管pH监测　是诊断胃食管反流病的重要检查方法，可提供食管是否存在过度酸反流的客观证据，并了解酸反流的程度及其与症状发生的关系。

3. 食管X线钡餐检查　对诊断反流性食管炎灵敏度不高。但对不愿接受或不能耐受胃镜者可行该检查，可排除食管癌等其他食管疾病，可发现严重反流性食管炎阳性X线体征。

4. 食管滴酸试验　在滴酸过程中，出现胸骨后疼痛或胃灼热的患者为阳性，且多在滴酸的前后15分钟内出现。

5. 食管测压　可测定LES的长度和部位、LES压、LES松弛压、食管体部压力及食管上段肌压力等。LES压<6mmHg易导致反流。

五、常见护理诊断/护理问题

1. 疼痛：胸痛　与胃酸反流刺激食管黏膜有关。
2. 吞咽困难　与反流引起食管狭窄有关。
3. 焦虑　与病程长、症状持续、生活质量受影响有关。

六、护理措施

1. 病情观察　注意观察患者疼痛的部位、性质、程度、持续时间及伴随症状，及时发现和处理异常情况。

2. 去除和避免诱发因素　①避免应用降低LES压的药物及

引起胃排空延迟的药物，如激素、抗胆碱能药物、茶碱、地西泮、钙拮抗药等。②避免饭后剧烈运动，避免睡前2小时进食，白天进食后不能立即卧床，睡眠时将床头抬高 15～20cm，以改善半卧位时食管的排空功能。③应避免进食使 LES 压降低的食物，如高脂肪餐、巧克力、咖啡、浓茶等，以高蛋白、低脂肪、无刺激、易消化为宜，少食多餐。

3. **指导并协助患者减轻疼痛** ①保持环境安静、舒适，减少对患者的不良刺激和心理压力；②疼痛时尽量深呼吸，以腹式呼吸为主，减轻胸部压力刺激；③取舒适的体位；④保持情绪稳定，焦虑的情绪易引起疼痛加重；⑤教会患者一些放松和转移注意力的技巧，如做深呼吸、听音乐、看小说等，有利于缓解疼痛。

4. **用药护理** 遵医嘱使用促胃肠动力药、抑酸药。

七、健康指导

1. **疾病知识指导** 改变生活方式或生活习惯对多数患者能起到一定的疗效，应向患者及家属介绍 GERD 的有关知识，指导其了解并避免导致 LES 压降低的各种因素。如避免摄入过多易引起反流和胃酸过量分泌的高脂肪食物；鼓励患者咀嚼口香糖，增加唾液分泌，中和反流物；适当控制体重，减少由于腹部脂肪过多引起的腹压增高；平时避免重体力劳动和高强度体育锻炼等。

2. **用药指导与病情监测指导** 患者严格按医嘱规定的剂量、用法服药，了解药物的主要不良反应。应用抑酸药的患者，治愈后逐渐减少剂量直至停药或改用缓和的其他制剂再逐渐停药。平时自备铝碳酸镁、硫糖铝等碱性药物，出现不适症状时可服用。出现胸骨后灼热感、胸痛、吞咽不适等症状加重时，应及时就医。

第三节　胃炎的护理指引

一、定义

胃炎（gastritis）是指任何病因引起的胃黏膜炎症反应，常伴有上皮损伤和细胞再生，可出现消化不良、中上腹疼痛、上消化道出血甚至癌变等，是最常见的消化系统疾病之一。根据病理生理和临床表现，胃炎可分为急性、慢性和特殊类型胃炎。

二、病因

1. 药物　常引起胃黏膜炎症的药物是非甾体抗炎药，如阿司匹林、吲哚美辛，某些抗肿瘤药、铁剂或氯化钾口服液等，这些药物可直接损伤胃黏膜上皮层。
2. 应激　如严重创伤、手术、多器官衰竭、败血症、精神紧张等，可致胃黏膜微循环障碍，缺氧，黏液分泌减少，局部前列腺素合成不足，屏障功能损坏；也可增加胃酸分泌，损伤血管和黏膜，引起糜烂和出血。
3. 幽门螺杆菌感染　是慢性胃炎最主要的病因。
4. 饮食和环境因素　流行病学资料显示，饮食中高盐和缺乏新鲜蔬菜、水果与慢性胃炎的发生密切相关。长期的幽门螺杆菌感染，在部分患者可发展为慢性多灶萎缩性胃炎。
5. 自身免疫　自身免疫性胃炎以富含壁细胞的胃体黏膜萎缩为主。
6. 其他因素　长期饮浓茶、烈酒、咖啡，食用过热、过冷、过于粗糙的食物，可损伤胃黏膜。

三、临床表现

1. 急性胃炎　多数患者症状不明显，或症状被原发病掩盖。有症状者主要表现为上腹不适或隐痛。上消化道出血是该病突出的临床表现，突发的呕血和（或）黑便为首发症状。

2. 慢性胃炎　病程迁延，进展缓慢，缺乏特异性症状。70%~80%的患者无任何症状，部分有上腹痛或不适、食欲缺乏、饱胀、嗳气、反酸、恶心和呕吐等非特异性的消化不良的表现，症状常与进食或食物种类有关。

四、实验室及其他检查

1. 粪便检查　急性胃炎粪便隐血试验可为阳性。
2. 胃镜检查
（1）急性胃炎：因病变可在短期内消失，胃镜检查一般应在大出血后24~48小时内进行，镜下可见胃黏膜多发性糜烂、出血灶和浅表溃疡，表面附有黏液和炎性渗出物。
（2）慢性胃炎：胃镜检查是最可靠的诊断方法。通过胃镜在直视下观察黏膜病损。慢性非萎缩性胃炎可见红斑（点、片状或条状）、黏膜粗糙不平、出血点或斑；慢性萎缩性胃炎可见黏膜呈颗粒状、黏膜血管显露、色泽灰暗、皱襞细小。两种胃炎皆可见伴有糜烂、胆汁反流。

3. 幽门螺杆菌检测　可通过侵入性和非侵入性方法检测幽门螺杆菌，幽门螺杆菌可为阳性。

五、常见护理诊断/护理问题

1. 营养失调：低于机体需要量　与消化不良、少量持续出血有关。
2. 疼痛：腹痛　与胃黏膜炎性病变有关。

3. 焦虑　与消化道出血及病情反复有关。

4. 知识缺乏　缺乏有关胃炎预防的相关知识。

六、护理措施

1. 病情观察　注意观察生命体征，腹部疼痛发病时间、病程，疼痛部位、程度及诱因，厌食、恶心、呕吐、腹泻等伴随症状。如有异常，及时报告医生。

2. 休息与活动　患者应注意休息，减少活动，对应激造成急性胃炎者应卧床休息。同时要做好患者的心理疏导，保证身、心两方面得到充分的休息。病情缓解时，进行适当的锻炼，以增强机体抵抗力。

3. 饮食护理　与患者共同制订饮食计划。进食应定时、有规律，不可暴饮暴食，避免辛辣刺激食物。一般进少渣、温凉半流质饮食。如有少量出血可给予牛奶、米汤等流质以中和胃酸，有利于黏膜的修复。急性大出血或呕吐频繁时应禁食。向患者说明摄取足够营养素的重要性，鼓励患者以少食多餐方式进食，以高热量、高蛋白、高维生素、易消化的饮食为原则。避免摄入过咸、过甜、过辣的刺激性食物。观察并记录患者每天进餐次数、量、品种，以了解其摄入的营养素能否满足机体需要。定期测量体重，监测有关营养指标的变化。

4. 用药护理　指导正确使用阿司匹林、吲哚美辛等对胃黏膜有刺激的药物，必要时应用抑制胃酸分泌药物、胃黏膜保护药。遵医嘱给患者做清除幽门螺杆菌感染治疗时，注意观察药物的疗效及不良反应。胶体果胶铋剂（CBS）宜在餐前半小时服用。服用CBS过程中可使齿、舌变黑，可用吸管直接吸入。部分患者服药后出现便秘和粪便变黑，停药后可自行消失。

5. 心理护理　做好解释工作，消除不良情绪因素，帮助其树立战胜疾病的信心。

七、健康指导

1. 疾病知识指导　向患者及家属介绍胃炎的有关知识、预防方法和自我护理措施，指导患者避免诱发因素。教育患者保持良好的心理状态，平时生活要有规律，合理安排工作和休息时间，注意劳逸结合，积极配合治疗。

2. 饮食指导　食物应多样化，避免偏食，注意补充多种营养物质；不吃霉变食物；少吃熏制、腌制、富含硝酸盐和亚硝酸盐的食物，多吃新鲜食物；避免过于粗糙、浓烈、辛辣食物及长期大量饮酒、吸烟。

3. 用药指导　根据患者的病因、具体情况进行指导，如避免使用对胃黏膜有刺激的药物，必须使用时应同时服用抑制胃酸分泌药物或胃黏膜保护药；介绍药物的不良反应，如有异常及时复诊，定期门诊复查。

第四节　胃、肠息肉的护理指引

一、定义

胃、肠息肉是胃、肠黏膜表面隆起性病变的总称，仅表示肉眼外观，并不说明病理性质。胃、肠息肉以大肠最为多见，尤以结肠和乙状结肠为甚。

二、病因

1. 低胃酸症　约85%的胃息肉病例伴有低胃酸症，而在萎缩性胃炎、恶性贫血甚至胃癌病例中，胃息肉的发病率较高。

2. 基因环境因素　腺瘤的发生是多个基因改变的复杂过程，而环境因素改变致基因（表达）异常或突变基因在环境因素作用下表达形成腺瘤;而增生性息肉或炎性息肉则与感染和损伤相关。息肉与 CD4 基因 mRNA 的明显表达相关。

3. 幽门螺杆菌 在胃疾病的发病中不容忽视,研究认为其与胃息肉有明显关系。

三、临床表现

息肉多无症状,往往是在内镜或 X 线检查时偶尔被发现。部分息肉可引起粪便带血、黏液血便,体检常无阳性发现。

1. 较大息肉 可引起消化系统症状,如腹部不适、腹胀、腹痛、腹泻、便秘等,但多因症状轻微和不典型而被人忽视。

2. 幽门、贲门口息肉 可引起不全梗阻的症状。

3. 直肠息肉 直肠的长蒂息肉在排便时可见肿物自肛门脱出。

4. 息肉综合征 有胃肠外疾病相应表现,如口唇、颊黏膜、口周皮肤、手脚掌面有黑褐色色素斑者,常提示有 Peutz-Jeghers 综合征的可能。

四、实验室及其他检查

1. 内镜检查 在形态上表现为黏膜隆起性肿物或表面结节颗粒状隆起,根据蒂部情况可分为有蒂、无蒂、亚蒂、广基、扁平状等。

2. 组织活检病理学检查 不同类型的息肉有特征性的组织学病变,息肉活检是判断息肉性质、评价恶变潜能的重要方法。

3. X 线检查 钡餐及灌肠检查可见息肉呈单个或多个类圆形的充盈缺损,带蒂者可活动。

五、常见护理诊断/护理问题

1. 疼痛 与疾病发展有关。

2. 舒适改变　与疼痛有关。
3. 知识缺乏　与不了解疾病相关知识有关。
4. 焦虑　与担心预后不良有关。

六、护理措施

1. **胃肠道准备**　胃肠道准备是检查成败的关键之一。术前 2～3 天患者进少渣半流质或流质饮食，检查当天禁食。服用聚乙二醇电解质散溶液，其主要特点是方便，于检查前 2～3 小时服用即可。

2. **病情观察**　术后严密观察病情变化，若有胃肠胀气症状通常无须特殊处理，做好患者的安抚工作并向患者解释这种症状可在数天内自行消失，需注意饮食，不能进食产气的食物（如奶类、豆制品或甜食等）；如出现持续性腹痛，应仔细进行体格检查，及时通知值班医生，避免穿孔、出血等并发症的发生；密切留意患者有无便血情况，若有便血发生，应立即报告医生。

3. **饮食护理**　术后合理的饮食与休息是预防迟发出血的关键。息肉切除后一般先禁食 24 小时，其后 24 小时内给予温凉流质饮食，随后根据大便情况逐渐改为半流质或少渣饮食。肠息肉套切后给予无渣饮食，以后过渡到普食。少食多餐，3 周内患者饮食仍以清淡、易消化食物为主，同时保持大便通畅，必要时用缓泻药，并避免剧烈活动。

4. **休息与活动**　根据病情制订休息、活动计划，息肉摘除术后以卧床休息为主。

5. **药物护理**　遵医嘱给药，观察药物的疗效，注意毒副作用的观察。

七、健康指导

1. **疾病知识指导**　向患者及家属介绍基本知识。术后 3 周避免性生活；6周内避免持重物、长途步行；3个月内禁止骑自行车。

2. 饮食指导　指导患者不暴饮暴食，禁酒及油腻食物，嘱患者多食水果、蔬菜，保持大便通畅。

3. 病情监测　教会患者如何观察大便的性质、颜色和量，避免用力排便引起前列腺窝继发性出血，发现异常及时就诊。息肉摘除术后1年进行结肠镜检查一次。

第五节　消化性溃疡的护理指引

一、定义

消化性溃疡主要是指发生在胃和十二指肠球部的慢性溃疡，也可发生于食管下端、胃-空肠吻合口附近及含有胃黏膜的Meckel憩室。这些溃疡的形成均与胃酸和胃蛋白酶的消化作用有关，故称为消化性溃疡。临床上胃溃疡和十二指肠溃疡最为常见，故通常所说的消化性溃疡是指胃溃疡和十二指肠溃疡。

二、病因

1. 幽门螺杆菌感染　大量研究充分证明幽门螺杆菌感染是消化性溃疡的主要病因。

2. 药物　长期服用非甾体抗炎药（NSAID）、糖皮质激素、氯吡格雷、化疗药物等药物的患者可发生溃疡。

3. 胃酸分泌过多　胃酸的存在是溃疡发生的决定因素，溃疡只发生于与胃酸相接触的黏膜，抑制胃酸分泌可使溃疡愈合，充分说明了胃酸的致病作用。

4. 遗传因素　消化性溃疡患者一级亲属中的发病率明显高于对照人群，遗传素质是发病因素之一。

5. 长期大量吸烟　不利于溃疡的愈合，容易复发。

6. 精神因素　心理因素可影响胃液分泌，如愤怒使胃液分泌增加，抑郁则使胃液分泌减少。火灾、空袭、丧偶、离婚、事业失败等因素所造成的心理影响，往往可引起应激性溃疡，或促发消化性溃疡急性穿孔。

三、临床表现

1. 腹痛　上腹部疼痛是本病的主要症状，可为钝痛、灼痛、胀痛甚至剧痛，或呈饥饿样不适感。疼痛部位多位于上腹中部、偏右或偏左。多数患者疼痛有典型的节律，十二指肠溃疡表现为空腹痛，即餐后2~4小时和（或）午夜痛，进食或服用抗酸药后可缓解；胃溃疡的疼痛多在餐后1小时内出现，经1~2小时后逐渐缓解，至下餐进食后再次出现疼痛，午夜痛也可发生，但较十二指肠溃疡少见。溃疡活动期可有上腹部固定而局限的轻压痛，十二指肠溃疡压痛点常偏右。缓解期则无明显体征。

2. 其他　尚可有反酸、嗳气、恶心、呕吐、食欲缺乏等消化不良症状，也可有失眠、多汗、脉缓等自主神经功能失调表现。

四、实验室及其他检查

1. 胃镜和胃黏膜活组织检查　是确诊消化性溃疡的首选检查方法。胃镜检查可直接观察溃疡部位，病变大小、性质，并可在直视下取活组织做病理检查和幽门螺杆菌检测。

2. X线钡餐检查　适用于对胃镜检查有禁忌或不愿接受胃镜检查者。溃疡的X线直接征象是龛影，对溃疡诊断有确诊价值。

3. 幽门螺杆菌检测　是消化性溃疡的常规检测项目。可通过侵入性（如快速尿素酶测定、组织学检查和幽门螺杆菌培养等）和非侵入性（如^{13}C或^{14}C尿素呼气试验、粪便幽门螺杆菌抗原检测等）方法检测出幽门螺杆菌。

4. 粪便隐血试验 试验阳性提示溃疡有活动。如胃溃疡患者持续阳性，应怀疑有癌变的可能。

五、常见护理诊断/护理问题

1. 疼痛：腹痛 与化学性炎症反应有关。
2. 营养失调：低于机体需要量 与摄入减少及消耗吸收障碍有关。
3. 焦虑 与疾病反复发作有关。
4. 知识缺乏 与不了解疾病相关知识有关。
5. 潜在并发症 上消化道出血、穿孔、幽门梗阻、癌变。

六、护理措施

1. 缓解疼痛 帮助患者认识和去除病因，向患者解释疼痛的原因和机制，指导其减少或去除加重和诱发疼痛的因素。注意观察及详细了解患者疼痛的规律和特点，并按其疼痛特点指导缓解疼痛的方法。如十二指肠溃疡表现为空腹痛或夜间痛，指导患者在疼痛前或疼痛时进食碱性食物（如苏打饼干等），或用制酸药。也可采用局部热敷或针灸镇痛。

2. 休息与活动 合理安排生活和工作，保证充足的睡眠和休息，要避免劳累。溃疡活动期且症状较重者，嘱其卧床休息几天至1~2周，可使疼痛等症状缓解。病情较轻者则应鼓励其适当活动，以分散注意力。

3. 用药护理 根据医嘱给予药物治疗，并注意观察药效及不良反应。

（1）质子泵抑制剂：奥美拉唑可引起头晕，特别是用药初期，应嘱患者用药期间避免开车或做其他必须高度集中注意力的工作。泮托拉唑偶可引起头痛和腹泻。

（2）H_2 受体拮抗药：药物应在餐中或餐后即刻服用，也可把 1 天的剂量在睡前服用。若需同时服用抗酸药，则两药应间隔 1 小时以上。若静脉给药应注意控制速度，速度过快可引起低血压和心律失常。

（3）弱碱性抗酸药：如氢氧化铝凝胶等，应在饭后 1 小时和睡前服用，服用片剂时应嚼服。

4. 饮食护理　指导患者有规律地定时进食，在溃疡活动期以少食多餐为宜，避免餐间零食和睡前进食，使胃酸分泌有规律。一旦症状得到控制，应尽快恢复正常的饮食规律。饮食不宜过饱，进餐时注意细嚼慢咽，避免急食。选择营养丰富、易消化的食物。除并发出血或症状较重外，一般无须规定特殊食谱。症状重的患者以面食为主，由于蛋白质类食物具有中和胃酸作用，可适量摄取脱脂牛奶，宜安排在两餐之间饮用，脂肪摄取应适量。应避免食用机械性和化学性刺激强的食物。机械性刺激强的食物是指生、冷、硬、粗纤维多的蔬菜、水果，如洋葱、韭菜、芹菜等。化学性刺激强的食物有浓肉汤、咖啡、浓茶和辣椒、酸醋等调味品等。

5. 心理护理　做好心理指导，保持情绪稳定，消除工作、家庭等各方面的精神刺激。热情接待患者，向患者介绍病室环境，使其进入患者角色。

七、健康指导

1. 疾病知识指导　向患者及家属讲解引起和加重溃疡病的相关因素。指导患者保持乐观心态，生活规律；合理饮食，戒除烟酒，避免摄入刺激性食物。

2. 用药指导与病情监测　指导患者遵医嘱服药及服药须知，如药名、作用、剂量、途径、不良反应及注意事项，规律用药，防止溃疡复发。指导患者慎用或勿用致溃疡药物，定期复诊。若上腹疼痛节律发生变化或加剧，或出现呕血、黑便时，应立即就医。

第六节 小肠出血的护理指引

一、定义

小肠出血通常是指 Treitz 韧带至回盲瓣之间肠道出血，由于小肠肠管长，系膜短，腹腔内活动度大等解剖特点，常规的胃镜或结肠镜检查不能对小肠进行全面的检查，其出血原因和部位不易得到确诊，常被称为原因不明的消化道出血。

二、病因

1. 血管疾病　由于血管发育不良，静脉扩张，毛细血管扩张，动静脉畸形，血管瘤等。
2. 肠道疾病　小肠肿瘤，小肠憩室，小肠炎症及其他，包括炎症性肠病，缺血性肠病，十二指肠溃疡及十二指肠炎，放射性肠病，血管炎。
3. 其他　感染性腹泻，结核，非甾体抗炎药的使用等。

三、临床表现

1. 腹痛　小肠破裂后早期表现不明显，随着时间推移，可出现腹痛、腹胀。
2. 腹胀　小肠破裂后只有少数患者有气腹。
3. 腹膜刺激　小肠液 pH 中性，小肠破裂后腹膜刺激征的发生率低（仅占3%），部分患者小肠裂口不大或破裂后被食物残渣、纤维蛋白甚至突出的黏膜堵塞，可能无弥漫性腹膜炎的表现。

4. 恶心、呕吐　多由腹腔内出血或消化液刺激腹膜的自主神经反射引起，合并腹膜炎时，恶心、呕吐明显加重。也可因肠麻痹而导致持续性呕吐。

5. 休克　一般多为感染性休克，如合并其他脏器损伤，则可早期出现失血性休克。

四、实验室及其他检查

1. 影像学检查　早期腹部 X 线检查可发现腹腔内、膈下游离气体；超声检查可确定腹腔内积液的量。

2. 诊断性腹腔穿刺和腹腔灌洗　准确率可达 90% 以上。

3. 实验室检查　红细胞计数、血红蛋白和血细胞比容下降提示有大量失血；白细胞计数增多提示有感染。

4. 腹腔镜探查　可清晰、准确地对腹腔内脏器进行探查，但不适用于血流动力学不稳定的患者。

五、常见护理诊断/护理问题

1. 有体液不足的危险　与出血有关。
2. 活动无耐力　与失血性周围循环衰竭有关。
3. 疼痛：腹痛　与小肠周围组织炎症、出血坏死有关。
4. 知识缺乏　与不了解疾病相关知识有关。

六、护理措施

1. 出血的观察与护理　卧床休息，安定患者情绪，建立两条静脉通路，及时配血输血，尽快补充血容量，禁食，密切观察血压、脉搏、尿量等变化，记录大便、呕吐物的颜色、量、次数，注意保暖；遵医嘱给予抗休克治疗，补充有效循环血量，应适当输血浆、新鲜全血或人体血清白蛋白等胶体液。

2. 饮食护理　急性期禁食。便血减少，腹痛减轻时可进流质饮食，以后逐渐加量。禁食期间应静脉输入高营养液，过早摄食可能导致疾病复发，但过迟恢复进食又可能影响营养状况，延迟康复。腹胀和呕吐严重者可做胃肠减压。

3. 腹部体征的观察与护理　有腹部明显压痛多为炎症性小肠疾病，护理上要注意观察腹部情况，当患者出现腹部难以忍受的剧痛，出现面色苍白、冷汗、脉搏细速、两腿蜷曲、腹肌强直伴反跳痛，提示有穿孔的可能，此时应迅速通知医生；腹胀和呕吐严重者可做胃肠减压。腹痛可给予解痉药，遵医嘱使用抗生素控制肠道内感染可减轻临床症状。

4. 心理护理　患者缺乏相关知识，容易产生紧张、焦虑、恐惧等情绪，影响检查效果；针对患者的病情和心理特点，采取主动关心患者，了解其思想情况，介绍科室的技术力量，讲解检查的意义和小肠出血的特点，稳定患者情绪，树立其战胜疾病的信心，使其积极配合治疗。

5. 行胶囊内镜检查前患者的准备　检查前一天晚上进全流质饮食，检查前 12 小时禁食。嘱患者检查前 24 小时禁烟，以免咳嗽影响肠道蠕动；对出血量较多的患者，严密观察生命体征变化，观察患者有无不适，如有腹痛、恶心、呕吐或低血糖反应等情况，应及时予以处理。

（1）胶囊内镜检查期间，患者可进行日常活动，但避免剧烈运动。

（2）检查后护理：小肠出血性疾病患者在智能胶囊排出前应注意观察其生命体征变化，有无出现剧烈腹痛、便血症状加重等并发症，对于出血量较多的患者，指导其卧床休息或床边活动；观察患者智能胶囊排出情况，如果 72 小时后患者仍不能确定智能胶囊已排出体外，且出现难以解释的腹痛、呕吐等肠道梗阻症状，应及时联系医生，必要时行 X 线检查。

七、健康指导

1. 向患者及家属介绍疾病相关知识和注意事项，应细化到观察便血的量、性状、颜色等。
2. 饮食宜清淡易消化，注意休息。
3. 在医生指导下用药，发现异常及时就医。

第七节 缺血性结肠炎的护理指引

一、定义

缺血性结肠炎是由于结肠缺血而致的一种结肠病，也就是某一段结肠组织由于某些原因引起的供血不足，导致该段肠壁损伤或坏死。腹痛、便血和腹泻被称为缺血性结肠炎的三主征。

二、病因

1. 由高血压、动脉硬化或冠心病引起心功能不全的老年人。
2. 滥用利尿药使内脏血流量降低。
3. 长期便秘或肠管持续痉挛致肠内压增高。
4. 服用某些血管活性药致肠系膜小动脉收缩。
5. 一些血管性疾病，如血栓性脉管炎、结缔组织病、弥漫性变态反应性疾病。

三、临床表现

主要为突发性腹痛、腹泻和便血三联征。发病年龄多在50岁以上。

缺血性结肠炎分为3个类型：

1. 一过性肠炎型 突然发病，中、下腹或左下腹痛，继而腹泻、便血。腹部压痛和肌紧张，数日内症状消失，不复发。

2. 狭窄型　反复发作的腹痛、便秘、腹泻、便血等，常可自行缓解，肠管狭窄严重时可发生梗阻。

3. 坏疽型　此型少见，多为老年人，突然发病，腹痛迅速扩展至全腹，有腹膜炎体征，早期即出现休克，预后差。

四、实验室及其他检查

1. 实验室检查　外周血白细胞计数增高，常 $> 10 \times 10^9 / L$；粪便潜血常阳性。

2. 腹部X线检查　是最基本的检查。最典型征象是"指压痕"征，为增厚的肠壁黏膜下水肿所致。

3. 超声检查　为无创性影像学检查。B型超声能显示腹腔动脉、肠系膜上动脉、肠系膜下动脉和肠系膜上静脉的狭窄与闭塞。

4. CT检查　CT增强扫描和CT血管成像可观察肠系膜动脉主干及其二级分支的解剖情况。

5. MRI检查　一般不作为急诊检查方法。MRI可显示肠系膜动、静脉主干及主要分支的解剖。

6. 选择性血管造影　是诊断的金标准，并可在诊断的同时直接进行血管内药物灌注治疗和介入治疗。

7. 肠镜检查　是缺血性结肠炎主要的诊断方法。

五、常见护理诊断/护理问题

1. 疼痛　与炎症侵袭导致感染发生有关。
2. 有皮肤完整性受损的危险　与腹泻后皮肤清洁保护有关。
3. 知识缺乏　与缺乏缺血性结肠炎预防相关知识有关。

六、护理措施

1. **病情观察** ①每 30~60 分钟观察一次生命体征、面色、神志、意识、瞳孔等变化。②观察腹痛、腹胀、恶心、呕吐情况。③观察便血的次数、量、颜色的变化及 24 小时出入量,及时留取粪便标本送检。④加强对基础疾病的观察。缺血性疾病多见于老年患者,常伴有其他系统疾病,应注意观察,加强基础护理,防止并发症的发生。

2. **饮食护理** 腹痛、腹泻、便血明显者,禁食 3~5 天,直到腹痛减轻时可进少许流质饮食,以后逐渐加量。但为防止加重胃肠道负担,应严格控制饮食量、品种及烹饪方法,饮食宜清淡易消化,富含维生素,适量蛋白质,少食多餐。

3. **疼痛护理** 缺血性肠病均有明显腹痛史,具有症状与体征不相符的特点,即腹痛重体征轻,早期腹肌软,压痛点不固定的特点。注意腹痛的部位、性质等,腹痛最明显的部位多为病变处。如突然出现剧烈腹痛、腹肌紧张,表明肠穿孔可能,应立刻通知医生,给予处理。在未明确诊断之前禁用镇静药,以免掩盖病情。可采用肛管排气、胃肠减压等方法。

4. **肛周护理** 腹泻、便血患者因大便次数频繁,每次便后应擦净,保持臀部清洁、干燥,以防发生湿疹和压疮。保持床铺清洁、干燥,便后及时清洁。

5. **心理护理** 向患者介绍疾病相关知识,注意事项,并告知积极配合治疗可很快达到痊愈效果。减轻其心理顾虑,树立战胜疾病的信心。

6. **用药护理** 因本病的发生大多以高血压、心脏病、糖尿病及低血容量为主要病因,其用药多以扩张血管、改善循环、预防感染、补充血容量、治疗原发病为主要原则。

七、健康指导

1. 饮食指导　指导患者饮食应定时定量，勿暴饮暴食，多吃清淡饮食，避免辛辣刺激性食物；戒烟戒酒；保持乐观情绪。

2. 疾病知识指导　告知患者本病以动脉硬化所致者多见，早期控制血压、冠心病、糖尿病可延缓此病的发生。出院后遵医嘱进行扩血管治疗，定期复查血糖、血脂，控制高血压，减少或避免血栓形成。

3. 自我监测　自行观察大便的颜色、性质及量，如发生腹部绞痛、腹泻伴水样血便，应及时就诊。

第八节　溃疡性结肠炎的护理指引

一、定义

溃疡性结肠炎（ulcerative colitis，UC）是病因尚未明确的慢性非特异性肠道炎症。本病可发生在任何年龄，多见于20~40岁，亦可见于儿童或老年人。男女发病率无明显差别。近年来我国溃疡性结肠炎患病率明显增加，以轻、中度患者占多数，但重症也不少见。

二、病因

病因未明，与环境、遗传及肠道微生态等多因素相互作用导致肠道异常免疫失衡有关。

1. 环境因素　近几十年来，全球炎性肠病的发病率持续增高，这一现象首先出现在经济社会高度发达的北美和欧洲。以往该病在我国少见，近十多年明显增多，已成为消化系统常见病。这一疾病谱的变化，提示环境因素发挥了重要作用。至于哪些环境因素发挥了关键作用,目前尚未明了。

2. 遗传因素　炎性肠病发病具有遗传倾向。炎性肠病患者一级亲属发病率显著高于普通人群。

3. 肠道微生态　炎性肠病患者的肠道微生态与正常人不同,用转基因或敲除基因方法造成免疫缺陷的炎性肠病动物模型必须在肠道微生物存在的前提下才发生炎症反应,抗生素治疗对某些炎性肠病患者有效等,说明肠道微生物在炎性肠病的发生发展中起重要作用。

4. 免疫失衡　各种因素引起 Th1、Th2 及 Th17 炎症通路激活,炎症因子(如 IL-1、IL-6、IL-8、TNF-α、IL-2、IL-4、IFN-γ 等)分泌增多,炎症因子/抗炎因子失衡,导致肠道黏膜持续炎症,屏障功能损伤。炎性肠病的发病机制可概括为:环境因素作用于遗传易感者,在肠道微生物参与下引起肠道免疫失衡,损伤肠黏膜屏障,导致肠黏膜持续炎症损伤。

三、临床表现

1. 腹泻和黏液脓血便　是本病活动期最重要的临床表现。大便次数及便血的程度与病情轻重有关,轻者排便 2～3 次/天,便血轻或无;重者 >10 次/天,脓血显见,甚至大量便血。

2. 腹痛　多有轻至中度腹痛,为左下腹或下腹隐痛,亦可累及全腹。常有里急后重,便后腹痛缓解。轻者可无腹痛或仅有腹部不适。重者如并发中毒性巨结肠或炎症波及腹膜,可有持续剧烈腹痛。

3. 其他症状　可有腹胀、食欲缺乏、恶心、呕吐等。

4. 体征　轻、中度患者仅有左下腹轻压痛,有时可触及痉挛的降结肠或乙状结肠。重度患者可有明显压痛。

5. 发热　一般出现在中、重度患者的活动期,呈轻至中度。高热多提示病情进展、严重感染或并发症存在。

6. 营养不良　衰弱、消瘦、贫血、低蛋白血症、水与电解质平衡紊乱等多出现在重症或病情持续活动者。

7. 肠外表现　包括外周关节炎、结节性红斑、坏疽性脓皮病、巩膜外层炎、前葡萄膜炎、口腔复发性溃疡等。

四、实验室及其他检查

1. 血液检查　可有红细胞计数和血红蛋白减少。活动期白细胞计数增高。红细胞沉降率增快和 C 反应蛋白增高是活动期的标志。

2. 粪便检查　粪便肉眼观常有黏液脓血，显微镜检见红细胞和脓细胞。

3. 自身抗体检测　血中外周型抗中性粒细胞胞浆抗体和抗酿酒酵母抗体分别为溃疡性结肠炎和克罗恩病的相对特异性抗体。

4. 结肠镜检查　是本病诊断的最重要手段之一。检查时应尽可能观察全结肠及末段回肠，确定病变范围；必要时取活检。

5. X 线钡剂灌肠检查　可见黏膜粗乱或有细颗粒改变，也可呈多发性小龛影或小的充盈缺损，有时病变肠管缩短，结肠袋消失，肠壁变硬，可呈铅管状。

五、常见护理诊断/护理问题

1. 腹泻　与炎症导致肠黏膜对水钠吸收障碍及结肠运动功能失常有关。

2. 有体液不足的危险　与肠道炎症致长期频繁腹泻有关。

3. 潜在并发症　中毒性巨结肠、直肠结肠癌变、大出血、肠梗阻。

4. 焦虑　与病情反复、迁延不愈有关。

5. 疼痛：腹痛　与肠道炎症、溃疡有关。

6. 营养失调：低于机体需要量　与长期腹泻及吸收障碍有关。

六、护理措施

1. 病情观察　观察患者腹泻的次数、性质，腹泻伴随症状如发热、腹痛等，监测粪便检查结果。

2. 用药护理　遵医嘱给予柳氮磺吡啶（SASP）、糖皮质激素、免疫抑制剂等治疗，以控制病情，使腹痛缓解。注意药物的疗效及不良反应，如应用 SASP 时，患者可出现恶心、呕吐、皮疹、粒细胞减少及再生障碍性贫血等，应嘱患者餐后服药，服药期间定期复查血常规；应用糖皮质激素者，要注意不良反应，不可随意停药，防止反跳现象；应用硫唑嘌呤或巯嘌呤时患者可出现骨髓抑制的表现，应注意监测白细胞计数。

3. 疼痛：腹痛　严密观察腹痛的性质、部位及生命体征的变化，以了解病情的进展情况。如腹痛性质突然改变，应注意是否发生大出血、肠梗阻、中毒性巨结肠、肠穿孔等并发症。

4. 饮食护理　指导患者食用质软、易消化、少纤维素又富含营养、有足够热量的食物，减轻对肠黏膜的刺激并供给足够的热量，以维持机体代谢的需要。避免食用冷饮、水果、多纤维的蔬菜及其他刺激性食物，忌食牛乳和乳制品。急性发作期患者应进流质或半流质饮食；病情严重者应禁食，按医嘱给予静脉高营养，以改善全身状况。应注意给患者提供良好的进餐环境，避免不良刺激，以增进患者食欲。

5. 营养监测　观察患者进食情况，定期测量患者的体重，监测血红蛋白、血清电解质和清蛋白的变化，了解营养状况的变化。

七、健康指导

1. **疾病知识指导** 由于病因不明，病情反复发作、迁延不愈，常给患者带来痛苦，尤其是排便次数的增加，给患者的精神和日常生活带来很多困扰，易产生自卑、忧虑甚至恐惧心理。应鼓励患者树立信心，以平和的心态应对疾病，自觉地配合治疗。指导患者合理休息与活动。在急性发作期或病情严重时均应卧床休息，缓解期适当休息，注意劳逸结合。急性活动期可给予流质或半流质饮食，病情好转后改为富营养、易消化的少渣饮食，调味不宜过于辛辣。注重饮食卫生，避免肠道感染性疾病的发生。不宜长期饮酒。

2. **用药指导** 嘱患者坚持治疗，不要随意更换药物或停药。教会患者识别药物的不良反应，出现异常情况如疲乏、头痛、发热、手脚发麻、排尿不畅等症状应及时就医，以免耽误病情。反复病情活动者，应有终生服药的心理准备。

第九节 肠易激综合征的护理指引

一、定义

肠易激综合征（irritable bowel syndrome，IBS）是一种以腹痛伴排便习惯改变为特征而无器质性病变的常见功能性疾病。

二、病因

1. 肠动力学异常：结肠电生理研究显示 IBS 以便秘、腹痛为主者，3 次/分的慢波频率明显增加。

2. 内脏高度敏感：直肠气囊充气实验表明，IBS 患者充气疼痛阈值明显低于普通人。

3. 中枢神经系统对肠道刺激的感知异常和脑-肠调节异常。

4. 肠道感染：越来越多的临床研究表明，IBS可能是急慢性感染性炎症后的结果之一，其发病与感染的严重性及应用抗生素时间均有一定相关性。

5. 肠道微生态失衡：IBS患者乳酸菌、脱硫弧菌和双歧杆菌数量明显减少。

6. 精神心理障碍：大量调查表明，IBS患者焦虑、抑郁积分显著高于正常人，应激事件发生频率亦高于正常人，对应激反应更敏感和强烈。

三、临床表现

1. 腹痛、排便习惯改变和粪便性状改变。

2. 腹泻型IBS常排便较急，粪便呈糊状或稀水样，一般每日3~5次，少数严重发作期可达10余次，可带有黏液，但无脓血。部分患者腹泻与便秘交替发生。

3. 便秘型IBS常有排便困难，粪便干结、量少，呈羊粪状或细杆状，表面可附黏液。常伴腹胀、排便不净感，部分患者同时有消化不良症状和失眠、焦虑、抑郁、头晕、头痛等精神症状。

四、实验室及其他检查

1. 血常规（包括红细胞计数和白细胞计数、血红蛋白量、白细胞分类）和红细胞沉降率均应在正常范围内。

2. 粪便检查可见到黏液，但不应有较多的红细胞和白细胞，隐血试验应为阴性，也无致病菌、溶组织阿米巴滋养体和包囊及其他肠原虫、血吸虫卵等。

3. 口服钡餐示钡剂迅速充盈小肠和结肠，钡剂经小肠时间显著缩短。

4. 纤维结肠镜检查常由于结肠的强烈收缩，器械不易进入满意的深度。

五、常见护理诊断/护理问题

1. 舒适度的改变　与腹胀、腹痛、腹泻或便秘及肠道炎症有关。
2. 体液不足　与腹泻丢失过多和摄入量不足有关。
3. 营养失调　与长期腹泻、畏食及吸收障碍有关。
4. 潜在并发症　电解质紊乱、中毒性巨结肠等。
5. 有皮肤完整性受损的危险　与大便次数增多刺激臀部皮肤有关。
6. 焦虑　与病情反复，排便异常有关。
7. 知识缺乏　与缺乏肠易激综合征治疗及预防知识有关。

六、护理措施

1. 一般护理　嘱患者定时定量服药。但药物主要是对症处理，如无必要，可不使用药物治疗。
2. 心理护理　IBS多发生于20～40岁的中青年，尤以女性居多。多数患者由于工作、家庭、生活等引起长期而过度的精神紧张，因此需要使患者对所患疾病有深刻的认识，避免对疾病产生恐惧，消除紧张情绪。
3. 饮食护理　不暴饮暴食，避免食用诱发症状的食物；通常应避免食用产气的食物，如牛奶、卷心菜、豆类和薯类等。早期应尽量低纤维素饮食。但便秘型患者可进高纤维素饮食，以改善便秘症状，促进肠道蠕动。对于腹泻型患者，可以通过人为的干预，尽量改变排便习惯，以终止恶性循环，利于病情的缓解。
4. 建立健康的生活模式　①保持乐观、积极向上的心态；②坚持30分钟以上的有氧运动，不仅可以增强自身的抵抗力，刺激肠蠕动，更可以缓解压力，减轻焦虑、忧郁等不良情绪；③作息规律，保证足够的睡眠时间。

七、健康指导

1. **饮食指导** ①饮食有规律能够帮助消化系统建立秩序。②少食多餐。一次吃太多会导致胃气胀和腹泻。③进食速度慢。狼吞虎咽会吞入更多空气，导致肠胀气和胃气胀。④充分咀嚼，让唾液中的酶拥有更多时间消化食物并刺激胃液分泌。⑤大量补充水。水与肠内纤维结合，能够增加大便体积，使其更易排出；腹泻时又可起到补充体液的作用。⑥拒绝高脂肪食物。粗茶淡饭更易实现均衡饮食，含脂肪和糖较低。

2. **疾病知识指导** 了解疾病相关知识，若有不适，及时就医。

第十节　肠结核的护理指引

一、定义

肠结核（intestinal tuberculosis）是由结核分枝杆菌侵犯肠道引起的慢性特异性感染。本病多见于中青年，女性较男性多见。

二、病因

1. 本病主要由人型结核分枝杆菌引起，多因患开放性肺结核或喉结核而吞下含菌液，或常与开放性肺结核患者共餐而忽视餐具消毒等而被感染。这是因为：①含结核分枝杆菌的肠内容物在回盲部停留较久，增加了局部黏膜的感染机会；②该菌易侵犯淋巴组织，而回盲部富有淋巴组织。少数因饮用未经消毒的带菌牛奶或乳制品而发生牛型结核分枝杆菌肠结核。

2. 本病也可由血行播散引起，见于粟粒型肺结核；或由腹（盆）腔内结核病灶直接蔓延引起。

三、临床表现

1. 腹痛　多位于右下腹或脐周，间歇发作，餐后加重，常伴腹鸣，排便或肛门排气后缓解。

2. 大便习惯改变　溃疡型肠结核常伴腹泻，大便呈糊样，多无脓血，不伴里急后重。

3. 腹部肿块　多位于右下腹，质中、较固定、轻至中度压痛，多见于增生型肠结核；而溃疡型者亦可因病变肠段可和周围肠段、肠系膜淋巴结粘连形成腹块。

4. 全身症状和肠外结核表现　结核毒血症状多见于溃疡型肠结核，为长期不规则低热、盗汗、消瘦、贫血和乏力，如同时有活动性肠外结核也可呈弛张热或稽留热。

四、实验室及其他检查

1. 实验室检查　红细胞沉降率多明显增快，可作为估计结核病活动程度的指标之一。粪便中可见少量脓细胞与红细胞。

2. CT 肠道显像　肠结核病变部位通常在回盲部附近，很少累及空肠，节段性改变不如克罗恩病明显，可见腹腔淋巴结中央坏死或钙化等改变。

3. X 线钡剂灌肠　溃疡型肠结核，钡剂于病变肠段呈现激惹征象，排空很快，充盈不佳，而在病变的上、下肠段则钡剂充盈良好，称为 X 线钡剂激惹征。

4. 结肠镜　内镜下见回盲部等处黏膜充血、水肿，溃疡形成，大小及形态各异的炎症息肉，肠腔变窄等。

五、常见护理诊断/护理问题

1. 疼痛：腹痛　与肠结核、腹膜炎症及伴有盆腔结核或肠梗阻有关。
2. 腹泻　与溃疡型肠结核、腹膜炎所致肠功能紊乱有关。
3. 营养失调：低于机体需要量　与结核杆菌毒性作用、消化吸收功能障碍有关。
4. 体温过高　与结核毒血症有关。
5. 便秘　与肠道狭窄、梗阻或胃肠功能紊乱有关。
6. 潜在并发症　肠梗阻、肠穿孔、肠瘘、腹腔脓肿。

六、护理措施

1. 观察腹痛的特点　严密观察腹痛的性质、部位及伴随症状，正确评估病程进展状况。如果患者腹痛突然加重，压痛明显，或出现便血、肠鸣音亢进等，应考虑是否并发肠梗阻、肠穿孔或肠内出血等，及时协助医生采取抢救措施。
2. 疼痛的护理措施　观察患者疼痛性质、部位、耐受情况，及时报告医生给予对症处理。
3. 抗结核治疗的护理　给予抗结核化学药物治疗护理，应注意观察不良反应，如有异常，及时报告医生。
4. 饮食护理　由于结核病是一种慢性消耗性疾病，只有保证充足的营养供给，提高机体抵抗力，才能促进疾病的痊愈。因此，应向患者及家属解释营养对治疗结核病的重要性，并与其共同制订饮食计划。应给予高热量、高蛋白、高维生素而又易于消化的食物。腹泻明显的患者应少食乳制品及富含脂肪和粗纤维的食物，以免加快肠蠕动。
5. 静脉营养供给　对于严重营养不良的患者，应协助医生进行静脉营养治疗，以满足机体代谢需要。

6. 营养监测　每周测量患者的体重,并监测有关营养指标,以评价其营养状况。

七、健康指导

1. 疾病预防指导:加强有关结核病的卫生宣教,肺结核患者不可吞咽痰液,提倡用公筷进餐及分餐制,牛奶及乳制品应灭菌后饮用。对肠结核患者的粪便要消毒处理,防止病原体传播。

2. 饮食治疗指导:患者应保证充足的休息与营养,生活规律,劳逸结合,保持良好的心态,以增加机体抵抗力。指导患者坚持抗结核治疗,保证足够的剂量和疗程。

3. 定期复查,学会自我监测抗结核药物的作用和不良反应,如有异常,及时就医复诊。

第十一节　肠梗阻的护理指引

一、定义

肠梗阻(intestinal obstruction)是指由于各种原因引起内容物不能正常运行、顺利通过肠道。90%的肠梗阻发生于小肠,特别是最狭窄的回肠部,而结肠梗阻最常发生于乙状结肠。

二、病因

1. 机械性肠梗阻(mechanical intestinal obstruction)　最常见。主要原因包括:①肠腔内堵塞,如结石、粪块、寄生虫、异物等;②肠管外受压,如肠扭转、腹腔内肿瘤压迫、粘连引起肠管扭曲、嵌顿疝等;③肠壁病变,如肿瘤、肠套叠、先天性肠道闭锁等。

2. 动力性肠梗阻(dynamic intestinal obstruction)　是神经

反射或毒素刺激引起肠壁肌肉功能紊乱，使肠蠕动消失或肠管痉挛，以致肠内容物无法正常通行，而本身无器质性肠腔狭窄。

3. 血运性肠梗阻（vascular intestinal obstruction） 是肠系膜血栓形成、栓塞或血管受压等使肠管血运障碍，引起肠失去蠕动能力，肠内容物停止运行。

三、临床表现

1. 腹痛 单纯性机械性肠梗阻由于梗阻部位以上肠管剧烈蠕动，患者表现为阵发性腹部绞痛。

2. 呕吐 与肠梗阻发生的部位、类型有关。高位肠梗阻呕吐发生较早且频繁，呕吐物主要为胃及十二指肠内容物等；低位肠梗阻呕吐出现较晚，呕吐物初期为胃内容物。

3. 腹胀 发生时间较腹痛、呕吐晚，程度与梗阻部位有关。高位肠梗阻由于呕吐频繁，腹胀较轻；低位肠梗阻腹胀明显。

4. 停止排便排气 完全性肠梗阻，多不再排便排气；不完全性肠梗阻，可有多次少量排便排气；绞窄性肠梗阻，可排血性黏液样便。

四、实验室及其他检查

1. 实验室检查 若肠梗阻患者出现脱水、血液浓缩时可引起血红蛋白、血细胞比容、尿比重均升高。血气分析、血清电解质、血尿素氮及肌酐检查出现异常结果。

2. 影像学检查 X线检查对诊断肠梗阻有很大价值。X线只显示胃和结肠内气体，不显示小肠内气体。肠梗阻时，小肠内容物停滞，气、液体分离，一般在梗阻4~6小时后，腹部X线可见多个气液平面及胀气肠袢。

五、常见护理诊断/护理问题

1. 体液不足　与频繁呕吐、肠腔内大量积液及胃肠减压有关。
2. 疼痛　与肠蠕动增强或肠壁缺血有关。
3. 体温升高　与肠腔内细菌繁殖有关。
4. 潜在并发症　吸入性肺炎、腹腔感染、肠瘘、肠粘连等。

六、护理措施

1. 饮食指导　少食刺激性强的辛辣食物，宜食用营养丰富、高维生素、易消化吸收的食物；反复发生粘连性肠梗阻的患者少食粗纤维食物；避免暴饮暴食，饭后禁忌剧烈运动。
2. 饮食卫生　注意饮食及个人卫生，饭前、便后洗手，不吃不洁食品。
3. 注意肠功能　便秘者应注意通过调整饮食、腹部按摩等方法保持大便通畅，无效者适当予以口服缓泻剂，避免用力排便。
4. 适当运动　保持心情愉悦，每天进行适量体育锻炼。
5. 加强自我监测　若出现腹痛、腹胀、呕吐、停止排便等不适，及时就医。

七、健康指导

1. 调整饮食　少食辛辣刺激性食物，宜进高蛋白、高维生素、易消化吸收的食物。避免暴饮暴食，饭后忌剧烈运动。
2. 保持排便通畅　便秘者应注意通过调整饮食、腹部按摩等方法保持大便通畅，无效者可适当给予缓泻剂，避免用力排便。
3. 自我监测指导　患者自我监测病情，若出现腹痛、腹胀、呕吐、停止排便等不适，及时就医。

第十二节 脂肪性肝病的护理指引

脂肪性肝病（fatty liver disease）是以肝细胞脂肪过度贮积和脂肪变性为特征的临床病理综合征。临床上，根据有无长期过量饮酒分为非酒精性脂肪性肝病和酒精性肝病。

一、非酒精性脂肪性肝病

（一）定义

非酒精性脂肪性肝病（non-alcoholic fatty liver disease，NAFLD）是除外酒精和其他明确的肝损害因素所致的，以弥漫性肝细胞大疱性脂肪变性为主要特征的临床病理综合征，包括单纯性脂肪性肝病及由其演变的脂肪性肝炎和肝硬化。我国近年该病发病率呈上升趋势，成为最常见的慢性肝病之一。

（二）病因

NAFLD 最常见的易感因素是肥胖、2 型糖尿病和高脂血症。本病的发病机制复杂，因其病因不同而存在差异，目前被广泛接受的是"两次打击"学说：初次打击是胰岛素抵抗引起良性的肝细胞内脂质沉积；肝细胞内脂质尤其是三酰甘油沉积是形成 NAFLD 的先决条件。

（三）临床表现

起病隐匿，发病缓慢。

1. 症状　NAFLD 常无症状。少数患者可有乏力、右上腹轻度不适、肝区隐痛或上腹胀痛等非特异性症状。严重脂肪性肝炎可有食欲缺乏、恶心、呕吐等。发展至肝硬化失代偿期则其临床表现与其他原因所致的肝硬化相似。

2. 体征　严重脂肪性肝炎可出现黄疸，部分患者可有肝大。

(四) 实验室检查

1. 血清学检查　血清转氨酶和 γ - 谷氨酰转肽酶水平正常或轻、中度升高,通常以丙氨酸氨基转移酶 (ALT) 升高为主。

2. 病理学检查　肝穿刺活组织检查是确诊 NAFLD 的主要方法。

(五) 常见护理诊断/护理问题

1. 超重/肥胖　与饮食失当、缺少运动有关。
2. 焦虑　与病情进展、饮食受限有关。
3. 活动无耐力　与肥胖有关。

(六) 护理措施

1. 饮食护理　调整饮食结构,以低糖低脂为饮食原则。在满足基础营养需求的基础上,减少热量的摄入,维持营养平衡,维持正常血脂、血糖水平,降低体重至标准水平。指导患者避免高脂肪食物如动物内脏、甜食(包括含糖饮料),尽量食用含有不饱和脂肪酸的油脂(如橄榄油、菜籽油、茶油等)。多吃绿叶蔬菜、水果和富含纤维素的食物,以及瘦肉、河鱼、豆制品等,不吃零食,睡前不加餐。避免辛辣刺激性食物;多吃有助于降低血脂的食物,如燕麦、绿豆、海带、茄子、芦笋、核桃、枸杞、豆制品、黑木耳、山楂、苹果、葡萄、猕猴桃等。可制定多种减肥食谱小卡片,提高患者的依从性。

2. 运动　适当增加运动可以有效地促进体内脂肪消耗。合理安排工作,做到劳逸结合,选择合适的锻炼方式,避免过度劳累。每天安排进行体力活动的量和时间应按减体重目标计算,对于需要亏空的能量,一般多考虑采用增加体力活动量和控制饮食相结合的方法,其中 50% 应由增加体力活动的能量消耗来解决,其他 50% 可由减少饮食总能量和减少脂肪摄入量以达到需要亏空的总能量。运动不宜在饭后立即进行,也应避开凌晨和深夜,以免扰乱身体节奏;对合并有糖尿病者锻炼应于饭后 1 小时进行。

3. 控制体重　合理设置减肥目标，用体重指数（BMI）和腹围等作为监测指标，以每年减轻原体重的 5%～10% 或肥胖度控制在 0～10%［肥胖度=（实际体重－标准体重）/标准体重×100%］为度。

4. 改变不良的生活习惯　吸烟、饮酒均可致血清胆固醇升高，应督促患者戒烟酒。改变长时间看电视、用电脑、上网等久坐的不良生活方式，增加有氧运动时间。

5. 病情监测　每半年测量体重、腰围、血压、肝功能、血脂和血糖，每年做肝、脾和胆囊的超声检查。

（七）健康指导

1. 疾病预防指导　让健康人群了解 NAFLD 的病因，建立健康的生活方式，改变各种不良的生活习惯、行为习惯。

2. 疾病知识指导　教育患者保持良好的心理状态，注意情绪的调节和稳定，鼓励患者随时就相关问题咨询医护人员。让患者了解本病治疗的长期性和艰巨性，增强治疗信心，持之以恒，提高治疗的依从性。

3. 饮食指导　指导患者建立合理的饮食结构及习惯，改掉不良的饮食习惯，戒除烟酒。实行有规律的一日三餐。无规律的饮食方式，如不吃早餐，或三餐饥饱不均，会扰乱机体的营养代谢。避免过量摄食，吃零食、夜食，以免引发体内脂肪过度蓄积。此外，进食过快不易发生饱腹感，常使能量摄入过度。适宜的饮食可改善胰岛素抵抗，促进脂质代谢和转运，对脂肪肝的防治尤为重要

4. 运动指导　运动应以自身耐力为基础、循序渐进、保持安全心率（中等强度体力活动时心率为 100～120 次/分，低强度活动时则为 80～100 次/分）及持之以恒的个体化运动方案，采用中、低强度的有氧运动，如慢跑、游泳、快速步行等。睡前进

行床上伸展、抬腿运动，可改善睡眠质量。每天运动1~2小时优于每周2~3次剧烈运动。

二、酒精性肝病

（一）定义

酒精性肝病（alcoholic liver disease，ALD）是由于长期大量饮酒导致的中毒性肝损伤，初期表现为肝细胞脂肪变性，进而可发展为酒精性肝炎、肝纤维化，最终导致酒精性肝硬化。短期严重酗酒也可诱发广泛肝细胞损害甚或肝衰竭。

（二）病因

饮酒后乙醇主要在小肠上段吸收，其中90%以上在肝内代谢。乙醇对肝细胞损害的机制尚未完全阐明，可能涉及多种机制。酒精性肝病发生的危险因素有：①饮酒量及时间：短期内大量饮酒可发生酒精性肝炎。②遗传易感因素。遗传标记尚未确定。③性别：相同的乙醇摄入量女性比男性易患酒精性肝病。④其他肝病：如乙型或丙型肝炎病毒感染可增加酒精性肝病发生的危险性，并可加重酒精性肝损害。⑤继发性营养不良。

（三）临床表现

1. 症状 一情况良好，常无症状或症状轻微，可有乏力、食欲减退、右上腹胀痛或不适；酒精性肝炎常在大量饮酒后，出现全身不适、食欲减退、恶心呕吐、乏力、腹泻、肝区疼痛等症状，严重者可并发急性肝衰竭表现；酒精性肝硬化临床表现与其他原因引起的肝硬化相似，以门脉高压为主，可伴有其他慢性酒精中毒的表现如精神神经症状、慢性胰腺炎等。

2. 体征 肝脏有不同程度的肿大。酒精性肝炎可有低热、黄疸、肝大并有触痛。

（四）实验室及其他检查

1. 血清学检查 血清天门冬氨酸氨基转移酶（AST）、丙氨酸氨基转移酶（ALT）轻度升高。

2. 影像学检查　B型超声检查可见肝实质脂肪浸润的改变，多伴有肝脏体积增大。CT平扫检查可准确显示肝脏形态改变及分辨密度变化。重度脂肪肝密度明显降低。影像学检查有助于酒精性肝病的早期诊断。

3. 病理学检查　肝活组织检查是确定酒精性肝病的可靠方法，是判断其严重程度和预后的重要依据。但很难与其他病因引起的肝脏损害鉴别。

（五）常见护理诊断/护理问题

1. 健康管理无效　与长期大量饮酒有关。
2. 营养失调：低于机体需要量　与食欲缺乏有关。
3. 焦虑　与病情进展、戒酒有关。

（六）护理措施

1. 严格戒酒　积极引导患者戒酒，要坚持逐渐减量的原则，每天饮酒量以减少前一天的1/3为妥，在1~2周内完全戒断，以免发生酒精戒断综合征。出现严重的酒精戒断综合征时，光凭意志力或家人强行戒酒很容易发生危险，应及时治疗。有重度酒瘾的人戒酒，应寻求患者家属的支持和帮助。

2. 心理护理　戒酒过程中，由于血液中乙醇浓度迅速下降，可能出现情绪不安、暴躁、易怒、出汗、恶心等反应，要适时对患者进行心理护理，鼓励患者在戒酒中保持积极、乐观的心态，配合医护人员，接受各项治疗。戒酒同时要配合进行心理行为治疗。鼓励家属对患者多加关心和照顾，帮助患者克服忧郁、疑虑、悲伤等不良情绪，让患者体会到社会的温暖、人生的价值和健康的重要。

3. 饮食护理　酒依赖者，多以酒代饭，进食较少，导致营养不良，维生素缺乏。应以低脂肪、清淡、富有营养、易消化饮食为原则，少食多餐，禁忌生冷、辛辣刺激性食物。注意营养均衡，多吃瘦肉、鱼肉、牛奶及富含维生素的蔬菜和水果等。

4. 营养监测　观察患者进食情况，定期测量患者的体重，了解营养状况的变化。

（七）健康指导

选取宣传饮酒危害性的教育片或书刊，供患者观看或阅读，宣传科学饮酒的知识，认识大量饮酒对身体健康的危害性，协助患者建立戒酒的信心，培养健康的生活习惯，积极戒酒和配合治疗。

第十三节　病毒性肝炎的护理指引

一、定义

病毒性肝炎（viral hepatitis）是由肝炎病毒引起的传染病，主要症状为乏力、食欲缺乏、肝功能异常，部分患者可有发热及黄疸等，有的病程迁延或反复发作成为慢性；少数人发展成为重症肝炎。

二、病因

病毒性肝炎发病机制较为复杂，不同类型的病毒引起疾病的机制也不尽相同。

1. 甲型和戊型病毒性肝炎分别由 HAV 和 HEV 感染引起。

2. 乙型肝炎病毒对肝脏的损害机制较为复杂，多数学者认为不是直接的，而是通过免疫应答介导肝细胞坏死及炎症。

3. 丙型病毒性肝炎的发病机制复杂，其发生、发展及转归取决于病毒和机体免疫系统间的相互作用。

4. 丁型病毒性肝炎的发病除 HDV 直接细胞毒作用外，尚与宿主的免疫应答有关。

5. 戊型病毒性肝炎早期肝脏的炎症主要由 HEV 直接导致细胞病变，而在病毒清除期肝细胞的病变主要由 HEV 诱导的免疫反应引起。

三、临床表现

1. 急性肝炎

（1）急性黄疸性肝炎：起病较急，有畏寒、发热、乏力、厌食、厌油、恶心、呕吐等症状，约 1 周后尿色深黄，继而巩膜及皮肤出现黄疸，肝、脾均可大，肝区触叩痛明显，经 2~3 周后黄疸逐渐消退，精神、食欲好转，肝大逐渐消退，病程 1~2 个月。

（2）急性无黄疸性肝炎：起病稍缓，一般症状较轻，大多不发热，整个病程中始终无黄疸出现，其他症状和体征与急性黄疸性肝炎相似，但发病率高，占急性肝炎的 70%~90%。

2. 慢性肝炎

（1）慢性迁延性肝炎：由急性肝炎迁延而至，病程达半年以上而病情未明显好转，仍有食欲缺乏、乏力、肝大、肝区痛等。

（2）慢性活动性肝炎：病程超过 1 年，症状和体征及肝功能检查均有明显异常，主要症状为乏力、食欲缺乏、腹胀、肝区痛等，且有肝病面容、肝掌、蜘蛛痣、黄疸、肝质较硬、脾大等体征。

3. 重症肝炎

（1）急性重症：黄疸出现后迅速加深，肝脏缩小，伴有明显肝臭，肝功能显著减退。常有出血或出血倾向、腹水、下肢水肿、蛋白尿、管型尿等，并可出现烦躁不安、谵妄、狂躁等精神症状。

（2）亚急性重症：发病初期类似肝炎，经 2~3 周后病情不见减轻，反而逐渐加重，常有乏力、厌食、严重的腹胀、尿少、重度黄疸、明显的出血倾向和腹水。

四、实验室及其他检查

1. 实验室检查

（1）血清酶的检测：丙氨酸氨基转移酶（ALT）在肝功能检测中最为常用。

（2）血白蛋白的检测：慢性肝炎及肝硬化的患者可出现血白蛋白下降，球蛋白升高，A/G比值改变。

（3）血和尿胆红素检测：黄疸型肝炎尿胆原和尿胆红素明显增加；但淤胆型肝炎时尿胆红素增加，而尿胆原减少或阴性。

（4）凝血酶原活动度（PTA）检查：重症肝炎PTA＜40%。PTA越低，预后越差。

（5）血氨浓度检测：肝性脑病的患者可有血氨升高。

（6）肝炎病毒标志物检测与病原学检查。

2. 影像学检查　B型超声、CT、MRI有助于鉴别阻塞性黄疸、脂肪肝及肝内占位性病变。

3. 肝组织病理检查　是明确诊断，衡量炎症活动度和纤维化程度，以及评估疗效的金标准。

五、常见护理诊断/护理问题

1. 活动无耐力　与肝功能受损、能量代谢障碍有关。
2. 营养失调：低于机体需要量　与食欲缺乏有关。
3. 焦虑　与隔离治疗、病情反复有关。
4. 潜在并发症　出血、肝性脑病、继发感染、肝肾综合征。

六、护理措施

1. 休息与活动　急性肝炎、慢性肝炎活动期、肝衰竭者应卧床休息，以降低机体代谢率，增加肝脏的血流量，有利于肝细胞修复。待症状好转、黄疸减轻、肝功能改善后，逐渐增加活动量，以不感疲劳为度。肝功能正常1~3个月后可恢复日常活动及工作，但仍应避免过度劳累和重体力劳动。病情严重者需协助其做好进餐、沐浴、如厕等生活护理。

2. 饮食护理　向患者及家属解释肝脏是营养代谢的重要器官。

（1）肝炎急性期：患者常有食欲缺乏、厌油、恶心、呕吐等症状，此时不宜强调"高营养"或强迫进食，宜进清淡、易消化、富含维生素的流质饮食。如进食量太少，不能满足生理需要，可遵医嘱静脉补充葡萄糖、脂肪乳和维生素。

（2）黄疸消退期：食欲好转后，可逐渐增加饮食，少食多餐，应避免暴饮暴食。注意调节饮食的色、香、味，保证营养摄入。保证足够的蛋白质及热量，多选用植物油，多食水果、蔬菜等含维生素丰富的食物。

（3）各型肝炎患者的饮食禁忌：不宜长期摄入高糖、高热量饮食，腹胀者减少产气食品（牛奶、豆制品）的摄入。各型肝炎患者均应禁饮酒。

3. 消毒隔离　甲型和戊型肝炎患者应执行消化道隔离制度，乙型、丙型、丁型肝炎患者除执行消化道隔离制度外，还应执行血液隔离制度。患者的食具用含氯消毒剂浸泡30分钟以上，或煮沸消毒30分钟以上。医务人员接触患者时应穿隔离衣、裤、鞋，工作完毕用肥皂、流动水刷手1~2分钟。乙型、丙型、丁型肝炎患者用过的一次性注射器、输液器需经初步消毒后再毁形处理，切忌重复使用。

4. 病情观察　注意患者的精神、食欲及乏力程度，皮肤、巩膜黄染情况，尿、便的颜色改变，有无出血、意识障碍、精神改变或昏迷情况，有异常及时报告医生。每周进行体重监测。

5. 加强心理护理，减少焦虑恐惧　护士应多与患者交谈，了解其心理活动情况，发现心理问题及时疏导，指导其正确对待疾病。

6. 预防并发症　密切观察精神神经症状，有无定向力障碍、头晕、性格改变、扑翼样震颤、嗜睡症状，有无肝昏迷早期表现。大便通畅。观察牙龈出血、皮肤淤斑等早期出血征象。注意观察尿量，准确记录出入量，定期测量腹围、体重，观察有无水肿、腹水等肾功能不全表现。注意颅压增高的临床表现。保持室内清洁，定时通风，做好病房物体表面和空气的定期消毒。加强口腔护理，防止皮肤、肺部感染。

七、健康指导

1. 向患者及家属说明病情、治疗、预后、护理注意事项、饮食及卧床休息的重要性，取得合作。

2. 宣传肝炎预防知识，指导家庭护理及自我保健。慢性患者及病毒携带者应做到：正确对待疾病，保持乐观心情；劳逸结合，合理饮食；忌用对肝脏有损害的药物。

3. 注意家庭隔离。患者餐具、牙刷等用具专用，使用公筷。排泄物、分泌物用3%漂白粉消毒，坚持进食前洗手。家中密切接触者可行预防接种。

4. 用药指导与病情监测。遵医嘱给药；护士应向患者详细介绍所用药物的名称、剂量、给药时间和方法，教会其观察药物疗效和不良反应。

5. 定期到医院复查。

第十四节　自身免疫性肝炎的护理指引

一、定义

自身免疫性肝炎（autoimmune hepatitis，AIH）是因机体对

肝细胞产生自身抗体及 T 细胞介导的自身免疫应答所致。

二、病因

AIH 发病机制：①遗传易感性；②补体系统和趋化因子也参与了 AIH 的体液免疫损伤机制，主要的自身抗原为去唾液酸糖蛋白受体（ASGP-R）和微粒体细胞色素 P450；③自身反应性 T 细胞及其抗原提呈细胞是 AIH 发病的另一必要条件。

三、临床表现

大部分 AIH 患者起病缓慢，轻者甚至无症状，病变活动时有乏力、腹胀、食欲缺乏、瘙痒、黄疸等症状。早期肝大伴压痛，常有脾大、蜘蛛痣等。约 25% 的患者可有急性发作过程。活动期 AIH 常有肝外表现，如持续发热、急性游走性大关节炎及多形性红斑等。该病可重叠其他自身免疫性疾病，如原发性胆汁性胆管炎、原发性硬化性胆管炎、桥本甲状腺炎、溃疡性结肠炎、类风湿关节炎、干燥综合征等。

四、实验室及其他检查

1. 肝功能检查　ALT 及谷草转氨酶（AST）常呈轻至中度升高。

2. 免疫学检查　以高 γ - 球蛋白血症和循环中存在自身抗体为特征。

3. 病理学检查　界面型肝炎、汇管区和小叶淋巴浆细胞浸润、肝细胞玫瑰样花环及淋巴细胞对肝细胞的穿透现象，被认为是典型的 AIH 组织学改变。

五、常见护理诊断/护理问题

1. 活动无耐力　与食欲缺乏、乏力有关。
2. 营养失调：低于机体需要量　与长期黑便、吸收障碍有关。
3. 有感染的危险　与自身免疫导致皮肤破损有关。

六、护理措施

1. 指导患者合理选择饮食。一般给予高营养、低盐、低脂、半流质饮食，适当给予叶酸、维生素 B_{12} 等多种维生素及微量元素，避免食用刺激性食物。
2. 遵医嘱予静脉补充氨基酸、白蛋白，观察用药效果。
3. 做好皮肤护理，保持床单元整洁、干燥；沐浴时避免水温过高，不可使用刺激性肥皂及沐浴液；指导患者修剪指甲，告知不要搔抓皮肤。
4. 协助患者做好口腔护理，使用软毛牙刷，动作轻柔，避免出血；协助患者于晨起、餐后、睡前漱口。
5. 关注患者血常规复查结果，及时发现感染，配合医生治疗。
6. 严格执行无菌原则，预防感染。

七、健康指导

1. 疾病知识指导　向患者及家属介绍自身免疫性肝炎的诱因及保健知识，帮助患者养成良好的生活习惯。帮助患者及家属正确认识疾病易复发的特点，强调预防复发的重要性。应注意预防感染，对防止复发或病情进一步发展有一定作用。平时注意自己的粪便性状，观察有无腹痛、便血、体温升高，病情较前加重应及时就医。

2. 饮食指导　指导患者合理选择饮食，予低盐、低脂、高蛋白饮食，禁酒，避免粗纤维、多渣及刺激性饮食。

3. 用药指导　讲解用药的注意事项及不良反应，教会患者自我观察。遵医嘱按时服药，如有病情变化及不适，及时就医。坚持服药，不可擅自停药或减量。

4. 休息与活动　嘱患者劳逸结合，放松心情，避免情绪激动。长期治疗的过程中，需嘱患者保持心情舒畅，避免不良的精神刺激，减少紧张情绪。嘱之宜生活有规律，劳逸结合，不可经常熬夜、长期疲劳。注意气候变化，随时增添衣物，预防感冒。

第十五节　肝硬化的护理指引

一、定义

肝硬化是指一种由不同病因引起的慢性、进行性、弥漫性肝病。其病理特点为广泛的肝细胞变性坏死、再生结节形成、纤维组织增生、正常肝小叶结构破坏和假小叶形成。

二、病因

1. 病毒性肝炎　此病在我国最常见，占60%~80%，主要为乙型、丙型和丁型肝炎病毒感染，或是急性或亚急性肝炎有大量肝细胞坏死和肝纤维化时直接演变为肝硬化。

2. 酒精因素　长期大量饮酒导致肝细胞损害，发生脂肪变性、坏死、肝脏纤维化，严重者发生肝硬化。

3. 营养障碍　长期营养不良或非酒精性脂肪性肝炎。

4. 胆汁淤积　长期慢性胆汁淤积，导致肝细胞炎症及胆小管反应，甚至出现坏死，形成胆汁性肝硬化。

5. 循环障碍　长期反复的慢性心功能不全、缩窄性心包炎及肝静脉阻塞可引起肝脏淤血,使肝细胞缺氧而坏死、变性,终致肝硬化。其中由于心脏引起的肝硬化称为心源性肝硬化。

6. **药物性或化学毒物因素** 长期服用某些药物,如双醋酚汀、辛可芬、甲基多巴等可导致中毒性肝炎,最后发展为肝硬化。长期接触某些化学毒物,如四氯化碳、砷、磷等可引起中毒性肝炎,发展为肝硬化。

7. **遗传和代谢紊乱** 由于遗传性或代谢性疾病,导致某些物质或其代谢产物沉积于肝,造成肝损害。

8. **免疫疾病** 自身免疫性慢性肝炎和累及肝脏的免疫性疾病。

9. **寄生虫感染** 反复或长期感染血吸虫病患者。

10. **隐源性肝硬化** 发病原因暂时不能确定的肝硬化。

三、临床表现

(一) 代偿期肝硬化

早期无症状或症状轻,以乏力、食欲缺乏、低热为主要表现,可伴有腹胀、恶心、厌油、上腹隐痛及腹泻等。患者营养状况一般或消瘦,肝轻度大,质地偏硬,可有轻度压痛,脾轻至中度大。

(二) 失代偿期肝硬化

1. 肝功能减退的临床表现

(1) 全身表现:有消瘦、乏力、精神不振、舌炎、夜盲、营养不良、不规则低热等症状。还可见皮肤干枯、面色黝暗无光泽及水肿等。

(2) 消化道症状:食欲缺乏、胃肠胀气、恶心、呕吐、腹泻,晚期出现中毒性鼓肠。以上症状是由于肝硬化门静脉高压时胃肠道淤血、消化吸收障碍及肠道菌群失调等所致。50%的患者有轻度黄疸,少数可出现中、重度黄疸。

(3) 出血倾向及贫血：常表现为鼻出血、牙龈出血、皮肤黏膜出血、消化道出血，出血是由于肝功能减退、合成凝血因子减少、脾功能亢进引起。贫血是由胃肠道失血和脾功能亢进等因素所致。

(4) 内分泌失调：肝功能减退对雌激素、醛固酮和抗利尿激素的灭活功能减弱，使这些激素在体内蓄积增加，雌激素增多，通过负反馈，抑制垂体-性腺轴、垂体-肾上腺轴的功能，导致雄激素减少。雌激素增多出现蜘蛛痣、肝掌等。

2. 门脉高压的临床表现

(1) 脾大：门静脉内压增高，致脾充血性肿大，继发脾功能亢进，血中白细胞计数、红细胞计数及血小板计数减少。当上消化道出血后，脾常能缩小。若发生脾周围炎时，出现左上腹隐痛或胀痛。

(2) 侧支循环的建立和开放：当肝硬化门静脉高压超过200mmHg时，消化道及脾回心血流经肝受阻，导致侧支循环的建立，对诊断门脉高压有特殊意义。重要的侧支循环有：①食管下段和胃底静脉曲张，为门静脉系的胃冠状静脉与腔静脉系的食管静脉、肋间静脉、奇静脉等开放形成。黏膜下曲张的静脉缺乏良好的保护，常因破裂出血而发生呕血、黑便及休克等症状。②腹壁和脐周静脉曲张，为门静脉高压时脐静脉重新开放并扩张，与副脐静脉、腹壁静脉等沟通，形成以脐为中心的静脉曲张。③痔核形成，为门静脉系的直肠（痔）上静脉与腔静脉系的直肠（痔）中、下静脉吻合、扩张，形成痔核，破裂时引起便血。

(3) 腹水：是肝硬化最突出的表现。大量腹水时，腹部膨隆，腹壁皮肤紧张发亮状如蛙腹，有时腹压显著增高可发生脐疝，由于横膈抬高可出现端坐呼吸。腹水的产生与下列因素有关：①门静脉压力增高使其所属腹腔脏器毛细血管滤过压增高，促使血浆外渗而形成腹水。②肝功能减退，使白蛋白合成障碍。

血浆白蛋白浓度降低，胶体渗透压下降，致血浆外渗。③继发性醛固酮和抗利尿激素增多，引起钠和水的重吸收增加。④肝淋巴液生成过多，由肝包膜表面和肝门淋巴管渗出至腹腔。

四、实验室及其他检查

1. 实验室检查

（1）血常规：代偿期多正常，失代偿期常有不同程度的贫血；脾功能亢进时白细胞计数和血小板计数亦减少。

（2）尿常规：代偿期正常，失代偿期可有蛋白尿、血尿和管型尿；有黄疸时尿中可出现胆红素，尿胆原增加。

（3）肝功能试验：代偿期正常或轻度异常，失代偿期多有异常，重症患者血清结合胆红素、总胆红素增高，胆固醇酯低于正常。凝血酶原时间有不同程度延长。

（4）免疫功能检查：血清 IgG 显著增高，IgA、IgM 也可升高；T 淋巴细胞数常低于正常。

（5）腹水检查：包括腹水颜色、比重、蛋白定量、血清和腹水清蛋白梯度（SAAG）、细胞分类、腺苷脱氨酶（ADA）、血清和腹水乳酸脱氢酶（LDH）、细菌培养及内毒素测定等。

2. 影像学检查　X 线钡餐检查示食管静脉曲张者钡剂在黏膜上分布不均，显示虫蚀样或蚯蚓状充盈缺损，纵行黏膜皱襞增宽。超声显像可显示肝脾大小、门静脉高压、腹水。

3. 内镜检查

（1）上消化道内镜检查：可观察食管、胃底静脉有无曲张及其曲张的程度和范围。

（2）腹腔镜检查：可直接观察肝脾情况。

4. 肝活组织检查　B 超引导下肝穿刺活组织检查可作为代偿期肝硬化诊断的金标准。

五、常见护理诊断/护理问题

1. 营养失调：低于机体需要量　与食欲缺乏、消化和吸收障碍有关。
2. 体液过多　与钠、水潴留有关。
3. 潜在并发症　上消化道出血、肝性脑病。
4. 有出血的危险　与食管、胃底静脉破裂有关。
5. 有感染的危险　与机体抵抗力低下有关。

六、护理措施

1. 饮食护理　应向患者及家属说明导致营养状况下降的有关因素、饮食治疗的意义及原则，与患者共同制订既符合治疗需要而又为其接受的饮食计划。饮食治疗原则：高热量、高蛋白质、高维生素易消化饮食，严禁饮酒，适当摄入脂肪，动物脂肪不宜过多摄入，并根据病情变化及时调整。保证蛋白质摄入，蛋白质来源以豆制品、鸡蛋、牛奶、鱼、鸡肉、瘦猪肉为主。血氨升高时应限制或禁食蛋白质，待病情好转后再逐渐增加摄入量，并应选择植物蛋白，如豆制品等。保证足够维生素的摄取。限制钠和水的摄入，有腹水者应限制摄入钠盐 500~800mg/d（氯化钠 1.2~2.0g/d）；进水量 1000ml/d 以内，如有低钠血症则应限制在 500ml/d 左右。有静脉曲张者应食菜泥、肉末、软食，进餐时细嚼慢咽，咽下的食团宜小且外表光滑，切勿混入糠皮、硬屑、鱼刺、甲壳等坚硬、粗糙的食物，以防损伤曲张的静脉导致出血。必要时遵医嘱给予静脉补充营养，如高渗葡萄糖液、复方氨基酸、白蛋白或新鲜血。

2. 体位与休息　平卧位有利于增加肝、肾血流量，改善肝细胞的营养，提高肾小球滤过率，故应多卧床休息。可抬高下肢，以减轻水肿。阴囊水肿者可用托带托起阴囊，以利水肿消退。大量腹水者卧床时可取半卧位，以使膈下降，有利于呼吸运动，减轻呼吸困难和心悸。

大量腹水时，应避免使腹内压突然剧增的因素，如剧烈咳嗽、打喷嚏等，保持大便通畅，避免用力排便。

3. 用药护理　使用利尿药时应特别注意维持水、电解质和酸碱平衡。利尿速度不宜过快，每天体重减轻一般不超过0.5kg，有下肢水肿者每天体重减轻不超过1kg。

4. 腹腔穿刺放腹水的护理　术前说明注意事项，测量体重、腹围、生命体征，排空膀胱以免误伤；术中及术后监测生命体征，观察有无不适反应；术毕用无菌敷料覆盖穿刺部位，如有溢液可用明胶海绵处置；术毕缚紧腹带，以免腹内压骤然下降；记录抽出腹水的量、性质和颜色；腹水培养接种应在床旁进行，每个培养瓶至少接种10ml腹水，标本及时送检。

5. 病情观察　观察腹水和下肢水肿的消长，准确记录出入量，测量腹围、体重，并教会患者正确的测量和记录方法。进食量不足、呕吐、腹泻者，遵医嘱应用利尿药，放腹水后更应密切观察。监测血清电解质和酸碱度的变化，以及时发现并纠正水、电解质、酸碱平衡紊乱，防止肝性脑病、肝肾综合征的发生。

七、健康教育

1. 疾病知识指导　肝硬化为慢性过程，护士应帮助患者和家属把治疗计划落实到日常生活中。①心理调适：患者应十分注意情绪的调节和稳定，勿过多考虑病情，保持愉快心情；②饮食调理：切实遵循饮食治疗原则和计划，禁酒；③预防感染：注意保暖和个人卫生。

2. 活动与休息指导　肝硬化代偿期患者无明显的精神、体力减退，可参加轻工作，避免过度疲劳；失代偿期患者以卧床休息为主，活动量以不加重疲劳感和其他症状为度。指导患者睡眠应充足,生活起居有规律。

3. 皮肤护理指导 沐浴时应注意避免水温过高,或使用有刺激性的皂类和沐浴液。皮肤瘙痒者给予止痒处理,嘱患者勿用手抓搔,以免皮肤破损。

4. 用药指导与病情监测 遵医嘱给药。护士应向患者详细介绍所用药物的名称、剂量、给药时间和方法,教会其观察药物疗效和不良反应。

5. 照顾者指导 指导家属理解和关心患者,给予精神支持和生活照顾。细心观察、及早识别病情变化。

第十六节 原发性胆汁性肝硬化的护理指引

一、定义

原发性胆汁性肝硬化又称为慢性非化脓性破坏性胆管炎,在我国很少见,病因不明,可能与自身免疫反应有关。其临床表现为长期梗阻性黄疸、肝大和因胆汁刺激引起的皮肤瘙痒等。

二、病因

确切病因尚不清楚,一般认为本病是一种自身免疫性疾病,细胞免疫和体液免疫均发生异常。抗原特异性 T 细胞与自身抗原、病原体发生交叉反应使 T 细胞打破自身耐受,激活的 $CD4^+$ 和 $CD8^+$ T 淋巴细胞持续损伤胆小管,肝细胞和胆管上皮细胞 HLA Ⅱ 类分子表达上调,使其对激活的 T 淋巴细胞敏感性增强,加重了免疫介导的细胞损伤。原发性胆汁性肝硬化患者一级亲属的患病率明显增加,提示该病可能具有遗传易感性。

三、临床表现

1. 早期症状较轻,乏力和皮肤瘙痒为本病最常见的首发症状,乏力的严重程度与肝脏的病变程度不相关。

2. 因长期肝内胆汁淤积导致分泌和排泄至肠腔的胆汁减少,影响脂肪的消化吸收,可有脂肪泻和脂溶性维生素吸收障碍,出现皮肤粗糙和夜盲症(维生素 A 缺乏)、骨软化和骨质疏松(维生素 D 缺乏)、出血倾向(维生素 K 缺乏)等。

3. 肝中度或显著肿大。常在肋下 4~10cm,质硬,表面平滑,压痛不明显,脾也中度以上肿大,晚期出现腹水、门静脉高压症与肝功能衰竭,病变长期发展可并发肝癌。

四、实验室及其他检查

1. **尿、粪检查** 尿胆红素阳性,尿胆原正常或减少,粪色变浅。

2. **肝功能试验** 主要为胆汁淤积性黄疸的改变。血清胆红素一般中度增高,以直接胆红素增高为主;血清胆固醇可有增高。

3. **免疫学检查** 血清免疫球蛋白增加,特别是 IgM;90%~95% 以上患者血清抗线粒体抗体阳性,滴度 >1:40 有诊断意义。

4. **影像学检查** B 超常用于排除肝胆系统的肿瘤和结石,CT 和 MRI 可排除肝外胆道阻塞、肝内淋巴瘤和转移性腺癌。

5. **组织学检查** 肝活检组织学检查有助于明确诊断和分期,也有助于与其他疾病相鉴别。

五、常见护理诊断/护理问题

1. **营养不良** 与疾病引起营养供给不足有关。
2. **知识缺乏** 与缺乏原发性胆汁性肝硬化相关预防知识

有关。

六、护理措施

1. 调理饮食　肝硬化患者日常应以高蛋白、高维生素和低脂肪的食物为主，因为高蛋白质、高维生素的食物可为患者提供足够的能量，减轻肝脏的负担，增强肝细胞修复和重生的动力。

2. 补充维生素　肝硬化可造成维生素和微量元素的缺少，肝硬化患者可适量吃一些新鲜的蔬菜和水果，并补充矿物质和微量元素。

3. 合理安排休息时间　肝硬化患者平常应多休息，不要熬夜、过度疲惫，以免严重肝损伤，从而不利于病症的恢复。肝硬化患者应视身体状况进行适量运动，以不感觉到疲劳为度。

七、健康指导

1. 肝病患者要谨慎使用各种药物和保健品，如需用药应在医生指导下完成。

2. 规律饮食，注意卫生，多吃各种新鲜蔬菜、豆制品、水果等，提高机体免疫力，对肝脏的保护大有好处。

第十七节　肝性脑病的护理指引

一、定义

肝性脑病（hepatic encephalopathy，HE）又称为肝性昏迷，是指严重肝病引起的、以代谢紊乱为基础的中枢神经系统功能失调的综合征，其主要临床表现为意识障碍、行为失常和昏迷。

二、病因

引起肝性脑病的原发病有重症病毒性肝炎、重症中毒性肝炎、药物性肝病、妊娠期急性脂肪肝、各型肝硬化、门－体静脉分流术后、原发性肝癌及其他弥漫性肝病的终末期，以肝硬化患者发生肝性脑病最多见，约占70%。诱发肝性脑病的因素很多，如上消化道出血，高蛋白饮食，大量排钾利尿，放腹水，使用安眠、镇静、麻醉药，便秘，尿毒症，感染或手术创伤等。

三、临床表现

肝性脑病临床表现因原有肝病性质、肝细胞损害严重程度及诱因不同而很不一致。

1.0期（潜伏期） 又称为轻微肝性脑病，患者仅在进行心理或智力测试时表现出轻微异常，无性格、行为异常，无神经系统病理征，脑电图正常。

2.1期（前驱期） 焦虑、欣快激动、淡漠、睡眠倒错、健忘等轻度精神异常；可有扑翼样震颤，即嘱患者两臂平伸，肘关节固定，手掌向背侧伸展，手指分开时可见手向外侧偏斜，掌指关节、腕关节，甚至肘与肩关节急促而不规则地扑击样抖动。

3.2期（昏迷前期） 嗜睡、行为异常（如衣冠不整或随地大小便）、言语不清、书写障碍及定向力障碍。

4.3期（昏睡期） 昏睡，但可以唤醒，醒时尚可应答，但常有神志不清和幻觉。各种神经体征持续存在或加重，肌张力增高，四肢被动运动常有抵抗力，锥体束征阳性。

5.4期（昏迷期） 昏迷，不能唤醒。浅昏迷时，对疼痛等强刺激尚有反应，腱反射和肌张力亢进；深昏迷时，各种腱反射消失，肌张力降低。由于患者不能合作，扑翼样震颤无法引出，脑电图明显异常。

四、实验室及其他检查

1. 血氨 慢性肝性脑病特别是门-体分流性脑病患者多有血氨增高,急性肝性脑病患者的血氨可以正常。

2. 电生理检查

(1) 脑电图:正常脑电图呈 α 波,每秒 8~13 次。肝性脑病患者的脑电图表现为节律变慢,1~2 期患者出现普遍性每秒 4~7 次 δ 波或三相波;昏迷时表现为高波幅的 δ 波,每秒 < 4 次。

(2) 诱发电位:与脑电图记录的大脑自发性电活动不同,诱发电位是大脑皮质或皮质下层接收到由各种感觉器官受刺激的信息后所产生的电位。

(3) 临界视觉闪烁频率检测:视网膜胶质细胞病变可以作为肝性脑病时大脑星形胶质细胞病变的标志。

3. 心理智能测验 主要用于轻微肝性脑病的筛查。一般将木块图试验、数字连接试验及数字符号试验联合应用。

4. 影像学检查 行头部 CT 或 MRI 检查。急性肝性脑病患者可发现脑水肿,慢性肝性脑病患者则可发现不同程度的脑萎缩。

五、常见护理诊断/护理问题

1. 意识障碍 与血氨增高、干扰脑细胞能量代谢和神经传导有关。

2. 营养失调:低于机体需要量 与肝功能减退、消化吸收障碍、限制蛋白摄入有关。

3. 活动无耐力 与肝功能减退、营养摄入不足有关。

4. 有感染的危险 与长期卧床、营养失调、抵抗力低下有关。

六、护理措施

1. **病情观察** 密切注意肝性脑病的早期征象,如患者有无冷漠或欣快、理解力和近期记忆力减退、行为异常(哭泣、叫喊、当众便溺)及扑翼样震颤。监测并记录患者血压、脉搏、呼吸、体温及瞳孔变化。定期复查血氨、肝功能、肾功能、电解质,若有异常应及时协助医生进行处理。

2. **去除和避免诱发因素** 应协助医生迅速去除本次发病的诱发因素,并注意避免其他诱发。①清除胃肠道内积血,减少氨的吸收,忌用肥皂水。②避免快速利尿和大量放腹水,以防止有效循环血量减少、大量蛋白质丢失及低钾血症,从而加重病情。③避免应用催眠镇静药、麻醉药等,禁用吗啡、水合氯醛、哌替啶等。④防止及控制感染。⑤保持排便通畅,防止便秘。便秘使含氨、胺类和其他有毒物质的粪便与结肠黏膜接触时间延长,促进毒物的吸收。

3. **生活护理** 尽量安排专人护理,患者以卧床休息为主,以利于肝细胞再生,减轻肝脏负担。

4. **心理护理** 患者因病情重、病程长、久治不愈、医疗费较高等原因,常出现烦躁、焦虑、悲观等情绪,甚至不配合治疗。

5. **用药护理** ①长期服用新霉素的患者中少数可出现听力或肾损害,故服用新霉素不宜超过1个月,用药期间应监测听力和肾功能。②乳果糖因在肠内产气较多,可引起腹胀、腹绞痛、恶心、呕吐及电解质紊乱等,应从小剂量开始。③应用谷氨酸钾和谷氨酸钠时,两者比例应根据血清钾、钠浓度和病情而定。

6. **昏迷患者的护理** 患者取仰卧位,头略偏向一侧以保证呼吸道通畅。深昏迷患者应做气管切开以排痰,保证氧气的供给。定时协助患者翻身,按摩受压部位,防止压疮。对眼睑闭合不全、角膜外露的患者可用生理盐水纱布覆盖眼部。

7. 给予高热量饮食

（1）保证每天热量供应 5~6MJ（1200~1600kcal）。因维持正氮平衡热量不够时，蛋白分解代谢增强，氨基酸生成及产氨过多，从而增加肝性脑病发生的危险性。每天入液总量以不超过 2500ml 为宜。肝硬化腹水患者一般以每天 1000ml 左右为标准控制入液量。

（2）蛋白质的摄入：肝性脑病对营养的要求，重点不在于限制蛋白质的摄入，而在于保持正氮平衡。大多数肝硬化患者存在营养不良，长时间限制蛋白质饮食会加重营养不良的程度，且负氮平衡会增加骨骼肌的动员，反而可能使血氨增高。蛋白质摄入的原则：①急性期首日禁蛋白质饮食，给予葡萄糖保证供应能量，昏迷者可鼻饲饮食。②慢性肝性脑病患者无禁食蛋白质必要。③蛋白质摄入量 1~1.5g/（kg·d）。④口服或静脉使用支链氨基酸制剂。

（3）其他：不宜用维生素 B，因其可使多巴在外周神经处转为多巴胺，影响多巴进入脑组织，加重病情。

七、健康指导

1. **疾病知识指导** 向患者和家属介绍肝脏疾病和肝性脑病的有关知识，指导其认识肝性脑病的各种诱发因素，要求患者自觉避免诱发因素，如戒烟酒，避免各种感染，保持排便通畅等。

2. **用药指导** 指导患者严格按医嘱规定的剂量、用法服药，了解药物的主要不良反应，避免有损肝脏的药物。定期随访。

3. **照顾者指导** 指导家属给予患者精神支持和生活照顾，帮助患者树立战胜疾病的信心。使患者家属了解肝性脑病的早期征象，指导家属学会观察患者的思维、性格、行为及睡眠等方面的改变，以便及时发现病情变化，及早治疗。

第十八节 肝衰竭的护理指引

一、定义

肝衰竭（liver failure）多是由药物、肝毒性物质、病毒、酒精等因素诱发的一组临床综合征，患者肝功能急剧恶化，表现为意识障碍和凝血功能紊乱等。本病多见于中青年人，病死率高。

二、病因

在我国，引起肝衰竭的首要因素是乙型肝炎病毒，其引起的亚急性肝衰竭最为常见，其他常见病因包括药物性肝损伤、病毒性肝炎、自身免疫性肝病及休克或低血压引起的缺血性肝损伤。其发病机制涉及内毒素及细胞因子介导的免疫炎症损伤，肝微循环障碍、细胞凋亡，肝脏能量代谢及解毒功能丧失所导致的多器官功能衰竭进而加速肝衰竭患者死亡。

三、临床表现

1. 极度乏力，有明显厌食、腹胀、恶心、呕吐等严重消化道症状。
2. 短期内黄疸进行性加深，血清总胆红素（TB）常≥171μmol/L，出现"酶胆分离"现象。
3. 出血倾向明显，血浆凝血酶原活动度（PTA）≤40%（或INR≥1.5），且排除其他原因。
4. 肝脏进行性缩小。

四、实验室及其他检查

1. **体格检查** 检查患者精神状态，评估是否存在肝性脑病并确定程度分级。注意是否存在慢性肝病的体征。

2. 实验室检查 ①一般检查：血常规、动脉血气分析、动脉血乳酸；②凝血功能：凝血酶原时间、INR；③血生化：肝肾功能、血糖、血电解质；④病毒性肝炎血清学；⑤自身免疫性标志物。

五、常见护理诊断/护理问题

1. 体温过高　与长期卧床、营养失调、抵抗力下降有关。
2. 体液过多　与肝功能下降、门静脉高压引起水钠潴留有关。
3. 营养失调　与肝功能下降引起的食欲缺乏、消化吸收障碍有关。
4. 潜在并发症　上消化道出血、感性脑病、肝肾综合征。
5. 焦虑　与病情迁延不愈和担心病情变化有关。

六、护理措施

1. 严密观察生命体征及意识的变化，定期复查血常规、肝功能、电解质等，准确记录患者出入量，如有异常及时通知医生。
2. 做好生活护理和皮肤护理，加强床栏，保持床单元的整洁。黄疸患者一旦出现皮肤瘙痒、干燥，告知患者使用柔和的润肤品，切勿抓挠，以免皮肤破损感染。
3. 指导患者卧床休息。晚期患者采取被动体位时，注意观察患者皮肤有无压红、破损等，预防压疮的发生。
4. 忌食坚硬、辛辣、热烫、快餐等食物；食物应清淡、新鲜、易消化，以流质和半流质饮食为主；忌食牛奶、糖类等产气产酸食物；严格限制烟、酒的摄入；保持大便通畅，必要时给予药物通便。

5. 指导用药方法，观察用药后的效果及不良反应，给予退热药和利尿药后，注意观察有无低钾血症，以免加重肝损害。

6. 给予患者心理支持，帮助树立治病信心，保持愉悦心情。

七、健康指导

1. 疾病知识指导　对于存在慢性肝炎病毒感染的患者，应做到每年定期检查肝功能和乙肝病毒复制状态，发现肝功能异常，在专科医生指导下及时采取有效治疗措施。慢性肝炎患者一旦出现黄疸要及时住院，警惕肝衰竭。已经口服抗病毒药物治疗的患者，不可擅自停用药物；要定期复查肝功能、乙肝病毒定量等，了解是否出现病毒变异，一旦出现及时调整治疗方案。

2. 饮食健康指导　规律饮食，必须戒酒戒烟，戒熬夜，保持良好心态，药物使用应慎重，如有不适，及时就医。

第十九节　原发性肝癌的护理指引

一、定义

原发性肝癌是指肝细胞或肝内胆管上皮细胞发生的肿瘤，我国以肝细胞癌为多见，病死率在消化系统恶性肿瘤中列第3位，在恶性肿瘤死亡顺位中占第2位。

二、病因

1. 病毒性肝炎　在我国，特别是东南沿海的肝癌高发区，肝癌患者中，有乙型肝炎感染背景者占90%以上。

2. 肝硬化　原发性肝癌合并肝硬化者占50%~90%，多数为乙型或丙型病毒性肝炎发展成大结节性肝硬化。

3. 黄曲霉毒素　黄曲霉毒素的代谢产物黄曲霉毒素B1

（AFB1）有强烈的致癌作用。有研究表明，AFB1 的摄入量与肝癌的死亡率呈正相关。

4. 饮用水污染　有研究表明，饮用水污染和肝癌的发生有密切关系。饮用池塘水发生肝癌的相对危险度较高。

5. 其他因素　长期饮酒和吸烟可增加患肝癌的危险性。此外，遗传、有机氯类农药、亚硝胺类化学物质、寄生虫等，可能与肝癌发生有关。

三、临床表现

1. 肝区疼痛　最常见，间歇或持续性，钝痛或胀痛，由癌肿迅速生长使包膜绷紧所致。肿瘤侵犯膈肌，疼痛可放射至右肩或右背。向右后下方生长的肿瘤可致右腰疼痛。

2. 消化道症状　食欲缺乏、腹胀、恶心、呕吐，因缺乏特异性而易被忽视。腹水或门静脉癌栓可导致腹胀、腹泻等症状。

3. 全身症状　有发热、乏力、消瘦，衰竭晚期出现恶病质。可有出血倾向，如鼻出血、牙龈出血和皮下瘀斑等，部分患者可因门静脉高压而致食管-胃底静脉曲张而出现呕血和黑便。

4. 肝大　进行性肝大为最常见的特征性体征之一。肝脏质地坚硬，表面及边缘不规则，常呈结节状，少数肿瘤深埋于肝实质内者则肝表面光滑，伴或不伴明显的压痛。

5. 黄疸　一般在晚期出现，多为阻塞性黄疸，少数为肝细胞性黄疸。前者因癌肿侵犯或压迫胆管或肝门转移性淋巴结肿大压迫胆管引起，后者由于癌组织肝内广泛浸润或合并肝硬化、慢性肝炎引起。

6. 肝硬化征象　肝癌伴肝硬化门脉高压者可有脾大、静脉侧支循环形成及腹水等表现。腹水一般为漏出液，也可出现血性腹水。

四、实验室及其他检查

1. 肿瘤标志物检测

（1）甲胎蛋白（AFP）：现已广泛用于肝癌的普查、诊断、判断治疗效果和预测复发。

（2）其他标志物：γ-谷氨酰转移酶同工酶Ⅱ（GGT）、血清α-L-岩藻糖苷酶（AFU）、异常凝血酶原（APT）等有助于AFP阴性肝癌的诊断和鉴别诊断，联合多种标志物可提高诊断率。

2. 影像学检查

（1）超声：B超检查是目前肝癌筛查的首选检查方法。彩色多普勒超声有助于了解占位性病变的血供情况。

（2）CT：是肝癌诊断的重要手段，为临床疑诊肝癌者和确诊为肝癌拟行手术治疗者的常规检查。

（3）MRI：能清楚显示肝细胞癌内部结构特征，应用于临床怀疑肝癌而CT未能发现病灶，或病灶性质不能确定时。

（4）肝血管造影：选择性肝动脉造影是肝癌诊断的重要补充手段，通常用于临床怀疑肝癌存在，而普通的影像学检查不能发现肝癌病灶的情况下。

3. 肝活组织检查　在B超或CT引导下行细针穿刺癌结节组织学检查，是确诊肝癌的最可靠方法。

五、常见护理诊断/护理问题

1. 疼痛　肝区痛与肿瘤生长迅速、肝包膜被牵拉或肝动脉栓塞术后产生栓塞后综合征有关。

2. 悲伤　与患者对疾病预后不佳有关。

3. 营养失调：低于机体需要量　与恶性肿瘤对机体的慢性消耗、化疗所致胃肠道反应有关。

4. 潜在并发症　上消化道出血、肝性脑病、癌结节破裂出血。

5. 有感染的危险　与长期消耗及化疗、放疗而致白细胞计数减少、抵抗力减弱有关。

六、护理措施

1. 病情观察：注意经常观察患者疼痛的部位、性质、程度、持续时间及伴随症状，及时发现和处理异常情况。指导并协助患者减轻疼痛。遵医嘱采取镇静、镇痛药物，并配以辅助用药，注意观察药物疗效和不良反应。

2. 病房定时紫外线消毒，减少探视人员，保持环境整洁干净。嘱患者尽量卧床休息，可适当活动，但要避免疲劳。

3. 饮食应高蛋白、适当热量、高维生素、易消化，以少粗纤维的饮食为主，忌浓茶、咖啡、辛辣等刺激性食物，以免诱发出血。不能进食者可鼻饲或静脉补充营养。

4. 建立良好的护患关系，深入了解患者内心活动，维护患者的独立与尊严，了解患者对治疗、护理的需求，尽可能给予满足。给家属以心理支持和具体指导，使家属保持镇静，并配合诊疗；根据患者情况，必要时采取保护性医疗措施。鼓励患者，使患者树立信心，延长其存活期，提高生命质量。

5. 积极抗感染治疗。指导或协助患者做好皮肤、口腔护理；注意会阴部及肛门部的清洁，减少感染机会；出现呼吸道、肠道、泌尿道等部位感染时应遵医嘱及时用药控制；各项护理工作应严格遵循无菌原则进行操作，防止交叉感染。

七、健康指导

1. 疾病预防指导　积极宣传和普及肝癌的预防知识。注意饮食和饮水卫生，做好粮食保管，防霉去毒，改进饮用水质，减少与各种有害物质的接触,是预防肿瘤的关键。应用病毒性肝炎疫苗,预防肝炎。对肝癌高发区定期进行普查,以预防肝癌发生和早期诊治肝癌。

2. 疾病知识指导 指导患者生活规律,注意劳逸结合,避免情绪剧烈波动和劳累。指导患者保持乐观情绪,建立健康的生活方式。指导患者合理进食,饮食以高蛋白、适当热量、多种维生素为宜。避免摄入高脂、高热量和刺激性食物,戒烟、酒,避免加重肝脏负担,减轻对肝的损害。如有肝性脑病倾向,应减少蛋白质摄入。

3. 用药指导 指导患者按医嘱服药,了解药物的主要不良反应,忌服有肝损害的药物。定期随访。

4. 复诊指导 每3~6个月复查1次,若出现进行性消瘦、贫血、乏力、发热等症状及时就医。

第二十节 非硬化性门脉高压的护理指引

一、定义

非硬化性门脉高压(portal hypertension)是指当门静脉血流受阻、血流淤滞引起门静脉系统压力增高,临床出现脾大和脾功能亢进、食管胃底静脉曲张和呕血、腹水等症状的疾病。

二、病因

1. 门静脉分叉之前血流受阻,常见原因有肝外门静脉血栓形成(脐静脉炎、阑尾炎、胆囊炎和胰腺炎所致感染、创伤等),先天性畸形(闭锁、狭窄、海绵样变等)和外在压迫(上腹部肿瘤、转移癌等)。

2. 多由血吸虫病引起。某些非硬化性肝病如先天性肝纤维化、脂肪肝、肝炎也可引起窦型门静脉高压症。

3. 常因为巴德-吉亚利综合征（Budd-Chiari syndrome）、缩窄性心包炎、严重右心衰竭等，使肝静脉流出道（包括肝静脉、下腔静脉甚至右心静脉）被阻塞而致。

三、临床表现

1. 症状主要为脾大、脾功能亢进或黑便、腹水，以及非特异性全身症状，如乏力、嗜睡、厌食。曲张的食管、胃底静脉一旦破裂，即可发生急性大出血，呕吐鲜红色血液。因肝功能损害引起凝血功能障碍，脾功能亢进引起血小板计数减少，出血不易自止。

2. 可有慢性肝病的其他征象，如蜘蛛痣、肝掌等。

四、实验室及其他检查

1. 实验室检查 ①血常规：脾功能亢进时，血白细胞、血小板或红细胞计数减少，血红蛋白下降；②肝功能：表现为血清胆红素增高，低蛋白血症，凝血酶原时间延长。

2. 影像学检查

（1）食管 X 线钡餐检查：食管充盈时，曲张静脉使食管的轮廓呈虫蚀状改变；食管排空时，曲张的静脉表现为蚯蚓样或串珠状负影。

（2）胃镜检查：能确定静脉曲张程度，是否有胃黏膜病变或溃疡等。

（3）腹部超声：可以显示腹水、肝密度及质地异常、门静脉扩张。

（4）CT、MRI：CT 可测定肝体积，肝硬化时肝体积明显缩小，如肝体积小于 750ml，分流术后肝性脑病发生率显著提高。

（5）门静脉造影：可准确了解门静脉受阻及侧支回流情况，

特别是胃冠状静脉的形态学变化,并可直接测定门静脉压力。

五、常见护理诊断/护理问题

1. 恐惧　与突然大量呕血、便血、肝性脑病、病情危重有关。

2. 体液不足　与食管胃底曲张静脉破裂出血有关。

3. 体液过多:腹水　与肝功能损害致低蛋白血症、门静脉压增高、血浆胶体渗透压降低及醛固酮分泌增加有关。

4. 营养失调:低于机体需要量　与肝功能损害、营养素摄入不足和消化吸收障碍等有关。

5. 潜在并发症　出血、肝性脑病、感染、门静脉血栓形成、肝肾综合征。

六、护理措施

1. 心理护理　门脉高压症患者长期患有肝病,合并上消化道出血时,来势凶猛、出血量大,患者紧张、恐惧,对治疗失去信心。避免在床边讨论病情,安抚患者稳定情绪,树立信心,配合抢救。

2. 病情观察　监测生命体征、中心静脉压和尿量;观察出血的特点,呕血前有无恶心、上腹部不适等症状,记录呕血、黑便的颜色、性状、量。

3. 维持体液平衡　迅速建立静脉通路,按出血量补充液体,及时备血、输血,补充血容量。注意补钾,控制钠的摄入,纠正水、电解质紊乱。

4. 预防和处理食管胃底静脉出血

(1)预防:补充维生素 B、C、K 及凝血因子;留置胃管时应选择细软管,置管插管时动作轻柔,涂大量润滑油;③避免腹内压增高的因素。

（2）处理：①用冰盐水或冰盐水加血管收缩药行胃内灌洗至回抽液清澈，低温灌洗液可使胃黏膜血管收缩，减少血流，降低胃分泌及运动，起止血作用；②遵医嘱应用止血药，注意药物不良反应。

5. 预防肝性脑病　①休息与活动：肝功能较差者以卧床休息为主，安排少量活动。②改善营养状况：给予高能量、高维生素、适量蛋白饮食，可输全血及白蛋白纠正贫血和低蛋白血症。③常规吸氧，保护肝功能。④药物应用：遵医嘱给予多烯磷脂酰胆碱、谷胱甘肽等保肝药物，避免使用对肝脏有损害的药物。⑤纠正水、电解质和酸碱失衡：积极预防和控制上消化道出血；及时处理严重的呕吐和腹泻；避免快速利尿和大量放腹水。⑥防治感染。⑦保持肠道通畅：及时清除肠道内积血；防止便秘，口服硫酸镁溶液导泻或酸性液，灌肠忌用肥皂水等碱性液。

七、健康指导

1. 饮食指导　进食高热量、高维生素的无渣软食，避免粗糙、干硬及刺激性食物，以免诱发大出血；少量多餐，规律进食，补充足够能量。①肝功能损害较轻者，摄取优质蛋白饮食（50~70g/d）；②肝功能严重受损及分流术后患者应限制蛋白质摄入；③有腹水患者限制水和钠摄入。

2. 生活指导　①避免劳累和过度活动，保证充分休息；若出现头晕、心慌、出汗等症状，应卧床休息，逐渐增加运动量。②避免引起腹内压增高的因素，如咳嗽、打喷嚏、用力排便、提举重物等，以免诱发曲张静脉破裂出血。③保持乐观、稳定的心理状态，避免精神紧张、抑郁等不良情绪。④用软毛牙刷刷牙，避免牙龈出血，防止外伤。⑤指导患者戒烟、酒，少喝咖啡和浓茶。

3. 复诊指导　指导患者及家属掌握出血的观察和简单急救

方法，熟悉紧急就诊途径。

第二十一节　胆囊炎的护理指引

一、定义

胆囊炎（cholecystitis）是感染、胆汁刺激、胰液向胆道反流，以及胆红素和类脂质代谢失调等所引起的胆囊炎性疾病。胆囊炎又可分为急性胆囊炎和慢性胆囊炎。

二、病因

1. 结石　结石在胆囊管嵌顿引起梗阻、胆囊内胆汁淤积，浓缩的胆盐损害胆囊黏膜引起炎症。
2. 细菌感染　常见的致病菌为大肠杆菌、产气杆菌、铜绿假单胞菌等，大多从胆道逆行而来。
3. 化学刺激　高浓度胆汁酸盐刺激胆囊黏膜引起急性炎症。近年来，随着国人饮食习惯的改变和高龄化，城市人群胆囊结石的发病率明显升高。

三、临床表现

1. 右上腹钝痛、胀痛、坠痛或不适感。
2. 嗳气、反酸、腹胀、胃部烧灼感等消化不良症状。
3. 恶心、厌油腻食物或进食高脂食物后症状加重。
4. 右肩、右肩胛区或右背部疼痛不适，这是由于胆囊炎症或与周围的粘连涉及到右膈神经或右侧肋间神经而出现的反射性疼痛。
5. 部分病例可有胆绞痛，多是由较小结石或浓稠胆汁的刺激引起胆囊管的痉挛性收缩所致。绞痛发作时，患者抱腹蜷卧或辗转不安，常屏气或不愿讲话，以减轻疼痛。绞痛可持续数分钟或数小时不等，可伴恶心、呕吐，常在呕吐后有所缓解。

6. 可有大便干燥、稀溏或黏滞不爽。

四、实验室及其他检查

1. 血常规　急性胆囊炎时，白细胞计数轻度增高，中性粒细胞增多。如白细胞计数超过 $20 \times 10^9/L$，并有核左移和中毒性颗粒，则可能是胆囊坏死或有穿孔等并发症发生。

2. 超声波检查　如发现胆囊结石、胆囊壁增厚、缩小或变形，有诊断意义。

3. 腹部 X 线平片　如是慢性胆囊炎，可发现胆结石、胀大的胆囊、胆囊钙化斑和胆囊乳状不透明阴影等。

4. 胆囊造影　可发现胆结石、胆囊缩小或变形、胆囊浓缩及收缩功能不良、胆囊显影淡薄等慢性胆囊炎影像。

5. 胆囊收缩素试验　如胆囊收缩幅度小于 50%，并出现胆绞痛，为阳性反应，表示为慢性胆囊炎。

6. 纤维腹腔镜检查　直视下可发现肝脏和胀大的胆囊呈绿色、绿褐色或绿黑色。

7. 小剖腹探查　小剖腹探查是近年来新提倡的一种诊断疑难肝胆疾病及黄疸的方法。

五、常见护理诊断/护理问题

1. 疼痛　与结石突然嵌顿、胆汁排空受阻致胆囊强烈收缩或继发胆囊感染有关。

2. 有体液不足的危险　与不能进食和手术前后需要禁食有关。

3. 潜在并发症　胆囊穿孔、胆道出血、急性胰腺炎。

六、护理措施

1. 卧床休息　协助患者取舒适体位，以减轻疼痛。
2. 合理饮食　进清淡饮食，忌油腻食物。
3. 维持体液平衡　根据医嘱经静脉补充足够的水、电解质、能量和维生素等。
4. 病情监测　严密监测患者生命体征变化；严密观察患者腹痛的部位、程度、性质；观察腹部体征变化。
5. 禁食、胃肠减压　定时抽吸，维持引流通畅，观察和记录引流液的颜色、性状及量。加强口腔护理，每天口腔护理两次。
6. 药物镇痛　遵医嘱通过口服、注射等方式给予消炎利胆、解痉或镇痛药物，以缓解疼痛。
7. 控制感染　遵医嘱及时合理应用抗菌药。
8. 并发症的预防及护理　及时处理胆囊穿孔。

七、健康指导

1. 合理安排休息时间，劳逸结合，避免过度劳累及精神高度紧张。
2. 低脂饮食，忌油腻食物，宜少量多餐，避免过饱。
3. 遵医嘱服药，定期到医院检查。若出现腹痛、发热和黄疸等症状时，应及时就医。

第二十二节　急性胰腺炎的护理指引

一、定义

急性胰腺炎（acute pancreatitis）是多种病因导致胰酶在胰

腺内被激活，引起胰腺组织的自身消化、水肿、出血甚至坏死的炎症反应。

二、病因

引起急性胰腺炎的病因较多，常见的病因有胆石症、大量饮酒和暴饮暴食。西方国家则以大量饮酒引起者多见。

1. 胆石症与胆道疾病　胆石症、胆道感染或胆道蛔虫等均可引起急性胰腺炎，其中胆石症最为常见。

2. 大量饮酒和暴饮暴食　大量饮酒可刺激胰腺外分泌增加，引起十二指肠乳头水肿及 Oddi 括约肌痉挛；同时剧烈呕吐可导致十二指肠内压骤增，致十二指肠液反流。

3. 胰管阻塞　常见病因是胰管结石。其他如胰管狭窄、肿瘤或蛔虫钻入胰管等均可引起胰管阻塞，当胰液分泌旺盛时胰管内压增高，使胰管小分支和胰腺泡破裂，胰液与消化酶渗入间质引起急性胰腺炎。

4. 其他　手术与创伤可直接或间接损伤胰腺组织和胰腺的血液供应引起胰腺炎，某些急性传染病、药物刺激等也可以诱发胰腺炎。

三、临床表现

1. 腹痛：为本病的主要表现和首发症状，通常在饱餐或大量饮酒后发生。患者突发左上腹剧痛，并可向左肩及腰背部放射，取弯腰抱膝位可减轻疼痛。疼痛性质可为钝痛、刀割样痛、钻痛或绞痛，呈持续性并阵发性加剧，不能为一般胃肠解痉药缓解，进食可加剧。

2. 恶心、呕吐：90% 的患者还伴有恶心、呕吐等症状。呕吐后腹痛不缓解。呕吐物通常是胃内容物，可呈胆汁样。

3. 腹胀：以上腹部为主。出血坏死型者可有麻痹性肠梗阻。

4. 发热：患者多有中等程度以上的发热，持续 3~5 天，如发热超过 7 天以上，应怀疑有继发感染，如胰腺脓肿或胆道感染等。

5. 呈急性痛苦面容，烦躁不安，脉速，呼吸快，血压降低。

四、实验室及其他检查

1. 淀粉酶测定　发病 6~12 小时后，血清淀粉酶开始升高，48 小时开始下降，持续 3~5 天。

2. 血常规检查　患者多有白细胞计数增多及粒细胞核左移，严重病例由于血液浓缩，血细胞比容升高可达 50%。

3. 生化检查　常见暂时性血糖升高的情况，可能与胰岛素释放减少和胰高血糖素释放增加有关。持久的空腹血糖高于 10mmol/L 为胰腺坏死的表现，提示预后不良。

4. 影像学检查　包括 X 线腹部平片、B 超和 CT。增强 CT 是诊断胰腺坏死的最佳方法。

五、常见护理诊断/护理问题

1. 疼痛：腹痛　与胰腺和周围组织炎症、水肿或出血坏死有关。

2. 潜在并发症　低血容量性休克、肾功能衰竭、心力衰竭、急性呼吸衰竭。

3. 体温过高　与胰腺炎坏死物质吸收有关。

4. 体液不足　与呕吐、禁食、胃肠减压等有关。

5. 焦虑　与担心疾病预后有关。

六、护理措施

1. 禁饮、禁食　轻、中度急性胰腺炎患者禁食 1~3 天，腹痛、恶心、呕吐基本消失后，可开始食少量流质，并以清淡米汤为宜。重症患者则须长时间禁食，禁食期间应予输液、补充热量、营养支持。禁饮期间若口渴，可含漱或湿润口唇。保持口腔清洁，防治继发感染。

2. **病情观察** 监测患者生命体征，观察患者的排泄物，注意色泽变化及出血倾向；注意有无脉搏细速、呼吸急促、尿量减少等低血容量的表现。观察尿量、尿比重，监测肾功能，及时发现肾衰竭；观察有无手足抽搐，定时监测有无水电解质、酸碱平衡紊乱。准确记录24小时出入液量，作为补液的依据。观察呼吸，抽血做血气分析，及早发现呼吸衰竭。

3. **休息与活动** 患者应绝对卧床休息，保证睡眠时间，从而降低代谢率，增加脏器血流量，促进组织修复和体力恢复。协助患者选择舒适的体位，如弯腰、屈膝仰卧，以减轻疼痛。鼓励患者翻身并防止患者因剧痛辗转不安而坠床。

4. **用药护理** 腹痛剧烈者，遵医嘱给予哌替啶等镇痛药。禁用吗啡，以防引起Oddi括约肌痉挛，加重病情。注意观察腹痛性质及特点有无变化。持续应用阿托品时应注意有无心动过速、麻痹性肠道梗阻加重等不良反应。有高度腹胀或肠麻痹时，不宜用阿托品。

5. **心理护理** 积极建立与患者之间互相信赖的护患关系，做好相关的解释和安慰工作，稳定患者情绪，允许家属陪护以给予亲情支持；收集患者的相关信息，观察患者的情绪，掌握患者对急性胰腺炎的恐惧情况，给予患者必要的同情、理解和关心，积极地影响患者的心理活动。

七、健康指导

1. **生活指导** 指导患者及家属养成规律进食习惯，避免暴饮暴食，应避免刺激性强、产气多、高脂肪和高蛋白食物。腹痛缓解后，应从少量低脂、低糖饮食开始逐渐恢复正常饮食。戒除烟酒，防止复发。

2. **用药指导** 嘱患者遵医嘱服药，指导患者正确服药的方法，学会观察药效及不良反应。同时向患者强调乱服药物的危害。

3. **自我监测** 在病情的恢复期，部分患者可能会出现胰腺囊肿、胰瘘等并发症。如果患者发现腹部肿块不断增大，并出现腹痛、腹胀、呕血、呕吐等症状，则需及时就医。

第二十三节 结核性腹膜炎的护理指引

一、定义

结核性腹膜炎是由结核分枝杆菌侵犯腹膜引起的慢性弥漫性腹膜感染。

二、病因

本病由结核分枝杆菌侵犯腹膜引起，多继发于肺结核或体内其他部位结核病。大多数结核性腹膜炎是腹腔脏器如肠系膜淋巴结核、肠结核、输卵管结核等活动性病灶直接蔓延及腹膜炎引起。

三、临床表现

1. **发热和盗汗** 以低热和中等热为最多，约 1/3 患者有弛张热，少数可呈稽留热。高热伴有明显毒血症者，主要见于渗出型、干酪型、或伴有粟粒型肺结核、干酪型肺炎等严重结核病的患者。

2. **腹痛** 多位于脐周或右下腹，间歇性发作，常为痉挛性阵痛，进餐后加重，排便或肛门排气后缓解。

3. 腹泻、便秘　腹泻常见，排便次数因病变严重程度和范围不同而异，一般每天 2~4 次，重者每天达 10 余次。粪便呈糊状，一般不含脓血，不伴有里急后重。腹泻主要与腹膜炎引起的胃肠功能紊乱有关。

4. 腹胀　多数患者可出现不同程度的腹胀，多为结核毒血症或腹膜炎伴有肠功能紊乱引起，也可因腹水或肠梗阻所致。

四、实验室及其他检查

1. 血常规、红细胞沉降率与结核菌素试验　部分患者有轻度至中度贫血，多为正细胞正色素性贫血。

2. 腹水检查　多为草黄色渗出液，少数为淡血色，偶见乳糜性，比重一般超过 1.018，蛋白质含量在 30g/L 以上，白细胞计数超过 500×10^6/L，以淋巴细胞为主。

3. 影像学检查　超声、CT、MRI 可见增厚的腹膜、腹水、腹腔内包块及瘘管。

4. 腹腔镜检查　可窥见腹膜、网膜、内脏表面有散在或聚集的灰白色结节，浆膜浑浊粗糙，活组织检查有确诊价值。

五、常见护理诊断/护理问题

1. 疼痛：腹痛　与肠结核、腹膜炎症及伴有盆腔结核或肠梗阻有关。

2. 腹泻　与溃疡型肠结核、腹膜炎所致肠功能紊乱有关。

3. 营养失调：低于机体需要量　与结核杆菌毒性作用、消化吸收功能障碍有关。

4. 体温过高　与结核毒血症有关。

5. 便秘　与肠道狭窄、梗阻或胃肠功能紊乱有关。

6. 潜在并发症　肠梗阻、肠穿孔、肠瘘、腹腔脓肿。

六、护理措施

1. 观察腹痛特点　严密观察腹痛的性质、部位及伴随症状,正确评估病程进展状况。如果患者腹痛突然加重,压痛明显,或出现便血、肠鸣音亢进等,应考虑是否并发肠梗阻、肠穿孔或肠内出血等,及时协助医生采取抢救措施。

2. 疼痛的护理措施　①观察并记录患者腹痛的部位、性质及程度,发作的时间、频率、持续时间,以及相关疾病的其他临床表现。如果疼痛突然加重、性质改变,且经一般对症处理疼痛不能减轻,需警惕某些并发症的出现,如消化性溃疡穿孔引起弥漫性腹膜炎等。②观察非药物性和(或)药物镇痛治疗的效果。

3. 抗结核治疗的护理　应用化学药物抗结核治疗。

4. 饮食护理措施　由于结核病是一种慢性消耗性疾病,只有保证充足的营养供给,提高机体抵抗力,才能促进疾病的痊愈。因此,应向患者及家属解释营养对治疗结核病的重要性,并与其共同制订饮食计划。应给予高热量、高蛋白、高维生素且易于消化的食物。腹泻明显的患者应少食乳制品及富含脂肪和粗纤维的食物,以免加快肠蠕动。

5. 静脉营养供给　对于严重营养不良的患者,应协助医生进行静脉营养治疗,以满足机体代谢需要。

6. 营养监测　每周测量患者的体重,并监测有关营养指标,以评价其营养状况。

七、健康指导

1. 疾病预防指导　加强有关结核病的卫生宣教,肺结核患者不可吞咽痰液,提倡用公筷进餐及分餐制,牛奶及乳制品应灭菌后饮用,对肠结核患者的粪便要消毒处理,防止病原体传播。

2. 治疗指导　患者应保证充足的休息与营养,生活规律,劳逸结合，保持良好的心态，以增强机体抵抗力。指导患者坚持抗结核治疗，保证足够的剂量和疗程，定期复查。学会自我监测抗结核药物的药效及不良反应，如有不适，及时复诊。

第二十四节　空腔脏器穿孔的护理指引

一、定义

空腔脏器穿孔是指各种物理、化学和生物等致伤因素作用于机体，导致腹腔内部组织器官、消化管道等的结构完整性受损，同时或相继出现一系列功能障碍。

二、病因

1. 外在因素　腹部损伤的类型、严重程度、是否涉及腹腔内脏器、涉及哪些脏器等情况，取决于暴力的强度、速度、着力部位和力的作用方向及作用方式等因素。

2. 内在因素　腹部损伤还受到腹部解剖特点、内脏原有病理情况和功能状态等因素的影响。空腔脏器损伤最多见的是脾、肾和小肠，其次是肠系膜、肝、胃、结肠、十二指肠、膈、直肠等。

三、临床表现

1. 腹痛　胃、十二指肠损伤合并破裂者，腹痛多较剧烈，进行性加重；若十二指肠破裂发生在腹膜后，则腰部疼痛较剧烈，而腹部疼痛较轻。小肠破裂后早期表现可不明显，随着时间推移，可出现腹痛、腹胀。

2. 腹胀　胃破裂后，可立即出现肝浊音界消失，膈下有游离气体，早期出现气腹。小肠破裂后只有少数患者有气腹。

3. 腹膜刺激征　胃、十二指肠破裂后，消化液流入腹腔内，可立即出现剧烈腹痛及腹膜刺激征。小肠液 pH 中性，小肠破裂后腹膜刺激征的发生率低（仅占 33.5%），部分患者小肠裂口不大或破裂后被食物残渣、纤维蛋白甚至突出的黏膜堵塞，可能无弥漫性腹膜炎的表现。

4. 恶心、呕吐　多由腹腔内出血或消化液刺激腹膜的自主神经反射引起，合并腹膜炎时，恶心、呕吐明显加重。

5. 休克　一般多为感染性休克，如合并其他脏器损伤，则可早期出现失血性休克。

四、实验室及其他检查

1. 实验室检查　空腔脏器破裂时可出现白细胞计数和中性粒细胞比值明显上升；胰腺或十二指肠损伤时，血、尿淀粉酶多升高。

2. 影像学检查
（1）超声：若发现腹腔内积液和积气，则有助于空腔脏器破裂或穿孔的诊断。
（2）X 线：胸部及腹部 X 线可发现脏器破裂的征象。
（3）CT：能清晰显示损伤的部位及范围，对空腔脏器如肠管损伤的诊断价值不是很大。
（4）其他：选择性血管造影、MRI、磁共振胰胆管造影。

五、常见护理诊断/护理问题

1. 体液不足　与损伤致腹腔内出血、液体渗出、呕吐、禁食等有关。
2. 疼痛：腹痛　与腹部损伤、手术有关。
3. 焦虑、恐惧　与大出血、疼痛、疾病的预后等因素有关。
4. 潜在并发症　休克、出血、腹腔感染、腹腔脓肿等。
5. 有感染的危险　与发生腹膜炎有关。

六、护理措施

1. 病情观察　①生命体征：每 15～30 分钟测定 1 次生命体征。②皮肤黏膜、意识情况。③腹部症状与体征：每 30 分钟进行 1 次腹部评估，注意腹痛、腹膜刺激征的程度和范围变化。④24 小时出入量：观察和记录呕吐量，胃肠减压引流液的颜色、性状和量等；观察每小时尿量，严重腹部损伤患者应插导尿管以监测尿量。⑤实验室检查：每 30～60 分钟采集 1 次静脉血，测定红细胞计数、白细胞计数、血红蛋白和血细胞比容，了解其变化，以判断腹腔内有无活动性出血。⑥协助医生行诊断性腹腔穿刺术或腹腔灌洗术，并及时获取穿刺液或灌洗液的检验结果。

2. 休息与体位　绝对卧床休息，协助患者取舒适体位，若病情稳定，可取半卧位。不随意搬动患者，以免加重伤情。

3. 禁食、禁灌肠、胃肠减压　腹部损伤诊断未明确之前应绝对禁饮、禁食和禁灌肠，以免加重病情；应尽早行胃肠减压，以减少胃内容物漏出，减轻腹痛。

4. 维持体液平衡　补充足量的平衡盐溶液、电解质等，防止水、电解质紊乱，纠正酸碱平衡失调，维持有效的循环血量，使收缩压升至 90mmHg 以上。必要时持续监测中心静脉压变化以评估体液不足的程度。

5. 预防感染　遵医嘱合理使用抗生素。

6. 镇静、镇痛　诊断未明确之前，禁用镇痛药，可通过分散患者注意力、改变体位、控制环境因素等来缓解疼痛；诊断明确者，可根据病情遵医嘱给予镇静解痉药或镇痛药。

7. 心理护理　关心患者，加强交流，根据患者具体情况加以疏导。向患者解释病情变化、可能出现的症状和体征及预后，使患者能正确认识疾病的发展过程。告知相关的各项检查、治疗和护理的目的、注意事项，使患者能积极配合。

七、健康指导

1. 疾病知识指导　宣教本病相关的知识，使患者及其家属认识本病性质，积极配合治疗。出院后要适当休息，加强锻炼，增加营养，促进康复。

2. 急救知识指导　普及各种急救知识，在发生意外时，能进行简单的急救或自救。

3. 安全知识指导　加强宣传安全生产、户外活动安全、安全行车的知识，避免意外损伤的发生。

4. 复诊指导　指导患者遵医嘱定期复查，若出现腹痛、腹胀、肛门停止排气排便等不适，及时就医。

第五章 消化内科关键医疗技术的护理指引

第一节 灌肠术的护理指引

灌肠术是将一定量的溶液由肛门经直肠灌入结肠，刺激肠蠕动，以帮助患者软化粪便、清洁肠道、排便、排气或由肠道供给药物或营养，并有降温、催产、稀释肠内有毒物质以减少吸收的作用而达到确定诊断和进行治疗目的的技术。

一、大量不保留灌肠

（一）目的

1. 刺激肠蠕动，软化粪便，解除便秘，排除肠内积气，减轻肠胀气。
2. 清洁肠道，为手术、检查或分娩前保持肠道清洁。
3. 稀释并清除肠内有毒物质，减轻中毒。
4. 为高温患者降温。

（二）注意事项

1. 注意尽量少暴露患者肢体，以防着凉。
2. 消化道出血、妊娠、急腹症、严重心血管疾病等患者禁忌灌肠。
3. 肝性脑病患者，禁用肥皂水灌肠。通过导泻或灌肠清除肠内含氨物质而减轻肝性脑病。肠内 pH 保持在偏酸环境，则血中氨逸出肠黏膜而进入肠腔，最后形成铁盐排出体外。如用碱性溶液灌肠时，肠内 pH 呈碱性，则肠腔内铁盐可形成氨而进入脑中，加重肝性脑病。

4. 伤寒患者灌肠时溶液不得超过 500ml，压力要低，即液面不得高于肛门 30cm。当发生便秘时可选用等渗盐水低压灌肠，无效时改用 50% 甘油或液状石蜡油 100ml 灌肠。禁用泻药或高压灌肠，以免引起肠道并发症。

5. 充血性心力衰竭或水钠潴留的患者禁用等渗盐水灌肠。

6. 如为降温灌肠，可用 28～32℃ 等渗盐水或用 4℃ 等渗盐水保留 30 分钟后再排出，排便后隔半小时再测量体温，并做好记录。

7. 准确掌握灌肠溶液的温度、浓度、流速、压力和溶液的量。

8. 灌肠时患者如有腹胀或便意时，应嘱患者做深呼吸以减轻不适。

9. 如遇溶液流入受阻，可能是粪便堵塞肛管，可以挤压肛管或轻轻旋转肛管。

10. 注意粪便性状及量，凡有异常必要时留粪便标本送验。

11. 灌肠过程中应随时观察患者的病情变化，如患者出现脉速、面色苍白、出汗、剧烈腹痛、心慌气急时，应立即停止灌肠，并与医生联系给予紧急处理。

二、小量不保留灌肠

（一）目的

1. 为年老体弱、幼儿及腹部或盆腔手术后患者软化粪便，解除便秘。

2. 排出肠道内积气，减轻腹胀。

（二）注意事项

1. 灌肠时插管深度为 7～10cm，压力宜低。灌肠液注入的速度不宜过快。

2. 每次抽吸灌肠液时应夹住肛管,防止空气进入肠道,引起腹胀。

三、保留灌肠

(一) 目的

1. 将药液灌入直肠或结肠内,保留在肠道内,通过肠黏膜吸收,达到治疗目的。

2. 用于镇静、催眠及治疗肠道感染。

(二) 注意事项

1. 正确评估患者,了解灌肠的目的和病变部位,以便掌握灌肠的卧位和插管的深度。

2. 对有肠道感染的患者,最好选在临睡前灌肠,因此时活动量小,药液易于保留吸收。

3. 灌肠前嘱患者排便,选用的肛管要细,插管要深,液量要小。保留灌肠应抬高臀部 10~15cm,肛管插入深度 10~15cm。溶液流速宜慢,压力要低,液面距肛门不超过 30cm,以利药液保留。药液不超过 200ml,温度为 38~41℃,使灌入药液能保留较长时间,利于肠黏膜对药液的充分吸收。

4. 肛门、直肠、结肠等手术后及排便失禁的患者均不宜保留灌肠。

5. 灌肠前应将药液摇匀。

(三) 护理措施

1. 术前准备

(1) 评估患者的病情、心理状态、合作程度等。

(2) 向患者解释灌肠的目的,取得患者的配合,学会深呼吸和取合适的卧位,嘱患者排空膀胱。

(3) 关闭门窗,适当遮挡。

2. 术中配合

(1) 备齐用物携至床旁,核对患者床号、姓名,并向患者及家属解释目的和需要配合的事项,以取得合作。

(2) 安置卧位:根据病情采取不同的体位,结肠炎患者应取左侧卧位,因病变多在乙状结肠、直肠;阿米巴痢疾患者应取右侧卧位,因病变多在回盲部。协助患者取适合卧位,双膝屈曲,脱裤至膝部。臀部移至床沿(对不能自控排便者可取仰卧位,臀下放便器),臀下垫橡胶单和治疗巾,臀边放弯盘。

(3) 操作完毕整理用物,用物按消毒原则处理,做好记录。

3. 术后护理

(1) 注意观察粪便的性质、颜色和量,必要时留取标本送检。

(2) 告知患者术后注意事项。

第二节 胃肠减压术的护理指引

一、概述

胃肠减压术是利用负压吸引和虹吸的原理将胃管自口腔或鼻腔插入,通过胃管将积聚于胃肠道内的气体和液体吸出,以降低胃肠道内压力和张力,改善胃肠壁血液循环,有利于炎症的局限,促进伤口愈合和胃肠功能恢复的一种治疗措施。

二、目的

1. 解除或缓解肠梗阻所致的症状。
2. 进行胃肠道手术的术前准备,以减少胃肠胀气。
3. 术后持续胃肠减压可降低胃肠道内压力,减轻腹胀并减轻缝线张力,促进伤口愈合;同时改善胃肠壁血液循环,促进消化道功能恢复。

4. 通过对胃肠减压吸出物的判断，可观察病情变化，协助诊断。

三、适应证

（一）治疗作用

1. 单纯性肠梗阻、麻痹性肠梗阻　减轻肠道压力，减少毒素和细菌对肠道刺激，改善肠道血运循环。

2. 胃十二指肠穿孔的非手术治疗　防止胃内容物进一步流入腹腔内，促进黏膜愈合。

3. 急性胰腺炎　减少胰泌素分泌，降低胰液外渗。

4. 胃肠道手术　减轻吻合口张力，降低吻合口瘘形成的概率。

（二）术前准备

1. 腹部手术，特别是胃肠手术，术前、术中持续胃肠减压，可防止胃肠膨胀，有利于视野的显露和手术操作。

2. 预防全身麻醉时并发吸入性肺炎。

3. 可用于胃十二指肠瘢痕性幽门梗阻的治疗，术前留置较粗的鼻胃管，每天以温生理盐水洗胃，连续3天，直到洗出液澄清，以减轻胃黏膜水肿。

4. 术后应用有利于腹部手术切口及胃肠吻合口的愈合。

（三）给药

1. 在许多急腹症的非手术治疗或观察过程中，可通过胃肠减压管向胃肠道灌注中药。

2. 在腹胀严重频繁呕吐时，胃肠减压可促进胃肠排空，有利于内服药物的输注吸收。

3. 昏迷、极度厌食者需插管行营养治疗。

四、禁忌证

1. 近期有上消化道出血史。
2. 食管静脉曲张。
3. 食管狭窄或阻塞。
4. 严重的心肺功能不全者,支气管哮喘。
5. 心力衰竭和重度高血压患者。
6. 吞食腐蚀性药物的患者。
7. 身体极度衰弱者应慎用。
8. 急性喉炎、喉头水肿者。

五、并发症

口干、咽部不适、鼻部溃疡、体液不足、电解质紊乱、呼吸道感染、经口呼吸、鼻孔溃疡及坏死、胃内容物和胆汁反流。

六、护理措施

(一)术前准备

1. 评估患者病情、意识状态、合作程度。
2. 向患者解释,取得患者配合。
3. 评估患者鼻腔状况,了解鼻腔黏膜有无肿胀、炎症、鼻中隔弯曲、息肉,鼻部有无疾患;有无食管及胃肠梗阻或术后情况;有无人工气道。

(二)术中注意事项

1. 置胃管时动作要轻稳,如患者出现恶心,应休息片刻,嘱其深呼吸再插入;出现呛咳、呼吸困难、发绀等情况,立即拔出,休息后重新插入。
2. 给昏迷患者插胃管时,应先撤去枕头,头向后仰,当胃管插入15cm时,将患者头部托起,使下颌靠近胸骨柄以增大咽喉部通道的弧度，便于胃管顺利通过会厌部。

3. 插管时注意三处狭窄部位：①咽与食管相接处，距门齿约15cm；②食管与左支气管相交处，距门齿约25cm；③食管穿过的食管裂孔处，距门齿约40cm。

4. 异常情况处理：抽吸无胃液吸出时，先检查胃管是否盘在嘴中，再用听诊器听诊。对昏迷患者在听诊器也不能准确判断的情况下，请麻醉科会诊，喉镜导视下检查胃管是否误入气管或喉镜引导下重新插胃管。

（三）术后护理

1. 胃肠减压期间应禁食、禁饮，一般应停服药物。

2. 保持有效的负压吸引，胃管与负压器连接紧密，不漏气；胃肠减压器保持一定的负压状态。

3. 保持引流通畅：维持有效负压，每隔2～4小时回抽胃液或用生理盐水10～20ml冲洗胃管一次，以保持管腔通畅。食管和胃部手术后，冲洗胃管有阻力时不可强行冲洗，通知医生，采取相应措施。

4. 妥善固定，保持引流管通畅：胃管固定要牢固，防止移位或脱出，记录胃管留置长度（胃管做好标记），交接班复查。对躁动患者应有预防措施。

5. 观察引流物颜色、性质和量，并记录24小时引流液总量。

6. 准确记录胃液的颜色：正常胃液无色，因混有反流胆汁呈草绿色/黄色，有陈旧性出血为咖啡色。一般胃肠手术后24小时内，胃液多呈暗红色，2～3天后逐渐减少。若有鲜红色液体吸出，说明术后有出血，记录引流量，多于100ml/h应停止胃肠减压，通知医生。

7. 准确记录胃液的量：准确记录在大气压下、平视读数。若长时间无胃液吸出，注意观察患者有无腹胀、呕吐（易发胃液肠液积存）。出现此情况且胃管通畅应改变体位，适当将胃管拔出重新置入到原刻度。无效通知医生。

8. 加强口腔护理：预防口腔和呼吸道感染，必要时给予雾化吸入，以保持口腔和呼吸道的湿润及通畅。

9. 观察胃肠减压后电解质及肠功能恢复情况，并于术后12小时即鼓励患者在床上翻身，有利于胃肠功能恢复。

10. 保持胃肠减压器低位，防止胃液逆流。

11. 活动性出血期间禁行胃肠减压，一般可遵医嘱采用4℃冷盐水注入胃内，夹闭胃管，予以观察。

12. 长期留置胃管者，每月更换胃管一次，从另一侧鼻孔插入。

（四）拔管的护理

1. 拔管指征：通常在术后3～4天，引流液减少，腹胀消失，肠蠕动恢复，肛门排气后可拔除胃管。

2. 拔管方法：拔胃管时，先将吸引装置与胃管分离，捏紧胃管末端，嘱患者吸气并屏气，迅速拔出，以减少刺激，防止患者误吸。

3. 擦净鼻孔及面部胶布痕迹，妥善处理胃肠减压装置。

第三节　肝脏穿刺术的配合与护理指引

一、概述

肝穿刺是肝穿刺活体组织检查术的简称，是采取肝组织标本的一种简单手段。对穿刺所得的组织块进行组织学检查或制成涂片做细胞学检查，以判断原因不明的肝大或某些血液系统疾病。

二、适应证

1. 原因不明的肝大、肝功能异常者。
2. 协助各型肝炎确定诊断、判定疗效和预后。

三、禁忌证

1. 严重贫血及全身情况衰竭者。
2. 有出血倾向者。
3. 大量腹水、肝包虫病、肝血管瘤者。
4. 肝外梗阻性黄疸等。

四、护理措施

(一) 术前护理

1. 评估患者生命体征、腹部体征变化,包括黄疸情况,如皮肤、巩膜颜色及大小便颜色,肝功能恢复情况。

2. 为患者测血压、体温、脉搏并准确记录,了解患者凝血功能及肝肾功能情况。术前根据医嘱测定肝功能,血小板计数,出、凝血时间及凝血酶原时间。要求护士对其检验的各项指标的数值会正确分析,发现异常结果,及时报告医生,并根据医嘱肌注维生素 K_1 10mg,连续 3 天后复查,或根据医嘱使用止血药,待各项检查达允许标准后再实施穿刺,最大程度地减少各种并发症的发生。验血型,以备必要时输血。

3. 术前行胸部 X 线、心电图及腹部 B 超检查,进一步了解心肺功能、肝脏及腹水情况。观察有无肺气肿、胸膜增厚。有大量腹水又必须做肝穿刺者,可在术前做腹腔穿刺放液治疗。

4. 向患者讲解穿刺的目的、意义、方法、注意事项、不良反应,手术的可靠性及安全措施,以及成功实例等,以消除顾虑和紧张情绪,并训练其屏气呼吸方法(深吸气,呼气,憋住气片刻），以利于术中配合，以良好的心理状态接受手术。情绪紧张者可术前 1 小时口服地西泮 5mg。

5. 遵医嘱术前静脉或肌注止血药，防止出血。

6. 穿刺前测量血压、呼吸、脉搏，并做记录。

7. 术前禁食 8~12 小时。

（二）术中护理

1. 协助患者取仰卧位，平躺于床中央，双手或右手屈肘置于枕后或头顶，腰背部铺垫腹带，协助患者暴露穿刺部位，女性患者注意保护隐私部位。

2. 护士要一直守候在患者旁边，随时了解患者有无不适。注意分散患者的注意力，同时给予心理安慰和支持。如轻扶患者的肩膀、紧握患者的手臂等无声的动作都能够给患者带来信心和力量，有利于手术的顺利实施。

3. 手术完毕，及时整理患者衣物，注意保暖、防止感冒。协助患者双手平放于躯干两侧，以患者舒适为度。

（三）术后护理

1. 术后绝对卧床休息 24 小时，密切监测生命体征变化。术后 4 小时内每隔 15~30 分钟测血压一次，无变化后改为 1~2 小时测一次，共测 8 小时，若患者出现脉搏细速、血压下降、出冷汗、烦躁、面色苍白等内出血征象时，应准备输血，并积极配合抢救。

2. 术后给予腹带加压包扎 6 小时，遵医嘱适当补液。倾听患者主诉，少部分患者在穿刺过程中容易出现迷走神经兴奋现象，临床表现为心悸、面色苍白、出冷汗、脉搏减慢等，如出现上述情况，立即停止穿刺，采取紧急处理措施。

3. 卧床满 6 小时后解除腹带，可适当慢行散步，禁止屏气及扭动躯干。1 周内禁止进行剧烈运动及用力提重物等增加腹压的动作。预防感冒，保持大便通畅。

4. 腹痛多是出血和穿破胆道的表现，一般在术后发生，表现为肝区胀痛、钝痛，少数为剧烈腹痛，深呼吸时为甚；此时，应严密观察病情变化，配合医生进行有效处理。腹痛、腹胀也可因过度紧张、手术时局部创伤以及麻醉药浓度逐渐递减所致。术后应加强巡视，评估疼痛的性质、强度，详细解释并安慰患者，通过分散注意力，保持适当体位，放松腹肌，收听轻音乐等，大多数患者可得到缓解。少数疼痛不能缓解者，必要时可遵医嘱给予镇痛药，以减轻患者痛苦。

5. 保持伤口敷料清洁、干燥。注意观察穿刺部位有无渗血、红肿、疼痛情况，如有及时更换，避免手术伤口被污染。手术后当天勿淋浴。

6. 术后第一天伤口清洁、消毒后，更换伤口敷料，若穿刺部位疼痛明显，应仔细检查原因，若为一般组织创伤性疼痛，可遵医嘱给予镇痛药；若为气胸、胸膜休克或胆汁性腹膜炎，应及时处理。

7. 部分患者术后由于体位和日常习惯等问题，会出现排尿困难，此时可给予腹部热敷或给患者听流水声，以诱导排尿；如若以上措施未能奏效，可遵医嘱行导尿术。

8. 避免剧烈活动，如大声咳嗽、用力排便。

五、健康指导

1. 嘱患者术后15天内避免重体力劳动，避免剧烈活动，避免提重物。

2. 穿刺部位伤口结痂后勿抓挠，使其自然脱落。

3. 伤口痊愈后方可淋浴。

第四节 胰腺假性囊肿穿刺术的配合与护理指引

一、概述

胰腺假性囊肿经皮穿刺置管引流术：患者在彩色多普勒超声诊断仪的辅助下进行引流治疗，通过凸针探头确定囊肿位置；根据囊肿的大小、体积及患者的实际情况确定进针路线；在体表进行标记之后予以常规消毒和麻醉；超声引导下使用18G针刺入囊肿的中央，然后将针芯拔出，置入导丝与中心静脉引流管，外接引流袋之后在皮肤上进行缝合固定。

二、护理措施

（一）术前护理

1. 病情评估　医护人员通过口头沟通方式全面了解患者的基本状况，如营养状况、心理特点、既往疾病史和过敏史等，做好重要脏器功能的评估。

2. 心理护理　患者本身对于原发疾病存在恐惧，出现继发症之后尤为担心治疗效果。护理人员针对这一特点要做好心理干预，强调胰腺假性囊肿治疗的安全性和可信性，改变患者的错误认知，消除恐惧和紧张心理，并向患者讲解术中的注意事项等，使患者积极配合手术治疗。对患者的各项指标进行检查和记录，确保患者在接受手术前各项体征指数正常。

3. 术前准备　术前严格禁食4小时，做好常规的备皮等工作，准备手术需要的器材、常规药物和抢救药品等。

（二）术中护理

给予患者鼓励和安慰，消除患者术前紧张情绪。协助患者保持正确的手术体位，并解开患者裤带和衣领等。在手术过程中密切观察患者的面色及体温等情况，如有异常应及时向医生报告并配合医生的手术。

（三）术后护理

1. 术后 24 小时确保患者绝对卧床休息，保持患者的右侧卧位，促进囊液的引流；24 小时之后要帮助患者下床进行轻微活动，升腹压并促进引流。术后 24 小时禁食，24 小时后可给予流质饮食，逐渐过渡为半流质饮食。确保饮食营养丰富，能够满足患者日常活动及身体恢复的需求。

2. 做好管道护理，每周定期更换引流袋，确保引流通畅；做好管道的固定，防止扭曲和牵拉。定时对引流液的颜色、性质和量进行观察，一旦发生异常，立刻通知医生进行处理。

3. 并发症护理：经皮穿刺置管引流治疗后可能出现的并发症较多，因此术后需密切观察患者的反应，询问是否出现腹痛、腹胀症状；胃肠道减压的患者是否出现黑便等。对血压、心率、体温和尿量等常规指标进行记录，为医生的治疗提供精确的依据。出现腹部肿胀的患者密切监测体温，用生理盐水冲洗囊肿囊腔，采取负压冲洗的方式，负压为 0.4MPa。输液瓶与床头的距离不要过高，保持在 60cm。

三、健康指导

1. 带管指导　患者出院前，医护人员应对患者出院后应当注意的事项进行妥善的交代和叮嘱，内容主要包括：持续引流的，要经常对引流管进行适当的挤压以避免出现堵塞的状况，教会患者正确更换引流袋的方法，以及口服药的服药时间和剂量，复查时间。

2. 饮食生活指导　一般情况下饮食应多以清淡、低脂、易于消化的食物为主。需要特别注意的是如果患者存在伴发血糖异常的情况，还需给予额外的指导。除去饮食的建议外，还应尽可能地纠正其吸烟、酗酒的不良习惯。如果出现巩膜和皮肤发黄、发热、腹胀及腹痛的情况，应告知患者及时就医。

第五节　腹腔穿刺术的配合与护理指引

一、概述

腹腔穿刺术是为了诊断和治疗疾病，以明确腹水的性质，降低腹腔压力或向腹腔内注射药物，进行局部治疗的方法。

二、目的

1. 抽取腹水化验检查明确腹水的性质。
2. 适量放腹水缓解压迫症状，腹腔内注射药物及腹水浓缩回输。

三、适应证

1. 抽取腹水进行各项实验室检查，以便寻找原因，协助临床诊断。
2. 大量腹水患者，可适当抽放腹水以缓解胸闷、气促等症状。
3. 需腹腔内注药的患者，可以协助治疗疾病。

四、禁忌证

1. 因既往手术或炎症致广泛腹膜粘连者。
2. 有肝性脑病先兆、包虫病及巨大卵巢囊肿者。
3. 大量腹水伴有严重电解质紊乱者禁忌大量放腹水。
4. 精神异常或不配合者。

5. 妊娠、皮肤感染患者。

6. 出血体质，应用抗凝药，出血时间延长或凝血机制障碍者。

7. 血小板计数过低，应在操作前输血小板。

8. 体质衰弱，病情危重，不能耐受大量放腹水者。

五、操作方法及配合

1. 查对床号、姓名，向患者解释操作目的及注意事项，消除恐惧心理，以取得合作。

2. 签署腹腔穿刺术知情同意书，为患者测量生命体征，并记录。

3. 遵医嘱用药；嘱患者排尿；协助患者取半卧位或平卧位；垫中单；身体右侧靠近床沿（腹水少量则取左侧卧位），并将右手置于枕后，腰背部铺好腹带，让患者保持固定的体位，训练其深呼吸和屏气呼吸方法，以利于术中配合；测腹围并记录。

4. 协助术者配合定位，常规消毒皮肤，铺无菌孔巾，配合局部麻醉。

5. 术中协助留取标本，注意观察患者生命体征。

6. 操作完毕，术者取出穿刺针，按压穿刺点，用无菌纱布覆盖后固定，测腹围，束腹带。

7. 术后嘱患者卧床休息，有不适及时报告。

六、注意事项

1. 严格无菌操作，防止腹腔感染。

2. 血性腹水留取标本后应停止放液。

3. 放液速度不宜过快，放液量不宜过多。大量放腹水可能引起电解质紊乱、血浆蛋白大量丢失，除特殊情况外一般不予大量放液。首次一次放腹水不宜超过3000ml，速度宜缓慢，以免腹压骤降而发生虚脱。观察腹水颜色、性状和量并记录，及时送检。

4. 术中患者如出现面色苍白、心慌、头晕、出汗、血压下降、腹痛等症状，应停止放液，安静平卧，并予输液、扩容等对症处理。

5. 如放液流出不畅，可嘱患者变换体位，以助液体流出通畅。

6. 穿刺完毕，注意观察穿刺部位有无渗液、渗血情况；穿刺处皮肤有无发红、发痒等感染。穿刺处敷料因出汗、渗液或揉蹭、卷边时，根据情况随时更换，更换时注意避免导管脱出。穿刺处敷料注明日期。

7. 腹腔穿刺术后，应嘱患者平卧 4 小时；大量放液者，应卧床休息 8~12 小时，并经常巡视，密切观察病情变化。

8. 放腹水后腹部可用腹带包裹，腹带不宜过紧，以防造成呼吸困难。

9. 加强健康宣教，嘱患者注意休息，限制钠盐摄入，配合医生的各项治疗，以达到检查或治疗的最佳效果。

七、术后护理

1. 妥善固定引流管和引流袋，防止患者在变换体位时，压迫、扭曲或因牵拉引流管而脱出，还可避免因引流管的牵拉而引起的疼痛。

2. 保持引流管通畅，若发现引流量突然减少，患者感到腹胀，伴发热，应检查引流管腔有无堵塞或引流管是否脱落。

3. 注意观察引流液的颜色、量、气味及有无残渣等，准确记录引流量，并注意引流液的量及性状的变化。

4. 注意观察引流管周围的皮肤有无红肿、皮肤损伤等情况。

5. 患者引流口处疼痛常是由于引流液对周围皮肤的刺激，

或由于引流管过紧地压迫局部组织引起的继发感染或迁移性脓肿所致,这种情况也可能引起其他部位的疼痛。局部固定点的疼痛一般是病变所在,剧烈腹痛突然减轻,应高度怀疑脓腔或脏器的破裂,注意观察患者腹部体征的变化。

6. 每周更换 2～3 次引流袋,并注明更换时间,患者姓名、床号。更换时注意无菌操作,应消毒引流口处再接引流袋,以免引起逆行感染。

第六节　无痛性消化内镜诊疗的配合与护理指引

一、概述

无痛胃肠镜诊疗是指通过镇静、镇痛等技术手段,消除或减轻患者在消化道内镜诊疗过程中的痛苦,提高患者对消化内镜诊疗的依从性,同时降低因患者合作不佳而引起的不必要的安全隐患;此外,无痛技术使患者胃肠道分泌物减少,蠕动减慢,改善胃肠镜操作条件,观察无盲区,采集图像稳定性好、清晰度高,使内镜医生更快、更顺利地完成诊疗过程。

随着社会的发展、人民生活水平的提高和医疗技术的日新月异,普通人群也越来越重视自身生活质量和健康管理,越来越重视舒适医疗,无痛胃肠镜诊疗应运而生。因其痛苦小、心血管安全性高,临床应用越来越广泛,为广大患者、青少年及健康体检人群所接受。根据胃肠镜诊疗方案的不同,采用的无痛技术可大致分为气管插管无痛技术和不插管无痛技术。

二、目的

对无痛胃肠镜的原理进行系统剖析,指出该手术需要做的基础准备工作、操作方法及基本原理，确保患者手术前后状态良好，顺利展开手术。

三、内镜常用的种类

胃镜，肠镜，小肠镜，十二指肠镜，超声内镜，胆道镜，胶囊内镜。

四、适应证

（一）胃镜检查

1. 凡出现上消化道症状，怀疑食管、胃、十二指肠病变，需要确诊或排除这些部位疾病者，尤其是40岁以上的男性。

2. 原因未明的上消化道出血，尤其是已经X线及其他检查方法未能明确诊断者。

3. 上消化道经X线钡餐检查不能确定病变性质者。

4. 已确诊有上消化道病变，如胃溃疡、慢性胃炎尤其萎缩性胃炎、胃息肉等癌前疾病，胃手术后残胃或手术后仍存在消化不良症状，需要胃镜随访复查者。

5. 怀疑或确定有上消化道异物者，胃镜一般可以明确和取出异物。

6. 有胃癌家族史，需要进行胃镜检查者。

7. 有其他系统疾病和临床其他发现，需要胃镜进行辅助诊断者。

8. 曾有上消化道系列症状，近期出现症状加重或疼痛规律发生改变者。

9. 需要通过内镜进行治疗者，如多种息肉、各种止血、上消化道狭窄需要上支架、早期癌变切除等。

10. 不明原因的贫血者尤其中老年患者，特别是粪便隐血试验持续阳性者。

（二）肠镜检查

1. 有下消化道症状，如腹泻、便秘、大便习惯改变、腹痛、腹胀、腹块等诊断不明确。

2. 原因不明的下消化道出血，包括显性出血和持续性隐性出血。

3. 低位肠梗阻及腹块不能排除肠道疾病者。

4. X线钡剂灌肠或其他检查不能确定肠道病变性质者，但有明显的肠道症状，尤其疑有恶变者。

5. 有结肠癌家族史，需要进行肠镜检查者。

6. 已确诊的肠道病变如炎症性肠病、结肠息肉、结肠癌术后等需要定期随访复查者。

7. 大肠息肉和早期癌需在内镜下摘除或切除治疗、激光治疗者。

8. 不明原因的消瘦、贫血。

9. 结肠切除术后，需要检查吻合口情况者。

10. 腹部包块，尤其下腹部包块需明确诊断者。

11. 有其他系统疾病和临床其他发现，需要肠镜进行辅助诊断者。

12. 健康体检。

五、禁忌证

（一）胃镜检查

1. 心肺功能不全的患者，严重心肺疾病，如严重心律失常、心肌梗死活动期、重度心力衰竭及哮喘、呼吸衰竭不能平卧者，无法耐受内镜检查。

2. 消化道出血而血压波动较大或不稳定。

3. 严重高血压患者，血压偏高。

4. 严重出血倾向，血红蛋白低于50g/L或凝血时间超过1.5

秒以上。

5. 高度脊柱畸形。

6. 巨大食管或上消化道憩室。

7. 70岁及以上患者。

8. 怀疑有休克尤其消化道出血性休克或消化道穿孔等危重患者。患有精神疾病或严重智力障碍等不能配合内镜检查者（必要时行无痛胃镜检查）。

9. 急性重症咽喉疾病内镜不能插入者。

10. 食管、胃急性腐蚀性炎症患者。

11. 明显的胸腹主动脉瘤、脑卒中（现出血和梗死急性期）患者。

12. 严重出凝血功能异常者。

13. 有烈性传染病。

（二）肠镜检查

1. 心肺功能不全，严重心肺疾病，如严重心律失常、心肌梗死活动期、重度心力衰竭及哮喘、呼吸衰竭不能平卧者。

2. 消化道出血而血压波动较大或不稳定。

3. 有出血倾向，血红蛋白低于 $50g/L$ 者。

4. 高度脊柱畸形。

5. 女性月经期。

6. 急性放射性结直肠炎。

7. 晚期癌肿伴盆腔转移或明显腹水者。

8. 腹部或盆腔手术后有严重和广泛肠粘连者。

9. 怀疑有休克、肠坏死等危重患者。

10. 严重的精神失常不合作的精神病患者（必要时行无痛肠镜检查）。

11. 严重的胸腹主动脉瘤、脑卒中（现出血和梗死急性期）患者。

12. 严重出凝血功能异常者。
13. 有腹膜炎或肠穿孔症状者。
14. 有烈性传染病。

六、并发症

(一) 胃镜检查

1. 过敏反应（过敏性休克）。
2. 喉部损伤、感染，吸入性肺炎。
3. 食管贲门撕裂。
4. 食管胃肠穿孔。
5. 出血（包括病变部位活检可能引起局部出血、加重原有的出血）。
6. 原有食管胃静脉曲张，诱发大出血。
7. 各种严重心律失常。
8. 急性心肌梗死。
9. 脑血管病。
10. 下颌关节脱臼。
11. 操作不成功或未达到预期的目的。
12. 患有高血压、心脏病、糖尿病、肝肾功能不全、静脉血栓等疾病或有吸烟史的患者，或在检查中或检查后出现相关的病情加重或心脑血管意外，甚至死亡。

(二) 肠镜检查

1. 过敏（对麻醉、镇静药或染色剂等过敏）。
2. 出血。
3. 肠壁穿孔。
4. 病变部位活检可能引起局部出血及黏膜撕裂伤。
5. 各种严重心律失常。
6. 急性心肌梗死。

7. 脑血管病（脑梗死或脑出血）。

8. 虚脱、低血糖。

9. 在肠道准备过程中发生水、电解质紊乱。

10. 原有肠梗阻加重。

11. 肠系膜撕裂、腹腔内出血。

12. 操作不成功或未达到预期的目的。

13. 其他目前无法预计的风险和并发症，甚至危及患者生命或致残的意外情况。

14. 患有高血压、心脏病、糖尿病、肝肾功能不全、静脉血栓等疾病或有吸烟史及酗酒史的患者。

七、申请预约胃镜、肠镜检查

1. 了解患者病史。

2. 心电图检查，血压，心肺功能评估，做治疗者还需行凝血系统检查。

3. 填写申请单及签署同意书，预约检查日期，准备检查中所需用的药物。

4. 建议感染系统筛查，化验肝功能。

5. 评估患者是否长期口服阿司匹林，如需活检或内镜下治疗，需停用1周，术前需备止血药。

6. 评估患者有无高血压、青光眼、前列腺肥大、心律失常，是否装有起搏器。

7. 评估患者是否有义齿。

8. 了解患者有无麻醉药过敏史。

9. 告知患者检查当天需由家属一起陪同。

八、胃镜、肠镜检查前准备

1. 胃镜检查　检查前晚上22：00之后开始禁食和禁水。

2. 肠镜检查　检查前一天进半流质饮食，如豆浆、汤、稀粥、面条等，禁食粗纤维蔬菜等不易消化食物。如有便秘者，则须检查前 2~3 天进食半流质，并服缓泻剂使大便通畅后，再按预约时间清洁灌肠。有高血压病的患者，应于检查当日晨起后，尽早以一口水将平时需口服的降压药吞服。

3. 口服泻药

（1）磷酸钠盐：①预约次日上午，夜间 11：00—12：00 第 1 盒，清晨 06：00—07：00 第 2 盒；②预约当日下午，清晨 06：00—07：00 第 1 盒，中午 11：00—12：00 第 2 盒。每盒磷酸钠盐兑于 750ml 水中，半小时内饮完，饮后多喝水。

（2）甘露醇：检查前晚上 12：00 口服 20% 甘露醇 250ml，10 分钟后饮水 1000~2000ml 或 30 分钟内口服 10% 甘露醇溶液 1000ml。

（3）番泻叶：检查前晚 20g 加 400ml 开水浸泡 30 分钟饮用。3~4 小时后即开始排便；如 4 小时仍未排便，也无明显不适，再冲服 200ml。

（4）蓖麻油：检查前 6~8 小时服用，服药后 30 分钟至 1 小时开始腹泻，持续 2~3 小时后自行停止。

（5）聚乙二醇（舒泰清）：1 盒聚乙二醇溶于 750ml 温水中，每 30 分钟服用 750ml，共服用 3000ml，2 小时内服完。耐受性差的患者可适当放慢服用的速度。服用期间嘱患者来回走动，轻揉腹部，加快排泄速度。

九、胃镜、肠镜检查后护理及宣教

（一）胃镜检查

1. 嘱患者术后 2 小时待麻醉作用消失，咽部无麻木感方可饮水，如无呛咳可进食。检查当日未做特殊治疗者 2 小时后以温凉半流质饮食为宜，避免粗糙食物对胃内黏膜创面摩擦造成出血。

2. 患者如行息肉摘除治疗，检查须遵医嘱进食。

3. 如患者出现咽部不适，嘱其不要用力咳嗽，以免损伤食管黏膜。咽部如果有疼痛或异物感，可口含草珊瑚含片等，症状可减轻或消失，无须特殊处理。

4. 胃镜取活检的患者要注意观察粪便的颜色及有无腹痛情况，并做好宣教，待活检病理结果出来后及时告知患者。

5. 清醒早期大部分患者意识处于朦胧期，易发生意外。在此期间，护士应守护在患者身边，防止意外的发生。对躁动及行走不稳的患者要多加照看，下床时注意动作要缓慢，防止摔伤等意外发生；患者完全清醒后交给家属或陪护，并告知当天不能开车、骑自行车、骑电动车及进行高空作业。

（二）肠镜检查

1. 检查后初期因空气积聚于大肠内会感到腹胀不适，可到厕所排气，数小时后症状会逐渐消失。如有持续性腹痛，粪便带血且量多时告知患者立即通知医护人员。

2. 单纯检查者，检查后 1 小时可进食少渣饮食；已做治疗者，检查后须遵医嘱进食。

3. 做好并发症的观察：如肠出血、穿孔、扭转等，并做好肛周皮肤护理。

4. 术后密切观察患者有无腹痛、腹胀、肠鸣音情况，有无排便。如排便红色提示出血，告知医生及时处理出血情况。

5. 如行息肉摘除术的患者，医生会根据摘除情况，给予禁食 24 小时及补充电解质。可进食时，24 小时给予温凉流质饮食，之后少渣饮食 1 周，再逐渐过渡到普食，少食多餐。告知患者注意休息，2 周内避免剧烈活动，避免进食刺激性食物和饮酒。

6. 息肉切除后取部分或全部病变组织做活检。检查报告结果应及时告知患者。

7. 根据情况半年或一年复查肠镜一次。

8. 随时观察大便情况，如有异常及时就医。

9. 无痛肠镜检查者，护士应守护在患者身边，防止意外的发生。对躁动及行走不稳的患者要多加照看，下床时注意动作要缓慢，防止摔伤等意外发生。患者完全清醒后交给家属或陪护，并告知当天不能开车、骑自行车、骑电动车及进行高空作业。

第七节　上消化道内镜检查的护理指引

一、概述

上消化道内镜检查（panendoscopy）包括食管、胃、十二指肠的检查，是应用最广、发展最快的内镜检查，亦称胃镜检查。其可直接观察食管、胃、十二指肠的炎性反应、溃疡或囊肿等，明确病灶的性质、大小、部位及范围，并可行组织学或细胞学的病理检查。

二、适应证

1. 有上消化道症状，疑诊食管、胃及十二指肠有炎性反应、溃疡及肿瘤者。

2. 上消化道出血病因及出血部位不明者。

3. 其他影像检查疑似上消化道病变而未能被确诊者。

4. 胃癌高危地区或有癌前病变或癌前状态需普查或复查者。

5. 判断药物对某些病变（如溃疡、幽门螺杆菌感染）的疗效。

6. 上消化道手术后有无法解释的症状者。

三、禁忌证

1. 存在严重心肺疾病，心肺功能不全，无法耐受内镜检查者。
2. 休克、消化道出血、消化道穿孔等血压不稳定的危重患者。
3. 不合作的精神病患者及意识障碍不能合作者。
4. 口腔、咽喉、食管等急性炎症，尤其是腐蚀性炎性反应的患者。
5. 胸主动脉瘤及脑卒中患者。
6. 有出血倾向，血红蛋白低于 50g/L 者。
7. 高度脊柱畸形、巨大食管或十二指肠憩室者。

四、并发症

1. 消化道出血。
2. 消化管道损伤。
3. 麻醉及心脏意外。
4. 感染。
5. 其他：如下颌脱臼、腮腺肿胀、拔镜困难、喉头及支气管痉挛、癔症、非穿透性气腹等。

五、护理措施

（一）术前护理

1. 解释手术目的、方法及术中配合事项。
2. 指导患者禁食、禁水 6~8 小时。
3. 胃潴留者洗胃或行胃肠减压术。
4. 曾做 X 线钡餐造影者 3 天内不宜做胃镜检查。

（二）术中护理

1. 左侧卧位，解开衣领、腰带，右腿屈曲，左腿伸直。
2. 观察患者的面色、呼吸及有无其他不适。
3. 陪伴、鼓励患者。
4. 如有活体组织检查，标本及时送检。

（三）术后护理

1. 指导患者 2 小时后方可进水、进食；活检者当日应进温凉流质或半流质饮食；未活检者进软食。
2. 观察患者有无腹痛、腹胀，粪便的颜色、性状及量，有异常时协助医生处理。
3. 咽部不适者，指导其勿用力咳嗽，必要时可给予盐水含漱或服用含片。

第八节 电子结肠镜检查的护理指引

一、概述

结肠镜检查（colonoscopy）是通过肛门插入内镜，进行肠道的直视检查，不但可以清楚地发现肠道病变，还可对部分肠道病变进行治疗，是诊断和治疗大肠疾病安全有效的方法之一。

二、适应证

1. 原因未明的便血或持续隐血阳性者。
2. 慢性腹泻原因未明者。
3. 大便习惯性改变者。
4. 转移性肿瘤须寻找原发处者。
5. 钡剂检查或其他影像学检查有回肠末段及结肠病变须明确诊断者。

6. 低位肠梗阻及腹块，不能排除肠道疾病者。

7. 为结肠息肉切除、止血，乙状结肠扭转或肠套叠复位者。

8. 炎性肠病需定期检查者。

9. 结肠癌手术后，息肉切除后需定期内镜随访者。

10. 肠道疾病手术中需结肠镜协助探查和治疗者。

11. 大肠疾病普查者。

三、禁忌证

（一）绝对禁忌证

1. 严重心肺功能不全、休克、腹主动脉瘤，近期心肌梗死者。

2. 急性腹膜炎、肠穿孔患者。

3. 精神失常不能配合者。

（二）相对禁忌证

1. 妊娠、腹腔内粘连、慢性盆腔炎等者。

2. 重症溃疡性结肠炎、多发性结肠憩室者，此类患者进行检查应看清楚肠腔再进镜，勿用滑进方式推进结肠镜。

3. 曾做腹腔手术尤其盆腔手术、曾患腹腔炎症、有腹部放疗史者，此类患者进镜宜缓慢、轻柔，发生剧痛则应终止检查，以防肠壁撕裂、穿孔。

四、并发症

1. 肠穿孔。

2. 肠道出血。

3. 疼痛。

4. 呕吐、脱水。

5. 肠系膜、浆膜撕裂。

6. 感染。

7. 心脏、脑血管意外。

8. 肠内气体爆炸。

五、护理措施

（一）术前护理

1. 解释目的、方法及术中配合事项。

2. 饮食准备：检查前3天进低渣饮食，术前禁食8~10小时（麻醉肠镜：禁饮4小时以上）。

3. 肠道准备用药指导

方法一：术前晚7小时番泻叶10g冲服。

方法二：术晨口服生理盐水2000ml（2小时内完成）或聚乙二醇2~3袋加用2000~3000ml，温开水泡服（2~3小时完成），直至排出无渣清水样便。

4. 肠道梗阻禁食患者，在检查前1小时用肥皂水或生理盐水清洁灌肠。

（二）术中护理

1. 密切观察病情变化及腹胀情况。

2. 安慰患者，指导患者如何放松，给予心理支持。

3. 取活组织检查时，标本及时送检。

（三）术后护理

1. 观腹胀、腹痛、肠鸣音及粪便的颜色、性状和量。

2. 未取活组织检查者，指导进低纤维、易消化的软食或半流质饮食；取活组织检查者，遵医嘱指导进温凉流质或半流质饮食。

第九节　电子内镜下黏膜剥离术的护理指引

内镜下黏膜剥离术是在内镜下黏膜切除的基础上发展而来的

新技术，方法是在内镜黏膜下注射基础上利用几种特殊的高频电切刀将病变或病变所在黏膜剥离而达到治疗目的的内镜下操作技术。

一、上消化道内镜下黏膜剥离术

（一）适应证

1. 早期食管及癌前病变。
2. 早期胃癌及癌前病变。
3. 上消化道巨大平坦息肉。
4. 消化道黏膜下肿瘤。

（二）禁忌证

1. 严重心、肺疾病。
2. 血液病、凝血功能障碍。
3. 病变抬举征阴性。
4. 不具备无痛内镜条件的医疗单位。

（三）并发症

1. 出血。
2. 上消化道穿孔。
3. 消化道狭窄。

（四）护理措施

1. 术前护理　解释目的、方法及配合事项；术前晚10：00禁食，术前禁饮4小时以上。

2. 术中护理　观察患者的血压、心率及血氧饱和度，有无皮下气肿或气腹产生，如有异常及时告知医生。

3. 术后护理

（1）休息与活动：卧床休息，病情平稳者术后24小时可下床活动。

（2）病情观察：有无出血征象、呕血和黑便；胃肠减压者，观察引流液的颜色、性状和量；观察生命体征，包括体温、心率、血压、呼吸、血氧饱和度；观察有无腹膜炎征象，包括全腹部压痛、反跳痛、肌紧张。

（3）治疗护理：给予补液、止血、抑酸、支持治疗；如有异常，及时汇报医生，配合医生处理。胃肠减压的护理：妥善固定胃管，避免导管牵拉、折叠、受压；保持有效引流；加强口腔护理，每日更换负压袋。

（4）饮食营养：术后禁食、禁饮；具体进食时间根据患者的具体病情决定，给予清淡、易消化流质饮食，逐步过渡至半流质饮食；禁食期间给予肠外营养，维持水、电解质和酸碱平衡。

（5）健康教育：禁烟酒，避免进食粗糙、坚硬、刺激性食物，饮食清淡易消化；注意休息，劳逸结合，2周内避免重体力劳动；遵医嘱服药；遵医嘱规律性门诊随访、内镜随访。

二、下消化道内镜下黏膜剥离术

（一）适应证

1. 早期结直肠癌及癌前病变。
2. 下消化道巨大平坦息肉。
3. 下消化道黏膜下肿痛。

（二）禁忌证

1. 严重心肺疾病。
2. 血液病、凝血功能障碍。
3. 病变抬举征阴性。
4. 不具备无痛内镜条件的医疗单位。

（三）并发症

1. 出血。
2. 下消化道穿孔。
3. 消化道狭窄。

(四) 护理措施

1. 术前护理

（1）解释目的、方法及术中配合事项，全身麻醉下手术者予全身麻醉术前常规宣教。

（2）饮食准备：检查前3天进流质饮食，术前禁食8~10小时（麻醉肠镜禁饮4小时以上）。

（3）肠道准备

方法一：术前晚上7：00 番泻叶颗粒10g冲服。

方法二：术晨口服生理盐水2000ml（2小时内完成）或聚乙二醇2~3袋加用2000~3000ml温水泡服（2~3小时完成）。

全身麻醉手术患者，肠道准备药物手术前6~8小时服用完毕后开始禁食、禁水，直至排出无渣清水样便。

2. 术中护理　观察患者的血压、心率及血氧饱和度，有无气腹产生，如有异常协助医生处理。

3. 术后护理

（1）潜在并发症：下消化道出血、穿孔。

（2）休息与活动：卧床休息，病情平稳者术后24小时可下床活动。

（3）病情观察：观察有无血便；观察生命体征，包括体温、心率、血压、呼吸、血氧饱和度；观察有无全腹部压痛、反跳痛、肌紧张等腹膜刺激症。

（4）治疗护理：给予补液、止血、支持治疗；如有异常，及时报告医生。

（5）饮食营养：术后禁食、禁饮，给予肠外营养；具体进食时间根据患者具体情况而定，给予清淡、易消化流质饮食，逐步过渡至少渣半流质饮食。

（6）健康教育：禁烟酒，避免进食过硬刺激性食物，饮食清淡易消化。注意休息，劳逸结合，2周内避免重体力劳动及用力排便和剧烈咳嗽。观察粪便的颜色 1~2 周，有无黑便、血便、腹痛，如若发现迟发性出血或穿孔征兆应立即就诊。遵医嘱服药，规律性门诊随访、内镜随访。

第十节　电子内镜下食管胃底静脉曲张治疗术的护理指引

一、概述

食管胃底静脉曲张内镜下止血术主要包括食管静脉曲张硬化治疗、食管静脉曲张内镜结扎和食管胃底静脉组织胶注射治疗。

二、适应证

1. 食管静脉曲张（或）胃底静脉曲张破裂出血或药物止血无效者。
2. 食管静脉曲张反复出血，全身状况差，不能耐受外科手术治疗者。
3. 择期预防食管静脉曲张出血者。
4. 食管静脉曲张手术治疗后无效或复发者。

三、禁忌证

1. 心、肺、脑、肾严重功能不全。
2. 严重出血，出血性休克未纠正。
3. 全身情况极差，不能配合和耐受者。

四、并发症

1. 出血。
2. 肝衰竭。

3. 异位栓塞。
4. 迟发性出血。

五、护理措施

(一) 术前护理

1. 解释目的、方法及配合事项。
2. 术前晚上 10：00 禁食，术前禁饮 4 小时以上。
3. 必要时术前给予降门脉压药物。

(二) 术中护理

1. 左侧卧位，解开衣领、腰带，右腿屈曲，左腿伸直。
2. 观察患者的面色、呼吸及有无其他不适。
3. 陪伴、鼓励患者。
4. 如有活体组织检查，标本及时送检。
5. 备好三腔二囊管及其他抢救药品及器械。

(三) 术后护理

1. 潜在并发症　上消化道出血。
2. 休息与体位　术后 24 小时绝对卧床休息，翻身时动作宜轻柔、缓慢。
3. 病情观察

（1）出血征象：呕血、黑便情况。

（2）生命体征变化：体温、心率、血压、呼吸、血氧饱和度，有条件者给予心电监护。

4. 治疗护理　保持静脉通路的通畅，给予补液、止血、抑酸、降门脉压、营养支持治疗；备好三腔二囊管及其他抢救药品；如有出血，及时告知医生，配合抢救。

5. 饮食护理

（1）术后24小时禁食、禁饮，具体进食时间根据患者具体情况而定。

（2）给予清淡、易消化流质饮食，逐步过渡至少渣半流质饮食。

6. 其他并发症　胸骨后疼痛、食管溃疡、吞咽困难、发热等。

7. 健康教育

（1）饮食与生活指导：指导患者进食营养丰富、易消化、柔软的食物，避免粗糙坚硬、有刺激性、过冷或过烫的食物。细嚼慢咽，少食多餐。注意规律生活，2周内避免进行使腹压骤增的动作。禁烟酒，保持乐观稳定的情绪。

（2）病情观察指导：指导患者识别早期出血征象及应急措施，出现呕血或黑便时，应立即卧床休息，保持安静，减少活动；呕吐时取侧卧位以免误吸，立即送医院治疗。

（3）随访指导：遵医嘱服药，规律性门诊随访、内镜随访。

第十一节　电子内镜逆行胰胆管造影术（ERCP）及ERCP下治疗术的护理指引

一、概述

内镜逆行胰胆管造影术（ERCP）是在纤维十二指肠镜直视下，通过十二指肠乳头将导管插入胆管或胰管内进行造影的方法。ERCP术可直接观察十二指肠及乳头部病变，对病变部位取材做活检；收集十二指肠液、胆汁及胰液进行理化及细胞学检查；或通过造影显示和诊断胆道系统和胰管等病变；亦可用于治疗，如鼻胆管引流、奥狄括约肌切开术、胆总管下段取石及蛔虫等。

二、适应证

1. 怀疑肝内外胆管结石、胆管肿瘤、胆道蛔虫。
2. 胆囊结石伴有黄疸史或 B 超检查胆总管直径 >0.8cm。
3. 胆囊结石经口服胆囊造影不显影。
4. 胆囊切除术后腹痛、黄疸原因不明。
5. 胆道各种引流术后症状复发。
6. 阻塞性黄疸的诊断和鉴别诊断。
7. 静脉胆道造影不显影或因碘剂过敏不能行静脉胆道造影或 PTC 检查。
8. 腹痛原因长期不明。
9. 腹腔镜胆囊切除术前检查。

三、禁忌证

1. 病毒性肝炎活动期。
2. 亚急性重型肝炎合并黄疸。
3. 急性重症胰腺炎病愈初期。
4. 严重心、肺功能不全者。
5. 急性咽炎、扁桃体炎患者。
6. 精神障碍患者。

四、并发症

1. 胆管炎。
2. 急性胰腺炎。
3. 胃肠穿孔。
4. 消化道出血。

五、护理措施

(一) 术前护理

1. 解释目的、方法、术中配合事项,询问相关病史及碘过敏史。
2. 术前禁食、禁饮6~8小时。
3. 术前准备:右手建立静脉留置针,指导患者练习左侧俯卧位。
4. 备齐术中用物及用药。

(二) 术后护理

1. 潜在并发症 胆管炎、急性胰腺炎。
2. 病情观察 腹痛、腹胀;生命体征变化;鼻胆管引流液的质、量;血淀粉酶的变化。
3. 治疗护理 给予补液、抑酸、抑酶、支持治疗;如有异常,及时告知医生,配合处理。
4. 饮食护理 术后禁食;根据患者具体病情(腹部体征、有无并发症、血淀粉酶水平等)逐步开放;饮食以低脂流质为主,逐步过渡到半流质软食,少食多餐、规律进食。

第十二节 消化道息肉切除术的护理指引

一、概述

从广义上讲,任何突出于消化道黏膜表面的隆起性病变都可称为息肉。息肉按组织学类型分为腺瘤性息肉、错构瘤性息肉、炎症性息肉和增生性息肉;按大小分类,<5mm 的为小息肉,>2cm 的为大息肉。虽然50%患者的息肉是在体检时发现的,可以无任何症状,但>1cm 的结肠息肉可表现为间断性出血。另外，部分息肉存在癌变的可能，尤其是腺瘤性息肉。因此，应通过内镜技术切除有癌变风险或导致了腹痛、腹泻、消化道出血等症状的息肉。内镜下息肉切除术具有方法简单、创伤小、省时、费用低等优点，是治疗消化道息肉的首选措施。

二、适应证

1. 腺瘤性息肉。
2. 幼年性息肉。
3. 增生性息肉。

三、禁忌证

1. 同常规胃肠镜检查的禁忌证。
2. 体质差，有严重心、肺疾病，无法耐受检查、治疗者。
3. 有严重腹痛、腹胀、恶心等腹部症状。
4. 有出血性疾病未经治愈。
5. 装有心脏起搏器。
6. 广基肉或占据一半以上肠腔的较大息肉。
7. 息肉恶变已经浸润到蒂部者。
8. 服用阿司匹林、抗凝药物的患者及孕妇等。
9. 内镜下观察有明显癌变倾向或黏膜下注射后抬举征阴性者。

四、并发症

1. 出血。
2. 穿孔。

五、护理措施

（一）术前护理

1. 评估患者有无治疗的禁忌证。

2. 告知患者息肉切除术的有关知识，取得患者的良好配合，签署治疗同意书。

3. 术前查血常规、凝血功能、心电图等。

4. 取下患者贴身佩戴的金属饰品和活动义齿交家属保管。

5. 上消化道息肉切除应禁食4~6小时。

6. 下消化道息肉切除者检查前2天进食少渣、易消化的食物。检查日术前4~6小时开始进行肠道清洁，清洁肠道直至排出清水样便，禁用20%甘露醇导泻。

7. 准备好治疗所需的用物、药品。

（二）术中护理

1. 查对患者一般资料，核实病情和术前检查资料及治疗同意书的签署情况。

2. 询问患者消化道准备情况，上消化道息肉切除的患者口服局部麻醉药和去泡剂。

3. 连接内镜和内镜主机，检查功能状态，调节好各种参数。

4. 协助患者取好治疗体位（同胃肠镜检查体位）。

5. 将电极片贴于患者大腿内侧或小腿内侧，打开高频电工作站，仔细检查患者与工作站及电源等连接情况，调试适当的功率。确保连接无误，功能正常。

6. 先行内镜检查，了解息肉的位置、大小、分型、数量。必要时进行染色内镜下观察。

7. 切除息肉。

8. 将一次性用物毁型处理，内镜及其附件运回洗消间处理。

9. 回收标本：所有的息肉均应回收做活体组织检查。

10. 观察患者的生命体征，观察有无腹胀、腹痛的情况。

11. 整理好环境及用物，做好记录。

12. 告知患者术后注意事项，嘱患者在家属陪同下继续治疗。

(三) 术后护理

1. 休息：小息肉切除者 24 小时内适当休息，避免剧烈活动；对切除大息肉或较多息肉者，卧床休息 24 小时，1 周内避免剧烈活动。

2. 密切观察患者有无腹痛、腹胀、呕血、便血、心慌、头晕等。

3. 饮食：胃小息肉切除者术后 24 小时进食低温流质饮食。切除较大或多个息肉禁食 24 小时，然后根据患者术后情况进行饮食调整；进行肠息肉切除的患者 24 小时内进流质饮食，无不适 24 小时后进软食，避免产气较多的食物，2 周内避免饮酒，避免刺激、粗糙的食物。

4. 保持大便通畅：肠道息肉切除后，应注意保持大便通畅。一方面防止干硬粪便摩擦创面或致焦痂脱落导致出血；另一方面防止用力排便，内压剧烈增高也可能导致迟发性出血。必要时，口服缓泻药帮助排便。

5. 指导患者定期行内镜随访。

第十三节　消化道异物取出术的护理指引

一、概述

消化道异物是指误吞入上消化道的各种物体及因消化道病变而不能正常通过的食物团。消化道异物很常见，尽管有大部分异物可自行随排便排出。但大多数学者认为，在没有确定的穿孔存在时，主张积极地通过内镜取出异物。上消化道异物的内镜治疗成功率高达 90%。经内镜取上消化道异物方法简便、痛苦小、安全性高、费用低，是上消化道异物治疗的首选方法。

二、适应证

上消化道内任何异物，凡通过自然排出困难，尤其对较大而锐利的异物、不规则异物及有毒的异物应积极试取。

三、禁忌证

1. 同一般胃镜检查。
2. 合并有严重心、肺、脑等器官疾病者；严重食管静脉曲张者。
3. 凝血机制障碍、血小板减少有明显出血倾向者。
4. 可能造成消化道穿孔者，在家属知情同意的情况下，可在手术室具备手术的条件下尝试内镜下取出后行非手术治疗。
5. 小儿等不能配合者，不能在普通胃镜下进行。

四、并发症

1. 消化道出血。
2. 消化道穿孔。
3. 黏膜损伤甚至溃疡形成。
4. 误吸或窒息。

五、护理措施

（一）术前护理

1. 评估患者的生命体征和主要症状，如有无胸痛、吞咽呛咳、呼吸困难、咯血和呕血等。
2. 了解病史，患者误服或吞入异物的时间、性质、形状、大小和数量。
3. 患者检查前可行X线检查，了解有无穿孔。
4. 术前向患者及家属详细讲明异物取出的可能性及风险，

取得患者和家属同意,签署手术同意书。

5. 有消化道出血或危重患者应先建立静脉通路,保证安全。

6. 检查前 15 分钟口服 2% 利多卡因胶浆 10~20ml,使咽喉部松弛,必要时行无痛技术下治疗。

7. 评估患者的心理状况,做好解释与鼓励,减轻紧张、恐惧心理,取得患者信任和配合,准备好所需的用物及药品。

(二) 术中护理

1. 术中观察患者的一般情况,必要时心电监护。

2. 全身麻醉时,注意患者的呼吸情况,及时吸出口腔内分泌物和滞留异物,防止窒息。

3. 安慰和鼓励患者积极配合治疗,防止躁动。

4. 恶心明显的患者,嘱其做深呼吸,减轻症状。

5. 配合医生,取出异物。取出异物后,留标本与家属确认。

6. 询问患者有无腹痛、心慌、气促等不适。

(三) 术后护理

1. 黏膜无受损的患者可离院回家。

2. 对黏膜受损和出血比较明显或有疑似穿孔的门诊患者应留院观察 24 小时,无异常情况可离院,如有并发症应继续住院治疗。

3. 根据消化道损伤情况指导患者进食,无黏膜损伤者可术后 2 小时缓慢少量进温凉流质或半流食饮食;有黏膜出血者,术中给予 8:10000 的去甲肾上腺素冰盐水喷洒局部止血,术后禁食。

4. 嘱患者观察粪便颜色,如有黑便、剧烈腹痛、呕血等应及时就医。

5. 锐利异物取出时可能会对消化道黏膜造成损伤甚至穿孔。消化道穿孔:根据穿孔情况进行内镜下金属夹夹闭或手术治疗。消化道出血:可行内镜下止血治疗,辅以静脉输入止血药。必要时行外科手术止血。

6. 对有自杀倾向的患者给予心理疏导和安慰，嘱家属加强监护。

第十四节　上消化道狭窄金属支架置入术的护理指引

一、概述

食管支架置入术主要用于治疗严重食管狭窄、进食困难并营养障碍的晚期食管癌、贲门癌患者。其具有创伤小、痛苦少、操作简单的优点。通过支架的置入可缓解梗阻引起的吞咽困难，阻断食管气管瘘，增进患者营养状况和生活质量。

二、适应证

1. 失去手术机会的晚期食管癌、贲门癌引起的食管狭窄，造成进食障碍或伴有食管、气管、纵隔瘘的患者。
2. 食管、贲门癌术后或放疗引起的瘢痕狭窄及肿瘤复发引起的狭窄。
3. 部分良性食管狭窄复发扩张治疗无效的患者，包括贲门失弛缓症及其手术后吻合口狭窄，化学灼伤的瘢痕狭窄等。
4. 高龄或伴有其他疾病，一般情况差，不能承受外科开胸手术的食管癌患者。

三、禁忌证

1. 严重心、肺系统疾病，且病情不稳定者。
2. 严重恶病质，全身情况差，肝、肾功能不良，估计生存期在数周至 1 个月内。

3. 存在多发性消化道狭窄或梗阻。

4. 80岁以上的老年患者应视全身情况慎重选择。

5. 良性病变一般不用此法。

6. 颈段高位吻合口狭窄。

四、护理措施

（一）术前护理

1. 术前须行胃镜、X线食管钡餐或碘油造影等检查，了解狭窄部位、长度、狭窄程度和弯曲度等。

2. 术前禁食、禁饮12小时以上。如食管内有食物残留时，宜延长禁食时间，必要时可采用胃管下进行清洗。

3. 术前向患者及家属讲解支架置入术的安置方法、效果、可能的并发症、术后的不适，并交代有关材料的选择与费用等，取得患者的理解及配合。签署手术知情同意书。

4. 长期服用抗凝药物治疗者，应在停药3~5天后进行该项治疗。

5. 进行心肺功能、血常规、血型、凝血常规等常规检查。

（二）术中护理

1. 查对患者信息及相关的检查报告。核实知情同意书签署情况。

2. 协助患者口服利多卡因润滑胶浆，有义齿的取下交给家属保管。

3. 协助患者左侧卧位，铺治疗巾于颌下，鼓励患者，消除患者的紧张、恐惧情绪。

4. 配合医生进行支架的置入。

5. 治疗结束，整理用物，做好记录。

6. 再次询问患者病情，有无胸痛、气紧、胸闷、心慌等不适。如无特殊不适，可送患者回病房。

（三）术后护理

1. 病情观察　术后要严密监测患者生命体征的变化，特别是血压和心率，防止因食管支架的刺激诱发心、肺疾病。患者术后常会出现恶心、呕吐等症状，症状会逐渐消失。

2. 心理护理　告知患者支架放置后需要一个适应阶段，1周后症状会逐渐消失。

3. 休息　注意休息，避免大幅度的体位改变，防止支架移位。

4. 胸痛的处理　术后患者多有胸骨后疼痛，与置入支架的膨胀性刺激有关，持续1~2周，可适当给予患者镇痛药。

5. 食物反流　支架安置如跨过贲门应适当给予制酸剂。嘱餐后不要平卧，睡觉时将枕头垫高或半卧位，避免食物反流。

6. 饮食护理

（1）支架置入后20小时内才能完全打开。为避免支架移位，术后禁食24小时。

（2）1周内进流质饮食，1周后逐渐过渡到半流质、软食，宜少食多餐、细嚼慢咽。

（3）不要进食干、硬、大块及粗纤维的食物，以免导致支架堵塞，如果发生可行胃镜下异物取出术。

（4）忌烫热、冷及酸性食物，防止食管支架热胀冷缩或腐蚀，造成支架变形移位或脱落。如果发生，可试行胃镜下调整支架位置。无法调整，可再次重叠放置。

（5）进食前后饮少量温水冲洗食管，以免食物滞留堵塞。

五、注意事项

1. 治疗前与患者有效沟通，取得患者的良好配合。
2. 固定好引导导丝，医护配合默契，防止导丝滑脱。
3. 支架经口进入到患者咽部时将患者下颌稍向上抬，支架更易通过。

第十五节　下消化道狭窄金属支架置入术的护理指引

一、概述

金属支架置入为失去手术根治机会的晚期结直肠癌患者提供了一种姑息性解除梗阻的治疗方法，也可替代结肠造瘘术解除梗阻，恢复肠道通畅，是一种择期手术的过渡性治疗手段。

二、适应证

1. 病变部位在左半结肠和横结肠远端。
2. 以病变长度＜10cm 的病变为宜。
3. 病变位于肛缘 3~4cm 以上为宜。

三、禁忌证

1. 有严重的出血倾向或凝血功能障碍者。
2. 严重的心、肺功能衰竭预计无法耐受操作过程刺激。
3. 怀疑有小肠广泛粘连、梗阻。
4. 梗阻结肠已坏死、穿孔。
5. 结肠位于直肠远端，距肛门较近，或伴重度内痔出血。
6. 溃疡性结肠炎出血期。
7. 多节段肠肿瘤。

四、并发症

1. 早期并发症　大肠出血、疼痛、肠穿孔等。
2. 后期并发症　支架移位、支架堵塞、肠黏膜损伤出血。

五、护理措施

(一) 术前准备

1. 按需要准备用物及药品。

2. 术前须行肠镜、CT 扫描及造影定位,以了解病变性质、部位、长度、程度及弯曲程度。

3. 遵医嘱给予禁食、胃肠减压、补液、营养支持及肥皂水充分清洁灌肠。

4. 术前应多与患者及家属沟通。谈话的内容则应包括:

(1) 治疗的必要性和作用,强调非病因治疗。

(2) 支架置入失败的可能性。

(3) 可能出现的并发症。

(4) 其他不可预测的风险、有关材料费用等。家属签署知情同意书,向患者讲解肠道支架置入术的操作过程和术中配合,消除其顾虑,使之能积极配合治疗与护理。

5. 术前 1 周停止使用阿司匹林、华法林和其他非甾体类药物。

6. 进行血常规、血型、凝血常规及心电图检查等。

(二) 术中护理

1. 查对患者基本信息,凝血功能、心电图、血常规、X 线(或 CT)检查结果等。

2. 核实治疗同意书签署情况。

3. 协助患者摆好体位。

4. 告诉患者术中配合和表达,并鼓励患者,尽量消除患者的恐惧情绪。

5. 协助医生进行支架的置入。

6. 手术结束,询问患者病情,协助患者取平卧位并穿好衣物,嘱患者安静休息。

7. 整理用物,并做好记录。

8. 再次询问患者病情,无腹胀、腹痛等不适,可将患者送回病房。

(三) 术后护理

1. 休息:术后患者卧床休息1~3天,避免剧烈活动引起支架移位或脱落。

2. 饮食:术后排便2小时后,先给予流质饮食,第2天改为半流质饮食,逐渐过渡到软食;可进食营养丰富、含适量纤维素、清淡易消化的饮食,少食多餐;禁食长纤维、大团块的食物,以及生、冷、硬、辛辣等刺激性食物;适量增加饮水量。

3. 保持大便通畅,避免用力排便。

4. 观察患者的大便次数、量、性状,有无腹痛、腹胀、便血、肛门停止排便和排气等。若出现腹痛、腹胀或肛门停止排便和排气等症状,应及时就医,行腹部X线平片检查排除肠道穿孔、肠道支架移位等。

第六章 消化内科危重患者监护的护理指引

第一节 危急值的报告与处置流程

一、定义

危急值是指当这种检验或检查结果出现时,表明患者可能正处于有生命危险的边缘状态,临床医生需要及时得到相关信息,迅速给予患者有效的干预措施或治疗,可以挽救患者生命,否则有可能出现严重后果,失去最佳抢救机会。

二、目的

使临床能及时掌握患者情况,并提出处理意见。

三、危急值报告制度

1. 医技、检验科工作人员发现危急值情况时,检查(验)者首先要确认仪器、设备和检查过程是否正常,操作是否正确;核查检验标本是否有错,检验项目质控、定标、试剂是否正常,仪器传输是否有误。需要立即电话通知临床科室医务人员危急值结果,并做好危急值报告登记,规范填写《危急值报告登记本》。

2. 在确认检查(验)过程各环节无异常的情况下,医技、检验科按危急值登记要求详细记录患者姓名、门诊号(或住院号、科室、床号)、出报告时间、检查(验)结果(包括记录重复检测结果)、向临床报告时间、报告接收人员姓名和检查(验)人员姓名等。

3. 对于首次出现危急值的患者,操作者应及时与临床联系并告知检查(验)结果,以及检查(验)人员姓名,并询问接受报告人员的姓名。

4. 检查结果在危急值出现后,临床科室接报人应及时告知主管或值班医生,并将危急值信息、接收危急值时间、接收人姓名及医生接收时间详细、规范地登记在《危急值报告登记本》上。

5. 主管医生或值班医生如果认为检查(验)结果与临床不符,应关注检查或标本留取情况。必要时,应进行复查。若该结果与临床相符,应在30分钟内结合临床情况采取相应处理措施,同时及时报告上级医生或科主任。

6. 主管或值班医生接报告后,应立即结合临床情况迅速采取相应措施并及时在《危急值报告登记本》上签字,需讨论、会诊者,及时通知上级医生、科主任。事后应于6小时内在病程中记录接收到的危急值报告结果和所采取的相关诊疗措施。

四、危急值登记制度

危急值报告与接收遵循"谁报告,谁登记;谁接收,谁记录"的原则。各临床科室、医技科室应分别建立检查(验)危急值报告登记本,医技科室发现危急值情况时,填写《危急值报告登记本(医技科室)》;临床科室人员在接到危急值报告电话后,应在临床科室《危急值报告登记本(临床科室)》上做好记录,同时及时通知主管医生或值班医生,对"危急值"处理的过程和相关信息做详细记录。

五、危急值维护制度

1. 随着诊疗设备与技术的不断改进,各项危急值定义须进行不定期的维护。

2. 各临床科室在实际诊疗工作中,如发现所拟定危急值项目及危急值范围需要更改或增减,应书面与相应医技、检验科室协商,达成一致后双方主任签字及时呈报医务科,医务科确认后予以执行和公布,并备案。

3. 如遇科室间标准、要求不统一,提交医务科协商解决。

4. 危急值报告及处理流程:见图 6-1-1。

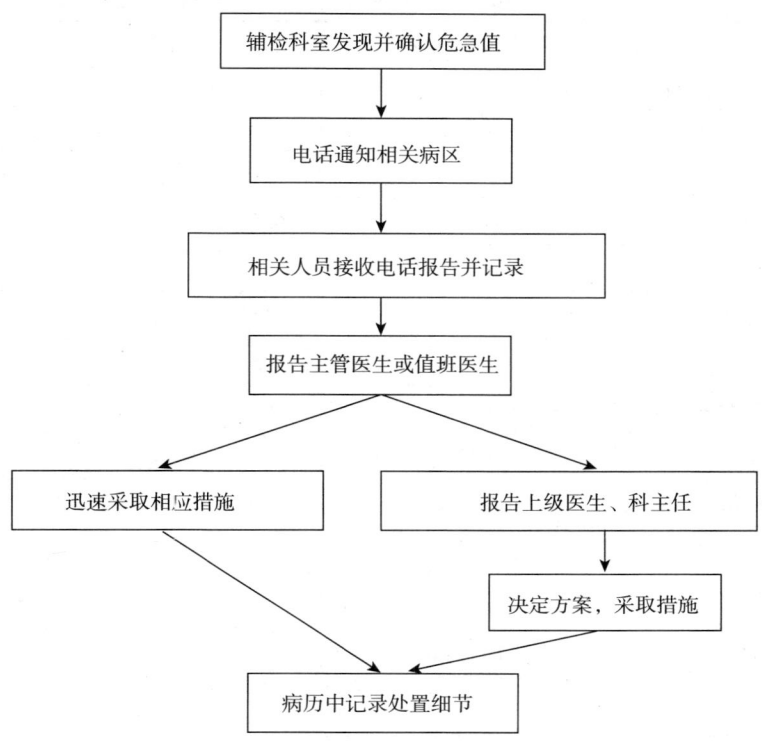

图 6-1-1 危急值报告及处理流程

六、危急值项目表

（一）检验科

见表 6-1-1。

表 6-1-1 危急值项目表

检验项目	单位	低值	高值	备注
白细胞计数	10^9/L	2.5	30	静脉血、末梢血
血红蛋白	g/L	50	200	静脉血、末梢血
血小板计数	10^9/L	50		静脉血、末梢血
凝血活酶时间	s		30	抗凝治疗时
激活部分凝血活酶时间	s		70	静脉血
纤维蛋白原定量	g/L	1	8	血浆
钾	mmol/L	2.5	6.5	血清
钠	mmol/L	120	160	血清
氯	mmol/L	80	115	血清
钙	mmol/L	1.6	3.5	血清
葡萄糖	mmol/L	2.2	22.2	血清
尿素氮	mmol/L		36	血清
肌酐	μmol/L		530	血清
胆红素	μmol/L		307.8	血清
淀粉酶	U/L		＞正常参考值上限 3 倍以上	血清

（二）心电图室

1. 心脏停搏。

2. 急性心肌缺血（不适宜平板）。

3. 急性心肌损伤。

4. 急性心肌梗死。

5. 致命性心律失常：①心室扑动、颤动；②室性心动过速；③多源性、R on T 型室性早搏；④频发室性早搏并 Q－T 间期延长；⑤预激伴快速心房颤动；⑥心室率大于 180 次/分的心动过速；⑦二度Ⅱ型及高度、三度房室传导阻滞；⑧心室率小于 45 次/分的心动过缓；⑨大于 2 秒的心室停搏。

（三）CT 室

1. 严重的颅脑血肿、挫裂伤、蛛网膜下腔出血的急性期。

2. 硬膜下/外血肿急性期。

3. 脑疝。

4. 颅内急性大面积脑梗死（范围达到一个脑叶或全脑干范围或以上）。

5. 液气胸，尤其是张力性气胸（除外复查患者）、血气胸。

6. 肺栓塞。

7. 急性主动脉夹层，胸腹主动脉瘤。

8. 消化道穿孔。

9. 急性胰腺炎。

10. 肝、脾、胰、肾等腹腔脏器出血。

11. 眼眶内异物。

12. 在检查过程中出现呼吸、心跳骤停者，立即抢救并报告临床科室。

13. 支气管异物。

14. 颈、胸椎椎体爆裂性骨折、椎管占位截瘫。

15. 可能危及生命的全身多处、多发骨折。

(四) 放射科

1. 一侧肺不张。
2. 气管、支气管异物。
3. 液气胸,尤其是张力性气胸(大于50%以上)。
4. 急性肺水肿。
5. 心包填塞、纵隔摆动。
6. 急性主动脉夹层、动脉瘤。
7. 食管异物。
8. 消化道穿孔、急性肠梗阻(包括肠套叠)。
9. 外伤性膈疝。
10. 严重骨关节创伤:①脊柱骨折伴脊柱长轴成角畸形;②多发肋骨骨折伴肺挫裂伤和(或)液气胸;③骨盆环骨折。

(五) B超室

1. 急诊外伤见腹水,疑似肝、脾或肾等内脏器官破裂出血的危重患者。
2. 怀疑宫外孕破裂并腹腔内出血。
3. 晚期妊娠出现羊水过少、心率过快、胎盘早剥。

第二节 危重症患者的护理指引

一、加强基础护理

1. 病室环境干净整洁、安静,温度、湿度适宜,定时给予通风换气。
2. 做到患者"三短九洁",即头发、胡须、指甲短;眼、口、鼻、手、足、会阴、肛门、皮肤、头发洁。
3. 做好口腔护理,预防口腔感染(表6-2-1)。

表 6-2-1 口腔问题及护理

口腔问题	护理
常规	生理盐水清洗口腔,每日2次。定时监测口腔内pH
口腔出血	3%过氧化氢擦洗后再用生理盐水清洗
霉菌感染	1%~4%碳酸氢钠溶液擦洗
铜绿假单胞菌感染	0.1%乙酸溶液擦洗
口臭	2%甲硝唑液漱口与冲洗
口腔黏膜溃疡	涂冰硼散、锡类散等敷于溃疡处或口腔溃疡贴膜
口唇干裂	涂唇膏或液状石蜡

二、严密观察病情变化

1. 严密观察意识、瞳孔、肢体活动,做好生命体征监测。
2. 观察尿量。
3. 备好急救药品和物品,发现问题,及时给予处理。

三、保持呼吸道通畅

1. 及时清除口腔、气道分泌物或呕吐物,避免误吸,防止舌后坠。意识清醒者,应鼓励咳嗽排痰。
2. 昏迷患者按需吸痰。吸痰前,予以高浓度氧气吸入,操作宜轻柔,每次抽吸时间不超过15秒,防止因呛咳过于剧烈而增加颅内压力。
3. 严格无菌操作,每次更换,不可反复使用。
4. 加强翻身和叩背,可以防止吸入性肺炎发生,患者侧卧位时叩背,以利于痰液排出。
5. 气管切开患者每天更换切口纱布,污染随时更换。

四、观察脑室引流

见本章相关内容。

五、做好眼睛护理

眼睑闭合不全,角膜外露易发生角膜感染或溃疡,应做好眼睛护理。

1. 用凡士林纱布覆盖眼睛或戴眼罩,或用无菌纱布、胶布牵拉上下眼睑使之闭合。

2. 定时点滴抗生素眼液,睡前外涂抗生素眼膏,对分泌物较多者应先用无菌生理盐水清洗后再涂眼膏。

3. 有角膜光泽消失或浅层混浊时,应通知医生请眼科医生协助处理,将上下眼睑缝合。

六、脑脊液耳漏和鼻漏护理

1. 绝对卧床休息,床头抬高30°,枕上垫无菌垫巾,保持清洁、干燥。

2. 耳漏患者头偏向患侧,维持到脑脊液漏停止后3~5日。

3. 鼻漏者禁止经鼻插胃管和鼻腔吸痰等操作,以免引起颅内感染。

4. 按时使用抗菌药物,并观察用药效果及不良反应。

七、加强皮肤护理

1. 意识不清、肢体活动障碍、大小便失禁和特殊体位的患者应加强皮肤护理,根据患者皮肤情况准备压疮垫或气垫床。

2. 每2小时翻身1次,翻身时避免拖、拉、推患者,保持床单平整、无渣,避免潮湿、摩擦及排泄物的刺激,保持皮肤的清洁干燥。

3. 严格执行床旁交接，仔细检查并记录，发现问题及时处理。

八、做好饮食护理

1. 保证患者足够的摄入量。

2. 根据病情给予高热量、高蛋白质、高维生素、易吸收的流质饮食。

3. 对不能进食的患者应尽早留置胃管，给肠内营养及肠外营养支持。

4. 做好胃管及鼻饲的护理。

九、做好排泄护理

1. 观察排便情况：观察大便的量、色和性状，便秘者使用缓泻药或开塞露。

2. 留置尿管的患者，每日用Ⅱ型安尔碘消毒尿道口两次，注意患者的主诉并观察尿液情况，发现异常及时处理。

3. 定期更换导尿管。尿管的更换频率通常根据导尿管的材质决定，一般为1~4周更换1次，尿袋每周更换1~2次。

4. 留置尿管期间，若病情允许应鼓励患者每日摄入2000ml以上水分（包括口服和静脉输液等），达到冲洗尿道的目的。

5. 训练膀胱反射功能，可采用间歇性夹管方式。夹闭导尿管，每3~4小时开放1次，使膀胱定时充盈和排空，促进膀胱功能的恢复。

第三节　生命体征的监测指引

一、体温监测

1. 体温升高　多见于感染，脑室或蛛网膜下隙出血，中枢性高热。

（1）中枢性体温升高：多见于下丘脑、脑干及上颈髓病变或损害，常同时伴有意识障碍、尿崩及上消化道出血等症状，体温骤升，持续数小时、数日。此时药物解热一般无效，主要以物理降温为主。

（2）周围性体温升高：多见于感染引起的炎症，可采取药物或物理降温。

2. 体温降低　多见于全身麻醉后早期、下丘脑损伤或濒临死亡的患者，可采取保暖措施。

二、循环功能监测

1. 心率、心律、心电波形监护

（1）中枢性心率改变：多见于脑干损伤、脑室出血或脑疝晚期。

（2）非中枢性心率改变：多见于心力衰竭，以及感染所致的体温升高（一般体温每升高1℃，脉搏增加15~20次/分）。

2. 中心静脉压监测　中心静脉压能判定患者心功能和血容量状态，其正常值为6~12cmH$_2$O。

三、血压监测

1. 血压过高　多见于原发性高血压、颅内高压导致的高血压，以及脑血管疾病的患者因血管痉挛所致的血压升高。

2. 血压过低　多见于容量不足、脱水过度，感染或过敏性休克所致的有效循环血量不足，以及心血管调节中枢受损导致的血压下降。

四、呼吸监测

1. 呼吸频率

（1）呼吸频率加快（>30次/分）：多见于脑缺氧、颅内压增高、低氧血症、高热、中枢神经源性呼吸加快。

（2）呼吸频率减慢（<10次/分）：多见于病变累及呼吸中枢、颈髓部位手术、酸中毒、Cushing反应。

2. 呼吸紊乱与相应的脑损伤　脑的不同水平损伤可引起不同的呼吸紊乱形式（表6-3-1）。

表6-3-1　呼吸紊乱形式与脑损伤

呼吸紊乱形式	脑损伤
潮式呼吸	多见于重症脑缺氧，双侧大脑半球病变，间脑病变
叹息样呼吸	多见于脑桥上部被盖部损害
点头样呼吸	多见于濒死状态
间停呼吸	多见于脑炎、颅内压增高、剧烈疼痛时
叹气样呼吸	多见于癔症、焦虑症

第四节　意识障碍的观察指引

意识是中枢神经系统对内外环境的刺激所做出的有意义的应答能力，其构成包括意识内容和觉醒状态。传统方法分为清醒、嗜睡、浅昏迷、昏迷和深昏迷五级。

一、评定方法（格拉斯哥护理评分表）

评定睁眼、语言及运动反应，三者得分相加表示意识障碍程度，最高15分，表示意识清醒，8分以下为昏迷，最低3分，分数越低表明意识障碍越严重（表6-4-1和表6-4-2）。

表6-4-1 格拉斯哥昏迷评分表

睁眼反应	计分	言语反应	计分	运动反应	计分
自主睁眼	4	回答正确	5	遵医嘱活动	6
呼唤睁眼	3	回答错误	4	刺痛定位	5
刺痛睁眼	2	语无伦次	3	躲避刺痛	4
不能睁眼	1	只能发声	2	刺痛肢曲	3
		不能发声	1	刺痛肢伸	2
				不能活动	1

表6-4-2 意识障碍程度

分类	GCS评分	患者表现
清醒	13~15分	定向功能好
嗜睡	9~12分	唤醒后很快入睡
浅昏迷	7~8分	患者表现意识丧失，给予疼痛刺激后，出现回避动作和痛苦表情；吞咽、咳嗽、角膜和瞳孔对光反射存在，睁眼反应消失或偶见
中昏迷	4~6分	较浅昏迷重，对疼痛刺激无反应，四肢完全处于瘫痪状态；吞咽、角膜、咳嗽及瞳孔反射明显减弱；腱反射亢进，病理反射阳性
深昏迷	3分	所有深浅反射消失；患者眼球固定，角膜、瞳孔、吞咽及咳嗽反射等消失，四肢瘫痪，腱反射消失，生命体征明显变化，患者处于濒死状态

二、特殊类型的意识障碍

醒状昏迷又称为睁眼昏迷。其表现为双目睁开，眼睑开闭自如，眼球无目的的活动，貌似意识清醒，但其知觉、情感、记忆、意识及语言等活动均丧失,对自身及外界环境不能理解,对外界刺激毫无反应。醒状昏迷包括以下几种类型。

1. 去大脑皮质状态　患者无意识睁闭眼,眼球活动,瞳孔对光反射、角膜反射存在,四肢肌张力高,病理反射阳性。多见于皮质损害较广泛的缺氧性脑病、脑炎、外伤等。

2. 无动性缄默　患者能无目的注视检查者及周围的人,似觉醒状态,但缄默不语,肢体不能活动。

3. 持续植物状态　患者丧失认知和智能活动,但保留间脑和脑干的自主神经功能的意识障碍。

4. 闭锁综合征　又称为去传出状态。患者意识清醒,但除眼球能上下活动外,四肢不能运动,睁闭眼受限,不能言语,眼球水平运动障碍等。

三、观察与判断意识变化

(一) 意识障碍程度有所减轻,可能是病情趋向好转

1. 在观察中,发现原本处于抑制状态的生理反射(如咳嗽、瞬目、吞咽反射)逐渐趋于灵敏或活跃。

2. 在观察中,反应极为迟钝,而后逐渐出现躁动、精神症状,或出现某些有目的、有意义的动作(如揉眼、提裤等)。

3. 在观察中,出现对语言刺激的反应,如能遵嘱闭眼、伸舌、握拳、举手等,甚至偶尔说出一两句有意义的话。

4. 格拉斯哥评分总计分由少转多,说明其反应渐趋活跃。

(二) 意识障碍程度有所加重,可能是病情趋向恶化

1. 患者原来神志清楚,逐渐转入嗜睡状态。

2. 患者原有嗜睡现象,逐渐不易呼应。

3. 患者经过一度严重躁动不安后,突然转入安静昏睡状态。

4. 患者在原来意识清楚的基础上,出现小便失禁现象。

5. 患者在按时接受药物注射的过程中,对疼痛刺激的反应

趋迟钝等。

6. 格拉斯哥评分总计分，由多转少说明反应渐趋迟钝。

第五节　瞳孔变化的观察指引

瞳孔的变化对颅脑疾病的诊断与预后有重要的意义，瞳孔的变化也常反映病情的转归。

一、评定标准

1. 普通室内光线下，正常瞳孔直径为 3~4mm，儿童稍大，老年人稍小，两侧瞳孔等大，<2mm 为瞳孔缩小，>5mm 为瞳孔扩大。
2. 正常瞳孔形态为圆形，边缘整齐。
3. 正常对光反射即可见瞳孔缩小。

二、瞳孔变化

1. 双侧瞳孔散大　动眼神经受压，多见于脑干病变或阿托品类药物中毒。
2. 双侧瞳孔缩小　多见于脑桥病变，或镇静安眠类药物中毒。
3. 一侧瞳孔散大　病变在中脑，多为小脑幕切迹疝所致。
4. 瞳孔出现三角形或多边形　多见于中脑病变。
5. 瞳孔交替性散大或缩小　多见于脑干病变。

三、脑疝中瞳孔的变化

1. 小脑幕切迹疝　意识障碍进行性加重，同侧瞳孔散大，对侧肢体偏瘫，锥体束征阳性。
2. 枕骨大孔疝　呼吸突然停止，然后出现瞳孔先缩小后散大、心搏骤停。

第六节　各类引流管的护理指引

一、引流管的固定与保护

1. 妥善固定管道于相应部位，做好标识，注明管道类型及置管时间。
2. 引流管不可受压、扭曲、折叠、成角，须保持通畅。
3. 治疗护理操作时动作轻柔，避免牵拉引流管。
4. 适当限制患者头部活动范围，以免管道滑出。

二、引流管留置期间观察要点

1. 在引流过程中，严密观察患者意识、瞳孔、生命体征变化。
2. 正确区分颅内高压与颅内低压性头痛。
（1）颅内低压综合征头痛的特点：在抬高床头坐立时，头痛加重，平卧后头痛减轻，给予放低床头及停止、减慢引流速度处理后，头痛得到缓解。
（2）颅内高压综合征头痛的特点：头痛加重，呕吐或喷射性呕吐，视盘水肿，遵医嘱给予脱水剂。
3. 密切观察引流管是否通畅，以及引流液的色、质、量。

三、引流管的感染控制

1. 严格遵照无菌操作原则，在进行更换引流袋、监测颅内压、椎管内注射药物等操作时，按照无菌原则进行。
2. 置管部位的敷料保持清洁干燥，随时观察置管部位皮肤是否有发红、肿胀等异常现象。

3. 搬动患者时，先夹闭开关再搬动，防止引流液逆流。

4. 严密观察脑脊液性状，如出现浑浊、呈毛玻璃状或有絮状物时，提示可能发生颅内感染，立即报告医生。

5. 根据医嘱调整引流管高度，以引流出感染的脑脊液，配合医生采集脑脊液标本做细菌培养和药敏试验。

四、倾倒引流液的时机与方法

1. 每班定时倾倒引流液，准确记录引流量。
2. 在倾倒引流液前后要对引流袋口进行严格消毒。
3. 更换引流袋及倾倒引流液时应夹闭引流管，以免管内脑脊液逆流回脑室，禁止在引流管上穿刺，以免造成污染。
4. 原则上不是每日更换引流袋，以减少人为操作而并发的感染，必要时由医生更换引流袋。

五、脑室外引流管的护理要点

1. 取平卧位，保持安静，对意识不清、躁动不安患者，应予以约束，防止患者自行拔出引流管而发生意外。

2. 引流管的开口须高出侧脑室（外耳道水平）10～15cm，维持正常颅内压。侧卧位时以正中矢状面为基线，高出15～18cm。

3. 脑室引流注意引流速度，切忌引流过量、过快，每日引流量200～300ml，并注意随患者的体位变化随时调整引流管，同时对患者及家属加强对引流管护理的宣教。

4. 随时观察引流脑脊液的量、颜色、性状，并做好记录。若引流液中有絮状物或由清变浊，则提示颅内感染的发生，应及早予以处理。

5. 严格遵守无菌操作规程，并注意保持置管部位敷料的清洁干燥。

六、拔管的时机及注意事项

随着脑脊液色泽的清亮、脑脊液漏的停止、脑脊液引流量<50ml/d，应及时拔管。拔管后除了观察意识、瞳孔、生命体征外，还应注意置管处有无脑脊液漏。

七、转运患者期间引流管的管理

1. 患者转运前应先夹闭引流管，以免引流液反流。
2. 转运过程中对患者进行密切监护，除了观察呼吸循环情况外，还要观察患者的意识、瞳孔，以及各类引流管是否安置妥当，以防滑脱。
3. 患者转运后引流管按其种类分别安置，调整相应高度，确保引流通畅。

八、引流管意外脱出时的应急措施

1. 如引流管部分脱出、侧孔外露有液体流出时，立即用无菌纱布吸收渗液，并立即通知医生，协助医生换药拔管，取引流管尖端做细菌培养。
2. 如引流管完全脱出，检查残端是否完整，检查伤口有无裂口并协助医生换药清创。
3. 根据患者情况重新置管。

九、拔管后的护理要点

1. 拔管前行头颅CT检查，并试行抬高引流袋（瓶）或夹闭引流管24小时，以了解脑脊液循环是否通畅。
2. 若颅内压再次升高，并出现头痛、呕吐等症状，立即放低引流袋（瓶）或开放夹闭的引流管，并告知医生。
3. 拔管时先夹闭引流管，以免管内液体逆流入颅引起感染。

4. 拔管后切口处如有脑脊液漏出，要及时告知医生处理，以免引起颅内感染。

第七节　留置尿管的护理指引

留置尿管是指在无菌操作下，用导尿管经尿道插入膀胱内引出尿液，将导尿管保留在膀胱内而引流尿液的方法。

一、留置尿管患者的护理

1. 在行导尿术中，按无菌操作原则进行，预防尿路感染。
2. 在插管过程中，选择粗细适宜的导尿管，插管动作要轻柔，避免损伤尿路黏膜。
3. 对膀胱高度膨胀且又极度虚脱的患者，第一次放尿不超过1000ml。因为大量放尿可致腹腔内压急剧下降，血液大量滞留在腹腔血管内，导致血压下降而虚脱；又因膀胱内压突然下降，导致膀胱黏膜急剧充血，发生血尿。
4. 尿管要固定于床沿上，避免翻身时将尿管拉出，防止尿管受压、扭曲，而影响尿液流出。出现引流不畅时，应及时检查并调整尿管位置，酌情处理，使尿管保持通畅。
5. 倾倒尿液时，不可让尿袋高于床沿，以防止逆行感染。
7. 防止泌尿系统逆行感染的措施：保持尿道口清洁，女性患者用消毒液棉球擦拭外阴及尿道口；男性患者用消毒液棉球擦拭尿道口、龟头及包皮，每天1~2次。每周定时更换尿袋2次，及时排空尿袋，并记录尿量。
8. 鼓励患者多饮水，向患者解释多饮水的重要性，指导患者每天摄入液体2000~3000ml。多饮水以利尿，达到膀胱冲洗的目的。
9. 准确记录每小时尿量，并观察尿液的颜色和性状。尿液突然减少应首先检查尿管是否通畅。如果尿液颜色和性状改变，应立即通知医生。

10. 训练膀胱反射功能，可采取间歇性夹管方式。夹闭导管，每 3~4 小时开放一次，使膀胱定时充盈和排空，促使膀胱功能恢复。

11. 注意倾听患者的主诉，询问有无烧灼、疼痛等膀胱刺激征。

12. 对患者做好心理护理和基础护理。

二、拔管前的护理

1. 留置尿管 72 小时以上的患者，拔管前必须夹管行膀胱功能锻炼 24 小时。对于长期留置尿管的患者，若病情允许，置管期间和拔出导尿管后指导患者有规律地收缩提肛肌。

2. 在患者膀胱充盈（患者有尿意）的状态时拔管，但应避免膀胱过度充盈。

3. 拔管前应与患者进行有效的沟通，使患者了解拔管过程，减轻心理压力。

三、拔管中的护理

注意操作时戴手套，操作后洗手，预防交叉感染。

1. 拔管时动作轻柔，取得患者配合。
2. 拔管后进行会阴清洁。
3. 遇拔管困难或尿管气囊内的液体不能抽出时严禁粗暴拔管。
4. 拔管时，如遇到阻力时，应轻轻旋转导尿管后缓慢拔出。

四、拔管后的护理

1. 拔管后尿道口滴血或排血尿者，嘱患者绝对卧床休息；

病情允许，指导患者尽快饮温开水1000ml，以达到快速利尿。

2. 观察患者拔管后是否能自主排尿；如拔管后4小时仍未排尿，应及时报告医生。

第八节　留置胃管的护理指引

留置胃管是将胃管经鼻腔插入胃内，从胃管注入流质饮物和药物的方法，或通过负压吸引或虹吸原理，将聚集于胃肠道的气体或液体吸出。

一、留置胃管的护理

1. 每日用棉棒沾水清洁鼻腔。
2. 更换胶布时，须将脸部皮肤拭净再贴，注意勿贴于同一皮肤部位。
3. 胃管外露部位妥善固定，以免牵扯滑脱。
4. 每日注意胃管刻度，若有脱出，应通知医护人员处理。
5. 每日用棉签清洁口腔，意识清楚合作的患者鼓励刷牙漱口，养成良好的卫生习惯；生活不能自理的患者或昏迷的患者给予口腔护理。
6. 意识不清或躁动不安的患者，须预防胃管被拉出，必要时可将患者双手做适当的约束保护。

二、胃管的护理

1. 固定胃管应用胶布贴于鼻尖部，胶布应每天更换。
2. 胃管插入的长度要合适，成年人一般45~55cm。若怀疑胃管脱出，应及时通知医生。此时鼻饲者应暂时停止，待确定胃管在胃中方可进行鼻饲。
3. 保持胃管的通畅，防止打折。搬动或翻动患者时应防止胃管脱出或打折。

三、鼻饲的护理

1. 鼻饲前应先确定胃管是否在胃内，且没有腹胀、胃潴留的症状，再行鼻饲。

2. 鼻饲量每次不超过200ml，根据全天总量和患者的消化吸收情况合理分配，制定间隔时间。鼻饲后用温开水冲净鼻饲管，并妥善固定。

3. 鼻饲温度应适宜，以35℃左右为宜。持续灌入时鼻饲液温度应与室温相同。过热易烫伤胃壁黏膜，过凉易造成消化不良、腹泻。

4. 鼻饲开始时量宜少，待患者适应后渐渐加量并准确记录鼻饲量。

四、胃肠减压的护理

1. 胃肠减压期间应禁食、禁饮。如需胃内注药，则注药后应夹管并暂停减压0.5~1小时。适当补液，加强营养，维持水、电解质的平衡。

2. 妥善固定：防止移位或脱出，尤其是外科手术后胃肠减压，胃管一般置于胃肠吻合的远端，一旦胃管脱出应及时报告医生，切勿再次插管，因插管时可能损伤吻合口而引起吻合口漏。

3. 保持胃管通畅：维持有效负压，每隔2~4小时用生理盐水10~20ml冲洗胃管一次，以保持管腔通畅。

4. 观察引流物颜色、性状和量，引流装置每日更换一次。

5. 每日给予雾化吸入、插管鼻腔滴石蜡油，以帮助痰液咳出和减少胃管对鼻黏膜的刺激，减轻患者咽喉部疼痛；鼓励患者深呼吸，有效咳嗽排痰，预防肺部并发症。

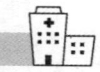

第九节 深静脉置管的护理指引

一、深静脉置管术的定义

深静脉置管是指通过位置比较表浅的静脉,向深部的大静脉和中心静脉置入导管的一种治疗方法。中心静脉置管用于各种抢救、各种重大手术,特别是心脏手术需要长期监测用药、抽血、化验等,持续进行血液透析,长时间输血、输液、用药等。

二、深静脉置管的护理

(一)常规护理

1. 置管24小时内要注意观察局部有无肿胀、皮下气肿等异常情况,置管术后第一天换药一次,后3~7天换药一次。应认真交接班,发现敷贴松脱或卷边时及时处理。

2. 加强基础护理,保持局部清洁干燥,做好心理护理。告知患者着宽松衣物,更衣时勿牵、拉、拖、拽导管。

3. 更换敷贴时用碘伏、酒精消毒局部皮肤,敷料选用棉质透气胶贴,或专用贴膜。

4. 更换敷贴时沿导管的方向向上揭去敷贴,以免将导管拔出;观察导管周围皮肤有无渗血、渗液、发红、分泌物等,有无导管滑脱、移位。

5. 输液完毕,用肝素液和生理盐水脉冲式正压封管。

6. 血管活性药物应单通道泵入,防止速度过快或过慢,影响药物疗效;如需要快速输液、输血应直接连接三通管,血液制品和普通液体不能在同一静脉通道输入。

(二)预防感染

1. 使用无菌透明、透气性好的敷料覆盖穿刺点,对于高热,出汗、穿刺点出血、渗血的患者使用无菌纱布覆盖。

2. 定期更换置管穿刺点的敷料。更换间隔时间：无菌纱布为2天，无菌透明敷料为3~7天，纱布或敷料出现潮湿、松动、有污染时立即更换。

3. 接触置管穿刺点或更换敷料时，应严格执行无菌操作技术。

4. 保持导管连接端口的清洁，注射药物前，应用75%乙醇或含碘消毒剂进行消毒，如有血迹等污染时，应立即更换。

5. 导管不宜常规更换，如输入血制品、脂肪乳后应使用0.9%生理盐水冲管。

6. 患者发生导管相关感染，出现穿刺点发红、肿胀，导管堵塞时，应及时拔除导管。

7. 应每天对保留导管进行评估，不需要时及时拔除。

（三）保持导管通畅

1. 为保持导管通畅，在输注酸性、碱性药物之间应用生理盐水冲管；先输乳剂，后输非乳剂；输注刺激性药物及黏附性强的药物前后应用生理盐水冲管。

2. 静脉导管暂停输液时需封管，一般采用肝素盐水，其浓度至少为10U/ml，每次用量为10ml。

3. 注意不要扭曲导管，防止机械性堵塞。

4. 一旦发生堵管，可抽取少量肝素盐水轻轻冲洗导管，然后尽量往外吸出血栓，不可硬性向内推注，以免形成血管栓塞。若抽吸无效，应拔除导管。

5. 加强输液巡视，严格控制滴速，防止过快。确保衔接牢固可靠，输液完毕及时更换液体，防止脱管或空气栓塞。

6. 如为颈内静脉穿刺，嘱患者屏气，轻缓将导管拔出。拔出导管后按压穿刺点5~10分钟，防止出现局部血肿，用消毒液消毒局部，并用无菌敷料覆盖24小时以上。

第十节 高渗性非酮症糖尿病昏迷的监护指引

高渗性非酮症糖尿病昏迷是糖尿病的严重急性并发症,以严重高血糖、血浆渗透压升高、出现严重脱水和神经意识障碍为特征,而无明显酮症酸中毒。常见于2型糖尿病和老年患者,因感染、急性胃肠炎、胰腺炎、脑血管意外、水摄入不足、大量摄入含糖饮料和使用糖皮质激素等药物而诱发。

一、临床表现

本症起病常隐匿,先有口渴、多尿和乏力等糖尿病症状出现或加重,逐渐病情加重。在上述诱因下,出现食欲缺乏、明显脱水、血压下降、心率加速、尿少或无尿,出现不同程度的意识障碍,如定向力障碍、癫痫样抽搐、失语、偏盲和昏迷等表现。

二、实验室检测要点

1. 血糖显著增高,多达33.3~66.6mmol/L;血钠水平亦明显升高,常在155mmol/L以上;血钾多数正常或降低。
2. 血酮体正常或略高,多不超过4.8mmol/L。
3. 白细胞计数可因合并感染或脱水等原因而增高。
4. 血尿素氮和肌酐常增高。
5. 血pH可正常或偏低,一般动脉血pH大于7.30。

三、急救措施

1. **补液** 患者常有严重失水,积极补液是挽救生命、决定预后的关键措施。当血糖降至13.9mmol/L以下时,改用5%葡萄糖液,严密监护心率及肺底有无啰音出现。

2. 胰岛素治疗　采用短效胰岛素或速效胰岛素类似物加入生理盐水内静滴，每 2 小时检测血糖。血糖下降水平以每小时下降 5.0mmol/L 为宜，病情稳定后给予胰岛素皮下注射。

3. 补钾　见尿补钾，静脉补钾每小时 10～15mmol/L，以后 2～4 小时测定血钾一次，肾功能不全或血钾在 5.5mmol/L 以上时暂不补钾。病情稳定后改为口服补钾。

4. 其他治疗

（1）积极治疗诱因。

（2）纠正休克，经补液后治疗未纠正，可输血浆。

（3）因血液高渗、黏度增高，易致动静脉血栓形成或出现 DIC，应做相应的防治措施。

（4）补液过程中可出现脑水肿，严密监测，及时治疗。

四、护理指引

1. 给予心电监护，严密监测生命征，观察意识、瞳孔、心电图的变化。

2. 氧气吸入，监测血氧饱和度，保持患者呼吸道通畅，必要时备吸痰器。

3. 开放静脉双通道，遵医嘱补液，使用胰岛素期间定时监测血糖变化，避免低血糖的发生。

4. 不能饮水患者给予留置胃管，胃内每小时注入温开水 200ml，扩充血容量。

5. 记录 24 小时出入量，必要时留置导尿，做好管道护理，观察皮肤弹性和尿量。

6. 做好血气分析、血生化、血糖等各项标本的采集工作。

7. 做好患者基础护理、皮肤护理，定时翻身，保持床单元清洁。

8. 给予糖尿病饮食指导。

9. 做好健康宣教，指导患者合理运动，避免血栓形成。

第十一节 低血糖的监护指引

低血糖是指非糖尿病患者血糖≤2.8mmol/L，糖尿病患者≤3.9mmol/L。

一、临床表现

低血糖的临床症状可分为轻度症状、中度症状、重度症状和未察觉症状。

1. 轻度症状 出汗、颤抖、无力、心跳加快、嘴唇麻木或刺痛、视物模糊和眩晕等。

2. 中度症状 思考困难、注意力不能够集中、复视、协调力差、精神错乱等。

3. 重度症状 意识丧失、抽搐。

4. 未察觉症状 患者血糖下降时没有表现出症状，可能会在清醒状态下突发昏迷。

二、实验室检测要点

1. 非糖尿病患者血糖≤2.8mmol/L，糖尿病患者≤3.9mmol/L。
2. 葡萄糖耐量试验是否正常。
3. 血生化、糖化血红蛋白检查等。

三、急救措施

1. 意识清醒者，立即卧床吸氧，口服15～20g含糖食物；意识障碍者，给予50%葡萄糖溶液20ml静注。

2. 15分钟后检测血糖，如血糖≤3.9mmol/L，再给予15g葡萄糖口服。

3. 若血糖≥3.9mmol/L，但距离下餐时间在1小时以上，给予淀粉或蛋白质食物。

4. 若血糖仍低于3.0mmol/L，继续给予50%葡萄糖溶液60ml静注。

5. 意识恢复后至少监测血糖24~48小时。

四、护理指引

1. 严密观察患者意识，监测生命体征。

2. 监测患者血糖情况，发现低血糖时严格按照低血糖处理流程。

3. 使用胰岛素泵期间，交代患者不能任意调整胰岛素泵的用量，注意洗澡时不要用力搓揉胰岛素泵的部位。

4. 指导糖尿病饮食，平衡膳食。

5. 定时监测7点血糖，正确服用降糖药物并规范注射胰岛素。

6. 不要空腹饮酒，保持运动量恒定不变，不要空腹进行锻炼，外出时随身携带患者信息卡和含糖食物。

7. 密切观察病情变化，必要时对意识发生改变患者加用床挡等保护措施。

8. 做好心理护理，并取得家属配合与支持。

第十二节 无痛胃肠镜诊疗的监护指引

无痛胃肠镜检查相对于一般胃肠镜而言，是指在做胃肠镜检查前，先由医生对患者实施麻醉，减轻患者检查的痛苦，缩短检查时间。

一、诊疗中的监护

1. 患者进入检查室后，麻醉医生及检查间护士应再次核对患者基本信息，询问病史，查看术前麻醉评估单记录内容及特别提示。

2. 安置心电监护，监测患者血氧饱和度、血压、心率及心电图等。给予面罩加压给氧6~10L/min。

3. 协助患者取左侧卧位，保持头颈部伸直，保持呼吸道通畅。协助麻醉医生进行无痛技术处理，并观察患者病情变化。

4. 配合内镜医生进行胃肠镜诊疗操作，并观察患者病情变化。必要时协助麻醉医生维持患者生命体征平稳，确保内镜诊疗顺利进行和患者的安全。

5. 积极参与麻醉意外和内镜诊疗并发症的抢救。

二、诊疗后的监护

1. 完成内镜诊疗后，须观察患者生命体征正常，清除口腔内分泌物，维持血氧饱和度大于95%，安置好患者体位，固定好床挡及约束带，方可将患者推送回麻醉复苏室。

2. 连接心电监护仪，监测患者意识、心率、血氧饱和度、无创血压及心电图，并给予患者鼻导管或面罩吸氧。

3. 做好交接班。检查间护士应与复苏区域护士进行交接、检查间麻醉医生应与复苏区域麻醉医生进行交接，交接内容如下。

（1）患者生命体征，包括意识、心率、血氧饱和度、无创血压，同时应注意呼吸道是否通畅。

（2）患者吸氧及呼吸支持情况。

（3）患者约束情况，以防患者苏醒时躁动而坠床。

（4）患者静脉通路是否通畅并固定妥当。

（5）若患者须同时接受胃肠镜诊疗时，应关注患者是否已完成所有诊疗项目，如未完成应给予明显的标识。

（6）需要特别观察的患者，应给予明确的标识，并注意：

① 患者仍取左侧卧位,保持呼吸道通畅,及时清除口腔分泌物,防止反流和误吸;② 如果患者存在呼吸抑制或上呼吸道梗阻,应给予开放气道和辅助通气。

(7) 气管插管麻醉后患者的处理:气管插管麻醉的患者进入复苏区域前,应提前准备好麻醉机及其他相关物资设备。患者进入复苏区域后,立即连接麻醉机给予机械通气,待患者呼吸恢复后改为手控呼吸。拔除气管导管前,应充分清除口腔及气道分泌物;拔除气管导管后应给予面罩吸氧,密切观察患者生命体征,特别是呼吸和血氧饱和度及气道通畅情况。

(8) 苏醒后患者的监护:① 对患者的评估。在护士扶助患者离开检查推床前,应评估患者是否呼之即应,对答正确,握拳有力,能自主抬头15秒,手足能自由活动,生命体征正常,衣着整齐。② 扶助患者下床时应先松开约束带,采用平卧30秒,无不适再坐起30秒;无不适,打开床挡,扶助下床站立30秒;无不适且站立稳定,移步至就近的位置坐下休息。③ 在坐位休息期间应继续观察,并与患者保持沟通,防止再次入睡。④ 静脉通道应保留至患者离开复苏区域前,以便患者出现不适时及时给药。⑤ 对患者进行离开前评估,患者应休息观察至能独立行走,自诉无不适。⑥ 根据需要,住院患者可保留静脉通道,门诊患者则可拔除静脉留置针,做好穿刺点的处理。⑦ 告知家属及患者有关消化内镜诊疗术后及无痛技术术后的注意事项:a. 消化内镜诊疗后的饮食、活动、自我观察、报告领取等注意事项,必要时提供纸质版指导资料;b. 当日须由家属护送患者回家或回住院病房;c. 当日禁止驾驶机动车辆,禁止高空作业,禁止做精密仪器操作及重大事项决定;d. 提供紧急情况联系电话。⑧ 与家属当面进行患者交接并完成签字手续。

第七章

消化内科常用药物简介

第一节 治疗消化性溃疡的药物

一、抗酸药和胃酸分泌抑制药

（一）铝碳酸镁片

1. 临床应用

作用：减弱胃蛋白酶的活性，抑酸，保护胃黏膜。

用法：宜在饭后 1~2 小时、睡前或胃不适时咀嚼服用。

2. 不良反应　可出现大便次数增多或便秘、口干和食欲缺乏。

（二）磷酸铝凝胶

1. 临床应用

作用：减弱胃蛋白酶的活性，抑酸，保护胃黏膜。

用法：宜在饭后 1~2 小时、睡前或胃不适时咀嚼服用。

2. 不良反应　偶尔可出现便秘。

（三）碳酸氢钠片

1. 临床应用

作用：直接中和胃酸。

用法：成年人首次 4g，以后每次 1~2g，每日 3 次。

2. 不良反应　长期或大剂量服用可导致代谢性碱中毒，引起水肿。

(四)碳酸氢钠注射液

1. 临床应用

作用:直接中和胃酸。

用法:静脉滴注。成年人 2~5mmol/kg,4~8 小时内滴注完毕。

2. 不良反应　长期或大剂量服用可导致代谢性碱中毒,引起水肿。

(五)西咪替丁注射液

1. 临床应用

作用:明显抑制基础和夜间胃酸分泌。抑制由组胺、五肽胃泌素、胰岛素和食物等刺激引起的胃酸分泌,并使其酸度降低。

用法:静脉注射,每次 200mg 加入溶液中静脉注射(慢);静脉滴注,每次 20~600mg 加入溶液中静脉滴注;也可直接肌内注射。

2. 不良反应　常见头晕、头痛、腹泻、乏力、皮疹。

(六)盐酸雷尼替丁胶囊

1. 临床应用

作用:能有效地抑制组胺、五肽胃泌素和氨甲酰胆碱刺激后引起的胃酸分泌,降低胃酸和胃酶活性。

用法:每次 1 粒,每日 2 次。

2. 不良反应　头晕、便秘、腹泻、皮疹。

(七)法莫替丁注射液

1. 临床应用

作用:为组胺 H_2 受体拮抗剂,能够抑制胃酸分泌。

用法:肌内注射或静脉注射。每次 20mg,每日 2 次。

2. 不良反应　可出现血压升高、颜面发红;皮疹、荨麻疹;耳鸣、头晕。

(八)奥美拉唑

1. 临床应用

作用:特异性地作用于胃壁细胞质子泵(H^+-K^+-ATP酶)所在部位,抑制H^+-K^+-ATP酶的活性,使壁细胞内的H^+不能转运到胃腔中,使胃液中的酸含量大为减少。

用法:①胶囊剂:口服,每次20mg,每日1~2次。②注射液:静脉注射,每次40mg,每日1~2次;静脉滴注,每日40mg,每日1~2次,溶于0.9%氯化钠注射液100ml中静脉滴注。

2. 不良反应 偶见谷丙转氨酶、谷草转氨酶增高;皮疹、眩晕、嗜睡、失眠等。

(九)注射用泮托拉唑钠

1. 临床应用

作用:特异性地作用于胃壁细胞质子泵(H^+-K^+-ATP酶)所在部位,抑制H^+-K^+-ATP酶的活性,使壁细胞内的H^+不能转运到胃腔中,使胃液中的酸含量大为减少。

用法:静脉滴注。每次40mg,每日1~2次,加入100ml 0.9%氯化钠稀释后静脉滴注。

2. 不良反应 偶见腹泻、乏力、头晕、嗜睡;大剂量可出现心律失常、转氨酶升高、肾功能改变、粒细胞降低等。

(十)雷贝拉唑钠肠溶片

1. 临床应用

作用:同注射用泮托拉唑钠。

用法:口服。每次1~2片,每日1次;十二指肠溃疡疗程为6周,胃溃疡、反流性食管炎、吻合口溃疡的疗程为8周。本品为肠溶片,不要嚼碎。

2. 不良反应 可出现严重的休克或血常规改变,视力障碍等。

二、胃黏膜保护剂

(一) 硫糖铝片

1. 临床应用

作用:黏附、覆盖于溃疡面上,阻止胃酸、胃蛋白酶侵袭溃疡面。

用法:宜在餐前 1 小时服用;不可与多酶片同服,以免降低效价。

2. 不良反应　可有便秘、口干、皮疹、眩晕、嗜睡等。

(二) 枸橼酸铋钾胶囊

1. 临床应用

作用:胃黏膜保护剂。

用法:口服。成年人每日 4 次,每次 1 粒,餐前半小时与睡前用开水送服。

2. 不良反应　少数可见便秘、灰褐色便、头晕、失眠、乏力。

(三) 替普瑞酮片

1. 临床应用

作用:抗溃疡,改善胃黏膜血流,保护胃黏膜。

用法:口服。成年人每日 3 次,每次 1 粒。

2. 不良反应　可见便秘、腹胀、腹泻、恶心、腹痛、皮疹、全身瘙痒。

三、解痉药

(一) 硫酸阿托品注射液

1. 临床应用

作用:M 受体阻断药,解除平滑肌痉挛。

用法:静脉注射、肌内注射、皮下注射。常用量每次 0.3~

0.5mg；用于有机磷中毒和阿-斯综合征时，可根据病情决定用量。

2. 不良反应　可见口干、心率加速、心悸、瞳孔扩大、视物模糊、语言不清、烦躁不安、皮肤干燥、发热、排尿困难、肠蠕动减少、谵妄、幻觉、昏迷和呼吸麻痹等不良反应。剂量过大可引起阿托品样中毒症状。

（二）盐酸消旋山莨菪碱注射液

1. 临床应用

作用：抗M胆碱药，主要用于解除平滑肌痉挛、胃肠绞痛、胆道痉挛、急性微循环障碍及有机磷中毒。

用法：肌内注射，成年人每次5~10mg；小儿0.1~0.2mg/kg，每日1~2次。静脉注射，成年人每次10~40mg；小儿每次0.3~2mg/kg。

2. 不良反应　常见口干、面红、心悸、视物模糊、排尿困难等；剂量过大可出现阿托品样症状，可用1%毛果芸香碱针解救。

第二节　治疗炎性肠病的药物

（一）肾上腺皮质醋酸泼尼松片

1. 临床应用

作用：抗炎、抗免疫、抗毒素、抗休克。

用法：对中、重度患者宜采用激素治疗；必须严格掌握适应证，防止滥用；一般主张在急性发作控制后尽快撤掉。

2. 不良反应　库欣综合征、电解质紊乱、骨质疏松、肌无力、血糖升高、胃肠道刺激、精神症状，并发感染。

（二）甲硝唑注射液

1. 临床应用

作用：具有广谱抗厌氧菌作用，能对抗厌氧菌对肠黏膜的破坏。

用法：静脉滴注。用药期间应戒酒；原有肝疾病患者剂量应减少，出现共济失调或其他中枢神经系统症状时应停药。

2. 不良反应　可出现恶心、呕吐、食欲缺乏、腹部绞痛、头痛、眩晕、感觉异常、肢体麻木、共济失调、多发性神经炎、抽搐、荨麻疹、潮红、膀胱炎、排尿困难、白细胞计数减少等；代谢产物可使尿液呈深红色。

（三）双歧杆菌活菌胶囊

1. 临床应用

作用：治疗肠道菌群失调引起的肠功能紊乱。

用法：本品为活菌制剂，2~8℃保存；抗酸药和抗菌药可使本药疗效减弱，应分开服用；铋剂、鞣酸、药用炭、酊剂等能抑制、吸附活菌，不能并用；应在饭后半小时用温水口服。

2. 不良反应　尚不明确。

第三节　促进胃动力的药物

（一）甲氧氯普胺

1. 临床应用

作用：促进胃及上部肠段的运动，提高静息状态胃肠道括约肌的张力，阻滞胃食管反流，加强胃和食管蠕动，并增强对食管内容物的廓清能力。

用法：①肌内或静脉注射，成年人：每次10~20mg；儿童6岁以下每次0.1mg/kg，6~14岁每次25mg；肾功能不全者剂量减半。②口服，成年人每次1~2片，每日3次；儿童5~14岁每次2.5~5mg，每日3次。

2. 不良反应　烦躁不安、倦怠无力、乳腺肿痛、恶心、便秘、腹泻、眩晕、皮疹、睡眠障碍、严重口渴、直立性低血压；

偶可导致锥体外系反应。

(二) 多潘立酮片

1. 临床应用

作用：胃动力增强药。

用法：口服。每次1片，每日3次，饭前服用。

2. 不良反应　偶见轻度腹部痉挛、口干、皮疹、头痛、腹泻、神经过敏、嗜睡、头晕等；有时可导致血清泌乳素水平升高。

(三) 枸橼酸莫沙必利片

1. 临床应用

作用：消化道促动力剂。

用法：口服。每次1粒，每日3次，饭前服用。

2. 不良反应　偶见腹泻、腹痛、口干、皮疹、倦怠、头晕等。

第四节　生长抑素及其类似的药物

(一) 生长抑素

1. 临床应用

作用：① 抑制生长激素、促甲状腺激素、胰岛素、胰高血糖素的分泌；② 抑制胃泌素、胃酸、胃蛋白酶的分泌与释放；③ 减少内脏血流，降低门静脉压力，降低侧支循环的血流和压力，减少肝血流量；④ 减少胰腺的内外分泌及胃、小肠和胆囊的分泌，降低酶活性，对胰腺细胞有保护作用；⑤ 影响胃肠道吸收和营养功能。

用法：静脉注射。对严重急性上消化道出血，推荐首先静脉注射，作为负荷剂量，随后以 250μg/h 持续静脉注射或静脉滴注；两次给药间隔 >3~5 分钟，应重新静脉注射 250μg，以确保用药连续性。

2. 不良反应　可出现恶心、眩晕、脸红；本品会抑制胰岛素、胰高血糖素的分泌；妊娠、产后（产褥期）哺乳期妇女慎用。

（二）醋酸奥曲肽注射液

1. 临床应用

作用：缓解与功能性胃肠胰内分泌瘤有关的症状和体征；预防胰腺手术后并发症；食管、胃静脉曲张出血。

用法：皮下注射，开始每 8 小时皮下注射一次，每次 0.05~0.1mg，每日不得超过 1.5mg 的最大剂量；静脉注射，可用生理盐水稀释。

2. 不良反应　局部可出现红肿、疼痛；胃肠道反应；甲状腺功能减退、心动过缓、呼吸困难、皮疹、头痛等。

第五节　肝胆疾病辅助的药物

（一）谷氨酸钠注射液

1. 临床应用

作用：降血氨，用于血氨过多所致的肝性脑病、脑昏迷及其他精神症状。

用法：静脉滴注。每次 11.5g，每日不超过 23g，5% 葡萄糖注射液稀释后缓慢静脉滴注；注意电解质平衡，检查血二氧化碳结合力及钾、钠、氯含量。

2. 不良反应　电解质紊乱。

（二）门冬氨酸钾镁注射液

1. 临床应用

作用：主要用于低钾血症，低钾及洋地黄中毒引起的心律失常，病毒性肝炎、肝硬化和肝性脑病的治疗。

用法：静脉注射，10～20ml 加入 5% 或 10% 葡萄糖注射液中，每日 1 次；未经稀释不得进行注射，应缓慢静脉滴注。

2. 不良反应　尚不明确。

（三）门冬氨酸鸟氨酸注射液

1. 临床应用

作用：尤其适用于肝昏迷期的意识模糊状态。

用法：静脉滴注。急性肝炎：5～10g/d；慢性肝炎或肝硬化：10～20g/d；肝昏迷早期或肝昏迷期出现意识模糊状态的患者：24 小时内至少 40g。

2. 不良反应　恶心、呕吐。

（四）注射用还原型谷胱甘肽

1. 临床应用

作用：用于酒精、病毒、药物及其他化学物质导致的肝损伤的辅助治疗。

用法：肌内注射或静脉注射。

2. 不良反应　偶见面色苍白、血压下降、脉搏异常、皮疹、恶心、呕吐、胃痛等不良反应。

（五）多烯磷脂酰胆碱

1. 临床应用

作用：使受损的肝功能和酶活力恢复正常，将中性脂肪和胆固醇转化成容易代谢的形式，促进肝组织再生，调节肝的能量平衡，稳定胆汁。

用法：口服，开始时每日 3 次，每次 2 粒（456mg）。每日服用量最大不能超过 6 粒。须随餐服用，用足够量的液体，整粒吞服，不能咀嚼。静脉注射或静脉滴注，严禁用电解质溶液稀释。

2. 不良反应　对本药所含任何一种成分过敏者禁用。

第六节　常用的泻药

（一）开塞露（含甘油）

1. 临床应用

作用：润滑刺激肠壁，软化大便。

用法：肛塞。

2. 不良反应　无。

（二）石蜡油

1. 临床应用

作用：润滑刺激肠壁，软化大便。

用法：口服。

2. 不良反应　久服可干扰维生素 A、D、K 及钙、磷的吸收；导泻时可致肛门瘙痒。

（三）硫酸镁

1. 临床应用

作用：使肠内容物渗透压升高，肠腔内保有大量水分，容积增大，刺激肠壁增加肠蠕动而致泻。

用法：口服。可每次将 5~20g 硫酸镁溶于 100~400ml 温开水中，清晨一次口服。浓度不宜太高，5% 为佳。

2. 不良反应　导泻时浓度过高，可引起脱水；中枢抑制药（如苯巴比妥）中毒患者排除毒物不宜使用本品导泻。

（四）乳果糖口服溶液

1. 临床应用

作用：同硫酸镁的作用。

用法：宜在早餐时一次服用。

2. 不良反应　可有腹胀、腹痛、腹泻、电解质紊乱。

(五) 复方聚乙二醇电解质散

1. 临床应用

作用：用于大肠内镜检查和大肠手术前肠道内容物的清除。

用法：本品一大包内的 3 小袋药品全部溶解于水，搅拌均匀。规格 Ⅰ (68.56g/袋) 配制成 1L 的溶液；规格 Ⅱ (137.5g/袋) 配制成 2L 的溶液。

2. 不良反应　呕吐、腹泻、恶心、冷感、嗳气；休克、肠穿孔、低钠血症；用药量过大可出现腹泻，停药后 24~48 小时后可缓解。

(六) 番泻叶

1. 临床应用

作用：对大肠壁有刺激作用，反射性地使其蠕动增加，引起排便。

用法：睡前服，开水冲服。

2. 不良反应　可致腹痛、恶心。

(七) 大黄碳酸氢钠片

1. 临床应用

作用：健胃、助消化、调整胃肠功能、清热解毒、通利大便。

用法：饭前服；不宜与胃蛋白酶合剂、维生素等酸性药物合用。密闭阴暗环境储藏。

2. 不良反应　口服后可能因产生大量二氧化碳而使胃扩张，并刺激溃疡。

第七节　常用的止泻药

(一) 盐酸洛哌丁胺胶囊 (易蒙停)

1. 临床应用

作用：用于各种病因引起的急慢性腹泻。

用法：口服。起始剂量2粒，以后每次不成形便后服1粒。一般维持剂量为每日1~6粒；每日最大剂量：成人不超过8粒，儿童不超过3粒/20kg体重。

2. 不良反应　水、电解质紊乱；腹胀、乏力、头晕、困倦。

（二）盐酸小檗碱片（黄连素）

1. 临床应用

作用：对抗病原微生物，其中对痢疾杆菌作用最强。

用法：口服。

2. 不良反应　有恶心、呕吐等胃肠道反应；皮疹、药物热等变态反应。

（三）蒙脱石散（思密达）

1. 临床应用

作用：用于成年人及儿童急、慢性腹泻；用于食管、胃、十二指肠疾病引起的相关疼痛症状的辅助治疗，但本品不作为解痉药使用。

用法：将本品（1袋）倒入50ml温水中，搅匀后服用。

2. 不良反应　偶出现便秘，大便干结。

第八节　消化内镜中心常用的药物

内镜中心常用药物有镇静药、镇痛药、麻醉药、肌肉松弛药和抢救药。

（一）镇静药

常用的镇静药为咪达唑仑（咪唑安定），具有镇静、抗焦虑、顺行性遗忘和中枢性肌肉松弛作用，可减少麻醉药物的使用量。一般成年人首次剂量为1~2.5mg，静脉注射，以2mg/min速度推注，注射后1分钟起效，维持5~6分钟，必要时追加1mg，但总量≤5mg。咪达唑仑相对比较安全，对呼吸抑制和心血管影响轻微，可能造成患者苏醒后的头晕等不适。其特异性的拮抗剂为氟马西尼。如咪达唑仑注射过量或有残余作用，可静脉注射氟马西尼 1~2mg，1~2 分钟患者即可清醒。

(二) 镇痛药

目前常用的镇痛药为芬太尼类药，属阿片类镇痛药，包括芬太尼、舒芬太尼、瑞芬太尼等。

1. 芬太尼　通过干扰中枢神经系统对痛刺激的传导而产生镇痛作用，起效快，静脉注射立即产生镇痛作用，持续 1~1.5 小时，是哌替啶的 200 倍。常用剂量 0.1~0.2mg，一般不会引起呼吸抑制，但与镇静安定药、丙泊酚等中枢抑制药合用时，因药物间的协同作用，药量宜酌减。

2. 舒芬太尼　作用强度是芬太尼的 5~10 倍，作用时间是芬太尼的 2 倍，对呼吸的抑制作用低于芬太尼，更适用于老年人和心血管病患者。

3. 瑞芬太尼　具有药效强、起效迅速、作用消失快、无阿片蓄积、静脉给药可控性强、术后恢复快和肝肾功能影响小等特点，在临床麻醉中得到广泛应用。但其对呼吸和循环系统的抑制作用较强，故在用于不插管无痛技术时，仅可采用低浓度小剂量缓慢推注或低浓度泵注的方式给药；用于插管无痛技术时，往往与丙泊酚合用，持续静脉泵注维持麻醉。

(三) 麻醉药

常用的麻醉药有丙泊酚和依托咪酯。

1. 丙泊酚　是近年来备受推崇的可控性强、安全有效的静脉麻醉药，为大豆油的乳化剂。起效快，诱导平稳，作用时间短，具有一定的镇静作用，但镇静作用甚微。苏醒快而安全，停药后 5~10 分钟即能清醒并作应答，无兴奋现象，不影响患者的时空定向力。但对心血管系统和呼吸系统有较为明显的作用，尤其是收缩压的一过性降低，可能对老年患者和体质较弱的患者造成明显的低血压,使用芬太尼后可减轻;在呼吸方面主要表现为呼吸抑制、呼吸暂停、低氧血症,有文献报道与注药剂量和速度有关,多为一过性,必要时托起下颌或加压给氧即可缓解。

2. 依托咪酯　是一种快速作用的镇静催眠药,有水溶剂和白色乳剂两种剂型。其具有较好的心血管稳定性,对于老年患者和体质较弱的患者有优势,但可能引起肌肉抽搐等不良反应。常用量为静脉注射 0.3mg/kg,1 分钟后患者开始入睡,维持 5~10 分钟,由于制剂中含有丙二醇,注射局部有疼痛感,部分患者注射后肌肉僵直。

3. 脂肪乳剂过敏的患者　可以采用吸入麻醉药物代替,临床上常用的有七氟烷。

(四) 肌肉松弛药

常用的肌肉松弛药有琥珀胆碱和顺式阿曲库铵。

1. 琥珀胆碱　是一种去极化肌肉松弛药,其起效迅速,作用时间短,比较适合时间较短且需要气管插管的胃肠镜诊疗。琥珀胆碱起效时可出现全身肌肉的抽搐,与其药物作用机制有关,其不良反应还包括密闭腔隙压力(颅内压、眼内压等)升高,苏醒后的肌肉酸痛、恶性高热等。禁用于颅内高压、眼球穿通伤、高位截瘫等患者。

2. 顺式阿曲库铵　是一种非去极化肌松药物,其起效时间 3~5 分钟,作用时间较长,代谢不依赖于肝肾功能,适合时间较长且需要气管插管的胃肠镜诊疗。其肌松作用可使用新斯的明进行拮抗,但新斯的明必须在患者自主呼吸恢复后才能给予。

(五) 抢救药

常用的抢救药有盐酸肾上腺素、重酒石酸间羟胺、麻黄碱、硫酸阿托品、艾司洛尔、尼卡地平、乌拉地尔、盐酸利多卡因、胺碘酮等。

1. 盐酸肾上腺素　常用的抢救药,主要用于心搏骤停的抢救。用于经内镜黏膜下注射时应注意使用剂量,经消化道黏膜吸收后可引起心率、血压的升高,过量可导致严重心律失常、心力衰竭,对存在基础心脏疾病的患者应慎用。

2. 重酒石酸间羟胺　升血压药,主要用于低血压的处理。其作用原理为收缩外周血管,升高血压的同时可引起心率反射性下降。

3. 麻黄碱　升血压药,主要用于低血压的处理。其作用原理为收缩外周血管和提高心率,升压同时可引起心率上升。

4. 硫酸阿托品　抗胆碱能药,主要用于增快心率、减少分泌物。青光眼患者禁用。

5. 艾司洛尔(爱络)　β受体阻滞剂,可降低心率,同时可引起血压轻度下降。哮喘患者慎用。

6. 尼卡地平(佩尔)　钙通道阻滞剂,可降低血压,同时可引起心率反应性增快。

7. 乌拉地尔(亚宁定)　α受体阻滞剂,可降低血压。

8. 盐酸利多卡因　局部麻醉药、抗室性心律失常药,可用于处理室性心律失常,常用剂量为1~2mg/kg。其主要副作用为局麻药中毒(抽搐、意识消失、心律失常等)。可用脂肪乳拮抗其毒性反应。

9. 胺碘酮(可达龙)　广谱抗心律失常药,可用于快速心律失常的治疗,常用剂量为150~300mg。

第八章 消化内科护理应急预案指引

第一节 患者突然发生病情变化时的应急预案

一、预防措施和主要准备

1. 护理人员遵守护理规章制度，按时巡视，仔细观察患者的病情，及时发现病情变化。

2. 急救药物、物品保持完好，做到"五定一及时"。

二、应急流程

见图 8-1-1。

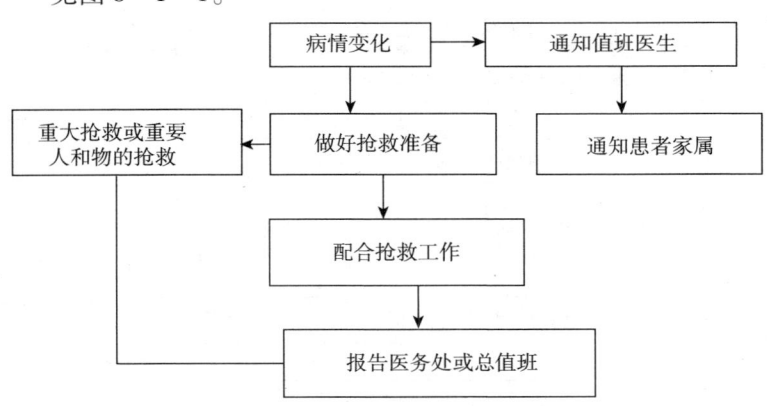

图 8-1-1 患者突然发生病情变化时的应急流程

第二节 患者坠床/跌倒时的应急预案

一、预防措施和主要准备

1. 检查病房设施，不断改进完善，做好安全防范，杜绝不安全隐患。
2. 护理人员严格执行级别护理和护理常规。
3. 加强巡视，密切观察患者病情，注意观察患者的意识及生命体征的变化。
4. 掌握患者的病情，及时记录患者的异常情况。
5. 履行告知义务，交代家属需要注意的事项。

二、应急流程

见图8-2-1。

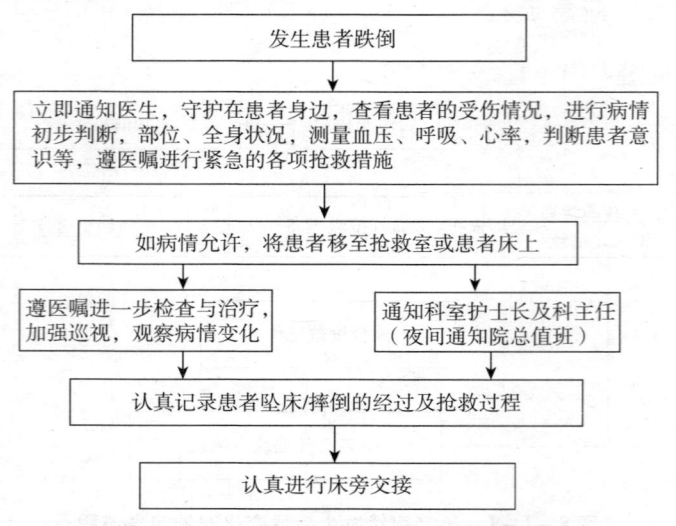

图8-2-1 患者坠床/跌倒时的应急流程

第三节 患者外出或外出不归的应急预案

一、预防措施和主要准备

做好入院宣教，按级别护理要求巡视，认真落实交接班制度。按《患者住院须知》告知患者应遵守医院的相关规定，服从管理，防止意外的发生。

二、应急流程

见图 8-3-1。

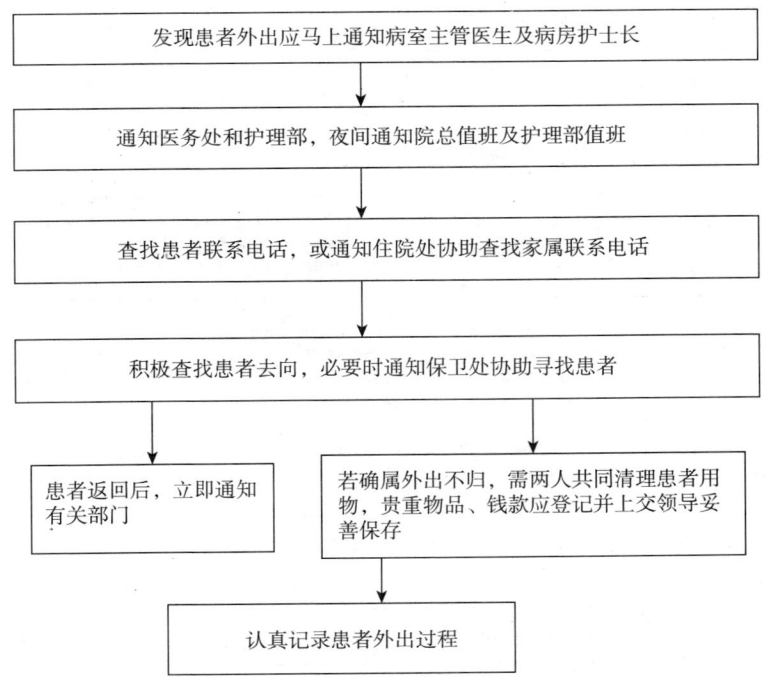

图 8-3-1 患者外出或外出不归的应急流程

第四节 患者发生输血反应时的应急预案

一、预防措施和主要准备

1. 严格执行输血"三查八对"制度。
2. 严格执行临床输血管理制度。
3. 护理人员严格执行操作规程,严格无菌技术操作。
4. 按时巡视,仔细观察患者的病情,及时发现病情变化。
5. 急救药物、物品做到"五定一及时"。

二、应急流程

见图 8-4-1。

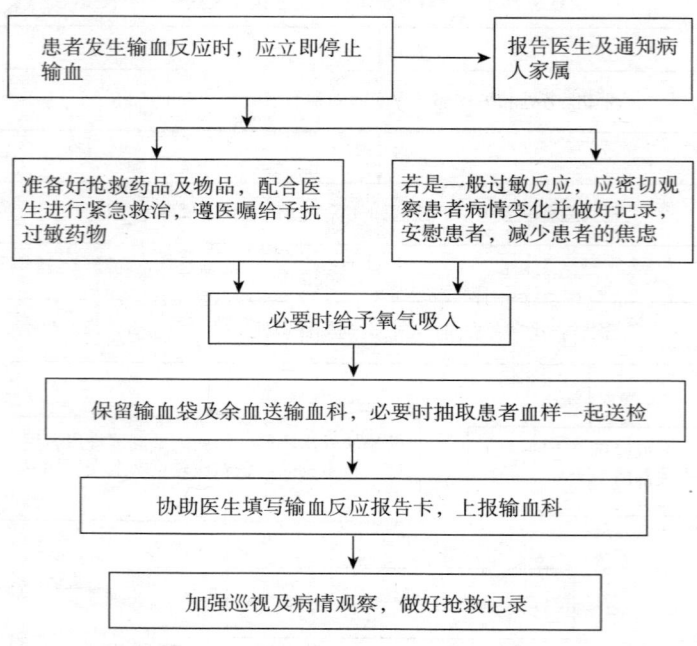

图 8-4-1 患者发生输血反应时的应急流程

第五节 患者输液过程中出现肺水肿的应急预案

一、预防措施和主要准备

1. 认真执行医嘱,根据病情调节输液速度,做好护理记录。
2. 及时进行健康宣教,履行告知义务,交代输液中的注意事项。
3. 护理人员严格护理操作规程,严格无菌技术操作,取得患者的合作。
4. 按时巡视,观察患者的病情,及时发现病情变化。
5. 急救药物、物品做到"五定一及时"。

二、应急流程

见图8-5-1。

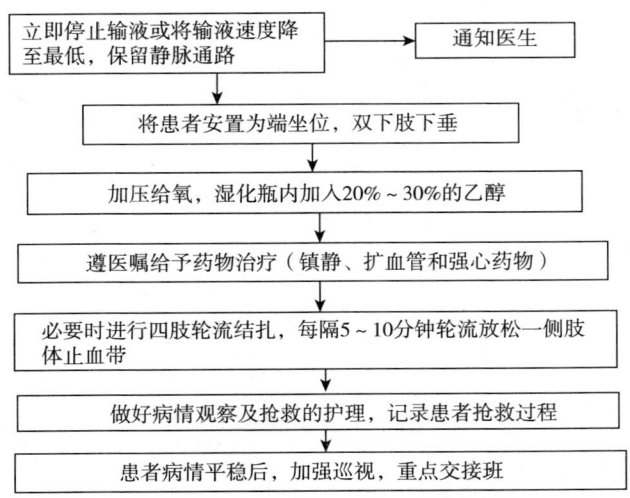

图8-5-1 患者输液过程中出现肺水肿的应急流程

第六节 患者有自杀倾向及出现自杀情况的应急预案

一、预防措施和主要准备

1. 发现患者有自杀倾向时,立即报告护士长及主管医生,通知家属。
2. 定时检查患者病室环境、床单元,查收锐利的刀器、超量的药物等危险物品,锁好门窗,尽可能消除自杀隐患。
3. 书面通知家属加强陪护,不得离开患者。
4. 详细交接班,密切注视患者的心理及自杀可疑行为。
5. 分析患者自杀可疑原因。有针对性地做好心理调护,尽量减少不良刺激。
6. 急救药物、物品做好"五定一及时"。

二、应急流程

见图 8-6-1。

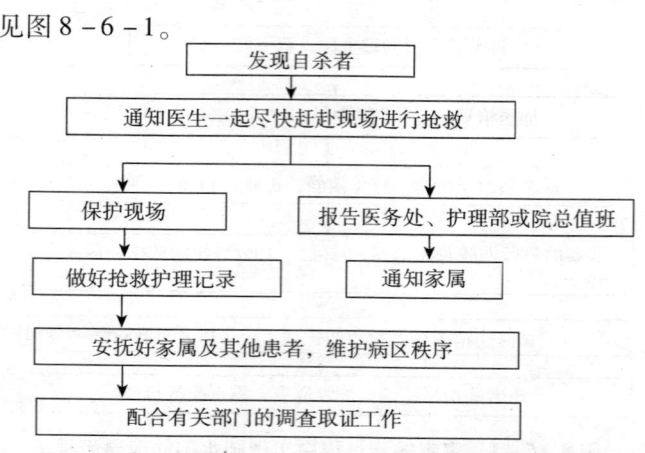

图 8-6-1 患者有自杀倾向及出现自杀情况的应急流程

第七节 患者发生低血糖的应急预案

一、预防措施和主要准备

1. 患者发生低血糖时,立即采取平卧位,防止发生跌倒和坠床,同时通知医生。
2. 意识清醒的患者遵医嘱给予50%葡萄糖口服;意识不清的患者立即建立静脉通路,给予50%葡萄糖静脉注射,10%葡萄糖维持静脉滴注。
3. 通知家属并向家属交代病情。
4. 监测患者血糖、意识状态、生命体征等病情变化,并做好抢救记录。
5. 查找低血糖的原因,去除诱发因素。
6. 向患者做健康指导,避免低血糖发生,随身携带急救卡片及含糖食物。
7. 准确、及时记录抢救过程。

二、应急流程

见图8-7-1。

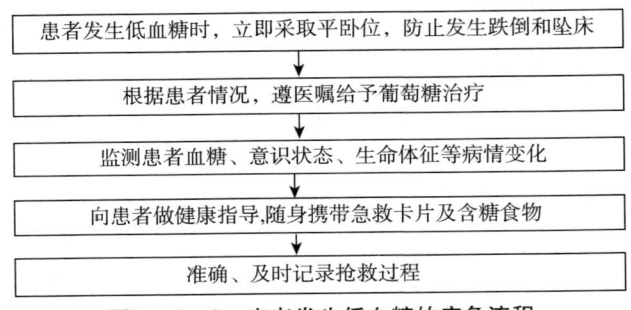

图8-7-1 患者发生低血糖的应急流程

第八节 患者发生消化道大出血的应急预案

一、预防措施和主要准备

1. 发生消化道大出血时,患者绝对卧床休息,去枕平卧,头偏向一侧,防止误吸。
2. 立即通知医生,准备好抢救车、负压吸引器、气管插管等抢救设备和药物,积极配合抢救。
3. 给予氧气吸入,保持呼吸道通畅,及时清理呼吸道分泌物及呕吐物。
4. 迅速建立有效的静脉通道,遵医嘱实施采血、输血、输液及给予各种止血治疗。
5. 严密观察生命体征、神志变化及四肢循环。准确记录出入量,评估患者的出血情况及预防并发症的发生。
6. 遵医嘱给予药物的抢救治疗,对症支持治疗,做好急诊胃镜检查准备。
7. 加强护理安全,认真做好护理记录,加强巡视和交接班。
8. 做好心理护理,关心安慰患者。

二、应急流程

见图 8-8-1。

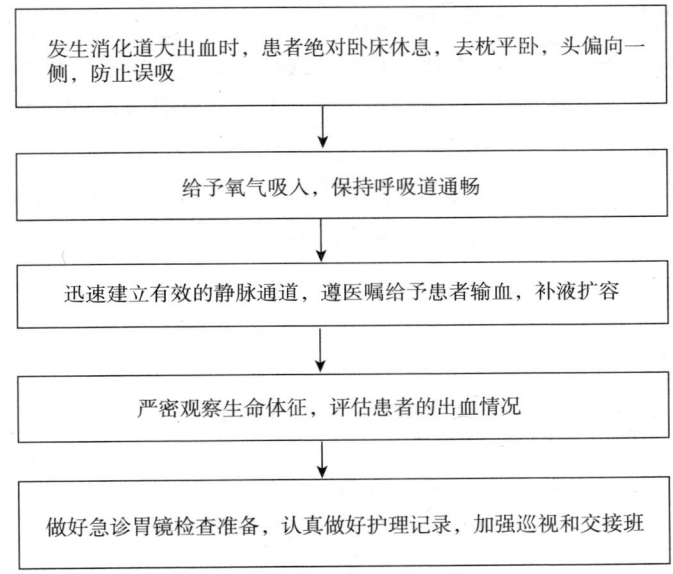

图 8-8-1 患者发生消化道大出血的应急流程

第九节 患者发生重症胰腺炎的应急预案

一、预防措施和主要准备

1. 发生重症胰腺炎时,患者绝对卧床休息,观察患者神志、血氧饱和度、呕吐、腹痛、腹胀部位及性质,嘱患者禁食、禁饮。

2. 立即通知医生,准备好抢救车、负压吸引器、气管插管等抢救设备和药物,积极配合抢救。

3. 给予氧气吸入,保持呼吸道通畅,及时清理呼吸道分泌物及呕吐物。

4. 迅速建立有效的静脉通道,遵医嘱给予药物的抢救治疗,对症支持治疗,确保输液通路畅通。

5. 严密监测生命体征、血氧饱和度及神志变化。观察患者呕吐、腹痛、腹胀情况,准确记录出入量,胃肠减压的患者给予管道护理。

6. 加强护理安全,认真做好护理记录,加强巡视和交接班。

7. 做好心理护理,关心安慰患者。

二、应急流程

见图8-9-1。

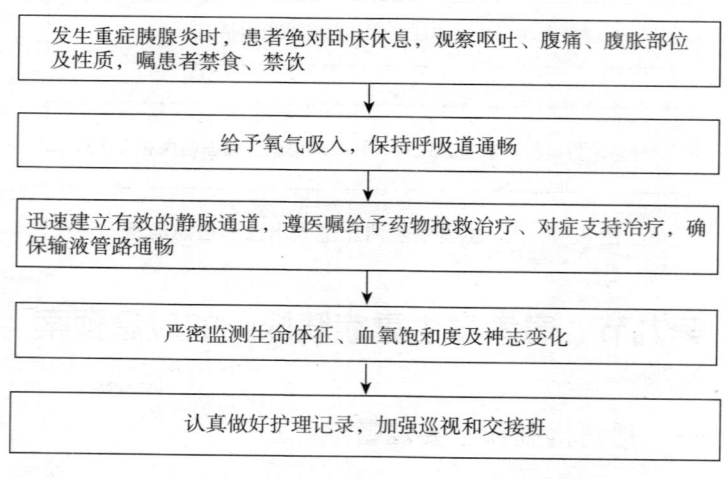

图8-9-1 患者发生重症胰腺炎的应急流程

第十节 患者发生肝性脑病的应急预案

一、预防措施和主要准备

1. 发生肝性脑病时,患者绝对卧床休息,加强巡视,密切观察患者意识障碍程度。

2. 立即通知医生，准备好抢救车、负压吸引器、气管插管等抢救设备和药物，积极配合抢救。

3. 给予氧气吸入，保持呼吸道通畅，及时清理呼吸道分泌物及呕吐物。

4. 迅速建立有效的静脉通道，监测血氨变化，遵医嘱给予抗肝昏迷药物治疗。

5. 密切监测生命体征，观察患者意识障碍程度，准确记录出入量。

6. 遵医嘱给予药物的抢救治疗、对症支持治疗，预防相关并发症的发生。

7. 加强护理安全，如有行为异常患者必要时给予使用约束带，专人陪护，防止意外事件发生。

8. 认真做好护理记录，加强巡视和交接班。

9. 做好心理护理，关心安慰患者。

二、应急流程

见图 8-10-1。

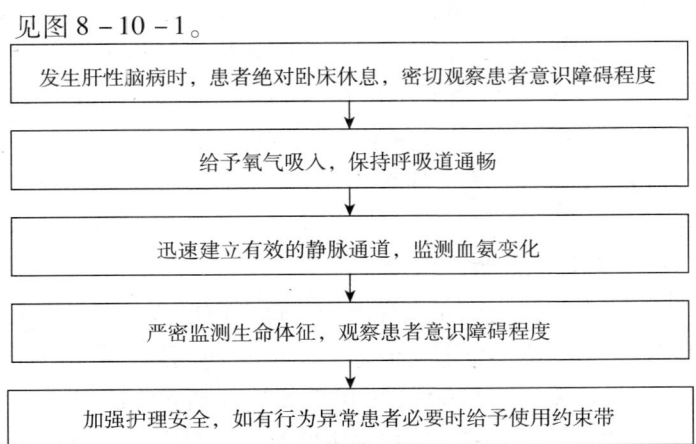

图 8-10-1　患者发生肝性脑病的应急流程

第十一节 病房发现肠道传染病患者的应急预案

一、预防措施和主要准备

1. 发现肠道传染病,在第一时间内报告科室主任、护士长及有关部门(医务部、护理部、院感染办公室等),填写传染病报告卡。

2. 安置好同病房的其他患者。

3. 根据传染源的性质,立即采取相应的消毒隔离措施。

(一)患者的隔离

对于感染性腹泻患者,应在标准预防的基础上实施接触隔离。高度怀疑为霍乱患者,应立即将患者转移到病区隔离病房;一旦确诊为霍乱患者,应按卫生行政部门的规定送达指定医院隔离治疗;期间,科室做好随时消毒与终末消毒措施。

(二)排泄物、呕吐物的消毒

患者的排泄物、呕吐物等污物用20%漂白粉(取20g,加水至100ml)乳液1份,加至排泄物、呕吐物等污物4份中,充分搅拌作用30~60分钟后倾倒至专用厕所内下水道;或采用有效氯浓度为10 000mg/L的含氯消毒剂溶液1份,加至排泄物、呕吐物等污物1份中,充分搅拌作用30~60分钟后倾倒至专用厕所内下水道。

(三)环境的消毒

告知患者将呕吐物吐入容器中,避免呕吐物污染医院环境;如呕吐物外泄,应实施覆盖消毒,以免污染扩散;覆盖消毒应使用蘸有有效氯浓度为5000mg/L的含氯消毒剂溶液的布或卫生纸覆盖在呕吐物上;将覆盖物包裹呕吐物一起丢弃至黄色塑料废物袋内,双层打包,扎紧袋口,统一焚烧处置。

医护人员做好标准预防,严格手部卫生,规范个人防护;有效预防传染病患者与其他患者发生交叉感染。

二、应急流程

见图 8-11-1。

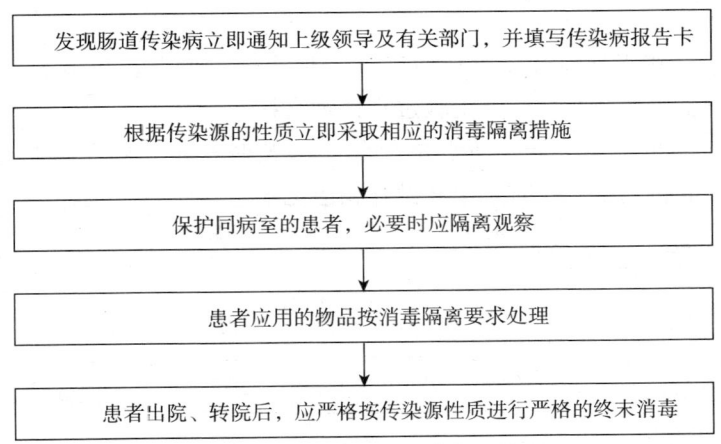

图 8-11-1 病房发现肠道传染病患者的应急流程

第十二节 内镜中心患者发生心跳骤停的应急预案

一、预防措施和主要准备

1. 患者在内镜诊治过程中出现呼吸、心跳骤停,立即停止检查,进行就地抢救。

2. 立即对患者进行心肺复苏,建立静脉通道,通知麻醉科进行气管插管,同时通知护士长、科主任及医务科,必要时启动院内急救系统。

3. 抢救过程中严密观察患者的生命体征变化,随时报告医生。

4. 抢救执行口头医嘱时，对医生的口头医嘱进行复诵，确认无误后执行医嘱。详细记录抢救过程中所用药物，保留安瓿备查。

5. 抢救过程中主管医生与患者家属进行有效沟通，并下病危通知单。

6. 患者病情好转后转病房进一步治疗及检查。与病房医生和护士对病情及用药、抢救过程详细交接。

7. 抢救完毕后，清点抢救药品并及时补足，确保抢救车、氧气准备到位，及时总结并做好相应记录。

二、应急流程

见图 8-12-1。

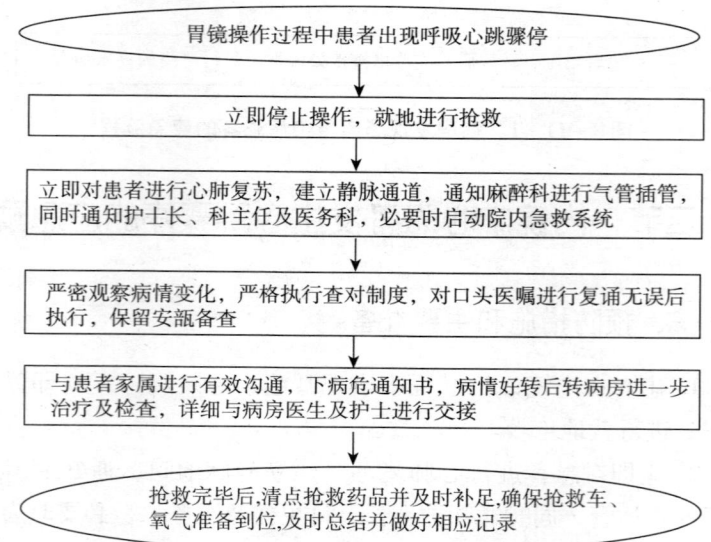

图 8-12-1 内镜中心患者发生心跳骤停的应急流程

第十三节　内镜中心患者发生消化道穿孔的应急预案

一、预防措施和主要准备

1. 操作过程中怀疑穿孔，即予内镜下吸出气体。
2. 操作的医护人员应陪同患者行立位腹部平片检查，发现膈下游离气体（或纵隔气肿）即可确诊。
3. 一旦确诊穿孔，即请外科急会诊。
4. 办理相关住院手续时，应密切观察患者的生命体征，并护送进入病房与外科医生交班，决定是否直接送手术室行急诊手术治疗。

二、应急流程

见图 8-13-1。

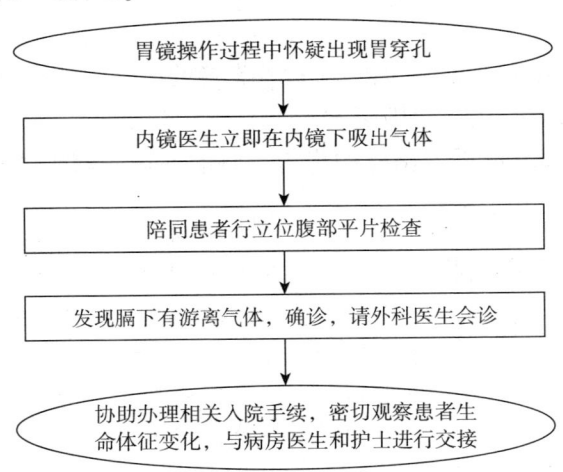

图 8-13-1　内镜中心患者发生消化道穿孔的应急流程

第十四节 内镜中心患者发生消化道大出血的应急预案

一、预防措施和主要准备

1. 术前详细了解病史,停服影响凝血功能的药物,检测凝血功能。
2. 术前完善各种检查,与患者做好检查前谈话,包括各种并发症发生的可能性,取得患者及家属的理解与支持。
3. 备齐各种止血药物及器械。
4. 在治疗过程中出现消化道出血时,少量出血者观察是否可自行凝固。
5. 如出血较多可用药物喷洒止血,局部注射止血。
6. 在上述内镜下治疗时应即刻建立静脉通道,以保证能及时补充血容量及静脉给药(最好于内镜下治疗前均建立静脉通道)。
7. 在治疗过程中,应严密观察患者的血压、脉搏及出血量,如非手术治疗失败,即联系外科进行急诊会诊。
8. 需要住院手术治疗的患者,协助办理入院手续,与病房医生和护士进行交接。

二、应急流程

见图 8-14-1。

第八章 消化内科护理应急预案指引

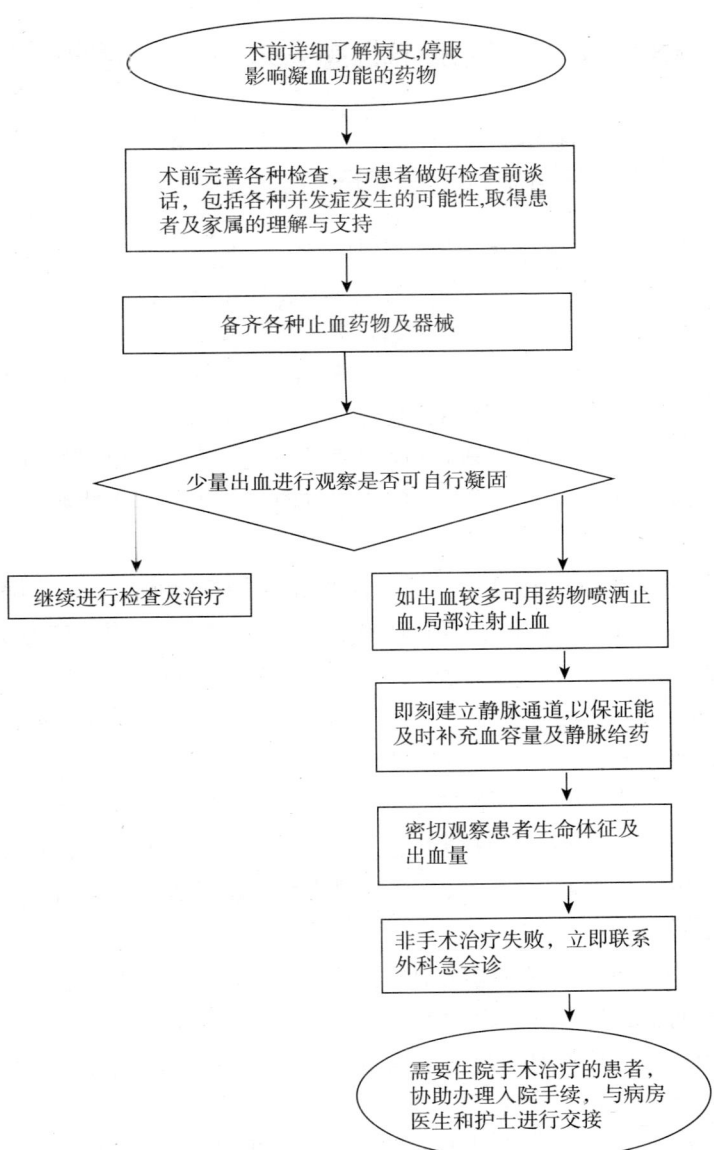

图 8-14-1　内镜中心患者发生消化道大出血的应急流程

第十五节　内镜中心患者发生麻醉意外的应急预案

一、预防措施和主要准备

1. 在无痛诊疗过程中,发现患者生命体征改变,如血压下降、血氧下降、心率减缓时,应立即停止用药,并让患者平卧、开放气道,清除呼吸道分泌物,面罩加压给氧。

2. 症状较轻者,按一般对症处理。密切观察患者病情变化,记录患者生命体征和病情变化过程,通知家属,告知病情。

3. 症状重者,即刻通知科主任和护士长,并及时就地抢救,迅速建立两条以上的静脉通路,必要时气管插管。呼吸心跳骤停者,立即进行心肺复苏术。

4. 局部麻醉药毒性反应:①停止应用局部麻醉药。②面罩吸氧,必要时气管插管控制呼吸,以保证氧供。③用苯二氮䓬类药物如地西泮、咪达唑仑等,以及肌肉松弛药以控制惊厥。④应用升压药、抗心律失常药等支持循环功能。⑤如呼吸、心跳停止,则按心、肺、脑复苏处理。

5. 与全身麻醉有关的意外并发症

(1) 呼吸暂停:①立即经面罩人工呼吸,有上呼吸道梗阻者可置入口咽通气道;②必要时可在肌松药辅助下插入气管导管人工呼吸。

(2) 上呼吸道梗阻:①托起下颌,头偏向一侧,适用于舌后坠而引起的上呼吸道梗阻;②置口咽或鼻咽通气道;③如因喉痉挛引起上呼吸道梗阻,或反流物引起,应立即用肌肉松弛药,气管插管,人工呼吸。

(3) 误吸综合征:①立即将患者头偏向一侧,充分吸引口咽部胃液和食物残渣等;②气管插管后立即气管内吸引;③应用大剂量糖皮质激素及抗生素；④ 给予呼吸支持。

二、应急流程

见图 8 – 15 – 1。

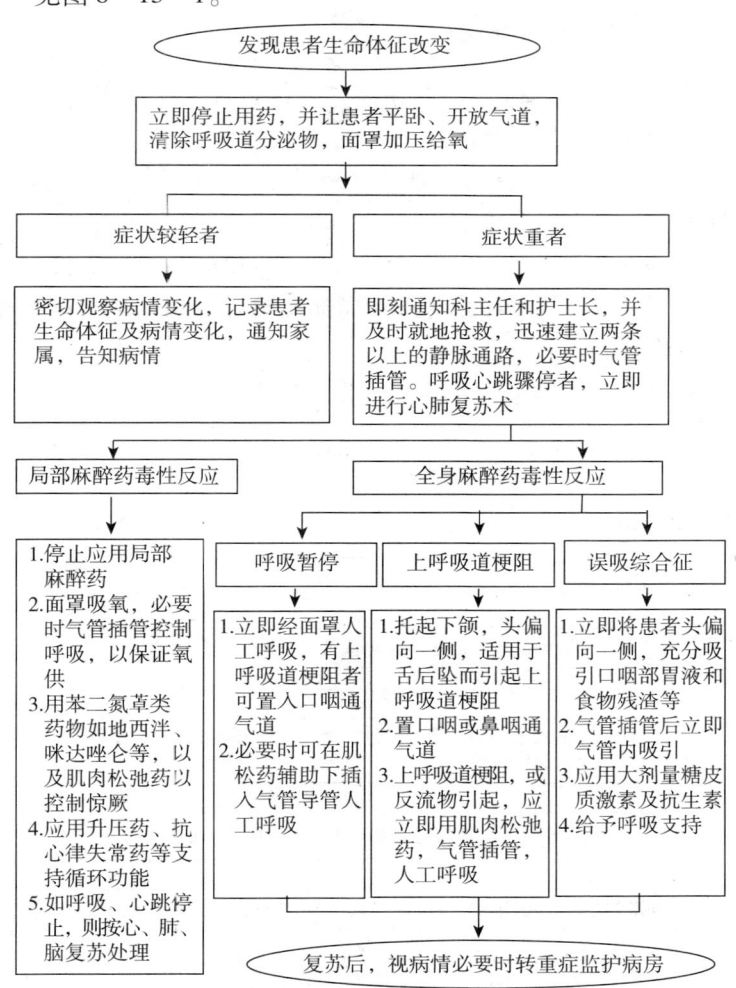

图 8 – 15 – 1　内镜中心患者发生麻醉意外的应急流程

第十六节 内镜中心患者发生麻醉药物（丙泊酚）外渗的应急预案

一、预防措施和主要准备

1. 立即停止麻醉药物的输注，可保留针头接注射器回抽漏于皮下的药物，然后拔除针头。

2. 仔细评估患者药物外渗的部位、面积，外渗药物的量，皮肤的颜色、温度，疼痛性质等，详细记录在监护记录中。

3. 发生麻醉药物外渗后要及时通知麻醉医生及护士长。

4. 外渗24小时内可用药物局部湿热敷，期间应加强观察，防止烫伤。

5. 密切观察皮肤局部变化，做好患者心理护理。

二、应急流程

见图 8-16-1。

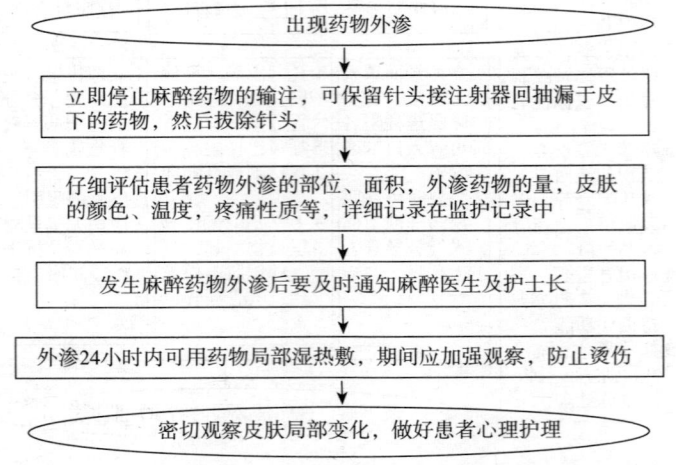

图 8-16-1　内镜中心患者发生麻醉药物外渗的应急流程

第十七节　内镜中心患者发生误吸的应急预案

一、预防措施和主要准备

1. 当发现患者发生误吸时，护士应立即报告医生，停止胃镜检查。
2. 立即进行负压吸引，快速吸出鼻及呼吸道内异物。
3. 根据患者具体情况进行紧急处理：当患者神志清楚时，护士可一手抱住患者上腹部，另一手叩拍背部；当患者处于昏迷状态时，可使患者处于仰卧位，头偏向一侧，医护人员按压腹部，同时用负压吸引器进行吸引；也可让患者处于俯位，叩拍背部，注意观察患者面色、呼吸、神志等情况。
4. 迅速建立静脉通道，备好抢救仪器和物品。
5. 监测生命体征和血氧饱和度变化。如患者出现严重发绀、意识障碍，以及血氧饱和度、呼吸频率和深度异常，立即采用简易呼吸器维持呼吸，同时急请麻醉科插管吸引或胃镜吸引。患者出现神志不清、呼吸心跳停止时，立即进行胸外心脏按压、气管插管、机械通气、心电监护等心肺脑复苏抢救措施，遵医嘱给予抢救用药。
6. 严密观察患者生命体征、血氧饱和度、神志、瞳孔及呼吸频率与节律变化，及时报告医生采取对症处理。
7. 患者病情好转、神志清楚、生命体征逐渐平稳后，及时清洁患者口腔，整理床单元，安慰患者家属，做好心理护理。
8. 实时做好监护及抢救记录。待患者病情完全平稳后，向患者详细了解发生误吸的原因，制定有效的预防措施，尽可能地防止以后再发生类似情况。

二、应急流程

见图 8-17-1。

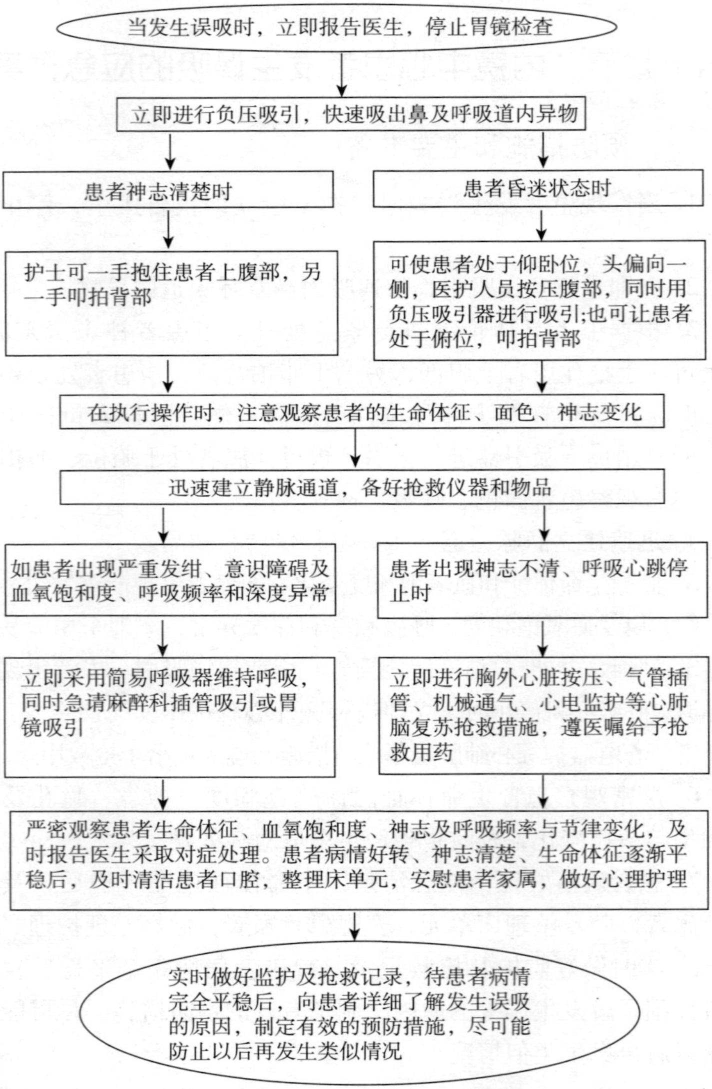

```
当发生误吸时,立即报告医生,停止胃镜检查
              ↓
立即进行负压吸引,快速吸出鼻及呼吸道内异物
      ↓                              ↓
患者神志清楚时                   患者昏迷状态时
      ↓                              ↓
护士可一手抱住患者上腹部,另    可使患者处于仰卧位,头偏向一
一手叩拍背部                   侧,医护人员按压腹部,同时用
                              负压吸引器进行吸引;也可让患者
                              处于俯位,叩拍背部
              ↓
在执行操作时,注意观察患者的生命体征、面色、神志变化
              ↓
迅速建立静脉通道,备好抢救仪器和物品
      ↓                              ↓
如患者出现严重发绀、意识障碍及   患者出现神志不清、呼吸心跳停
血氧饱和度、呼吸频率和深度异常   止时
      ↓                              ↓
立即采用简易呼吸器维持呼吸,    立即进行胸外心脏按压、气管插
同时急请麻醉科插管吸引或胃     管、机械通气、心电监护等心肺
镜吸引                         脑复苏抢救措施,遵医嘱给予抢
                              救用药
              ↓
严密观察患者生命体征、血氧饱和度、神志及呼吸频率与节律变化,及
时报告医生采取对症处理。患者病情好转、神志清楚、生命体征逐渐平
稳后,及时清洁患者口腔,整理床单元,安慰患者家属,做好心理护理
              ↓
实时做好监护及抢救记录,待患者病情
完全平稳后,向患者详细了解发生误吸
的原因,制定有效的预防措施,尽可能
防止以后再发生类似情况
```

图 8-17-1 内镜中心患者发生误吸的应急流程

第十八节　内镜中心设备故障的应急预案

一、预防措施和主要准备

1. 不管何时发现内镜工作异常，都应立即停止使用，并慢慢地将其取出。

2. 如果在检查过程中内镜图像消失或冻结，应将电子内镜中心的电源开关关闭再重新打开。如果图像仍然不可见，立即停止检查，缓慢地从患者体内抽出内镜。

3. 如果角度旋钮之类的部件出现异常，立即停止检查，松开角度卡锁，不要操作角度旋钮，然后一边观察内镜图像一边小心地抽出内镜。如果难以拔出，不要用力将其抽出；先让其暂留在患者体内，并立即与厂家联系。用力抽出会导致患者受伤。

4. 当操作人员按压送气、送水按钮无法从内镜图像里观察到水流时，应立即停止送水并检查水瓶里的剩水量。

5. 如果吸引按钮不卡住会导致无法复原而不能停止吸引，应将吸引软管从内镜接头的吸引接口上拆除，停止吸引并取出内镜。

6. 如果活检钳先端处于打开状态，勿强行拔除，以免造成患者受伤和仪器损坏。如果不能拔除附件，应小心将内镜与活检钳同时拔除。

7. 如果怀疑内镜有故障，请勿使用，及时与厂家联系检查维修。

二、应急流程

见图 8-18-1。

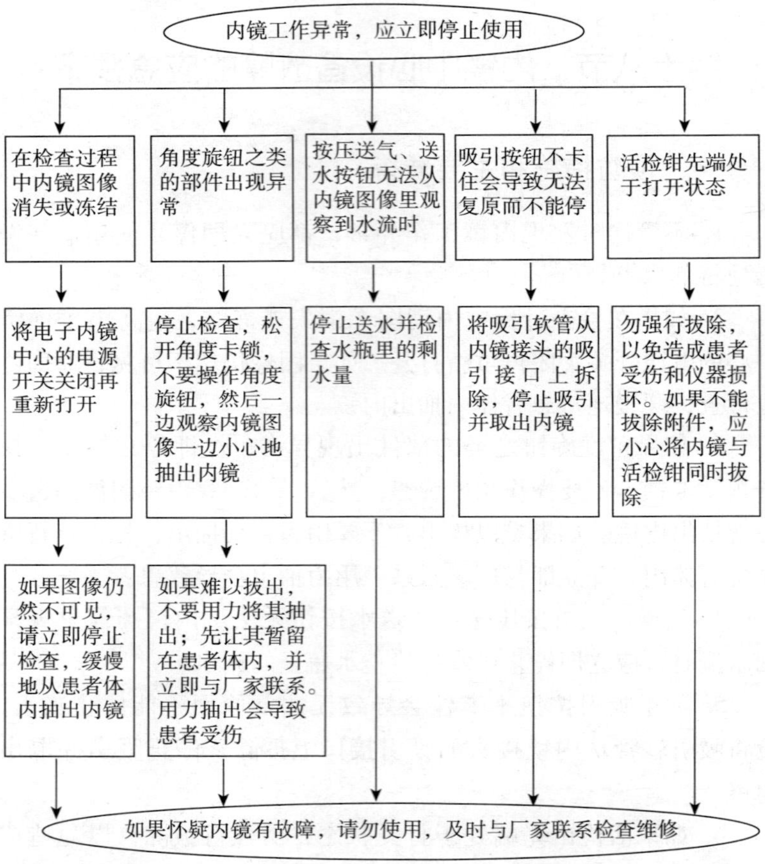

```
                    ┌─────────────────────────────┐
                    │  内镜工作异常,应立即停止使用  │
                    └─────────────────────────────┘
                                  │
        ┌────────────────┬────────┴────────┬────────────────┬────────────────┐
        ▼                ▼                 ▼                ▼                ▼
┌──────────────┐ ┌──────────────┐ ┌──────────────┐ ┌──────────────┐ ┌──────────────┐
│ 在检查过程中  │ │ 角度旋钮之类  │ │ 按压送气、送水 │ │ 吸引按钮不卡  │ │ 活检钳先端处  │
│ 内镜图像消失  │ │ 的部件出现异  │ │ 按钮无法从内  │ │ 住会导致无法  │ │ 于打开状态    │
│ 或冻结        │ │ 常            │ │ 镜图像里观察  │ │ 复原而不能停  │ │              │
│              │ │              │ │ 到水流时      │ │              │ │              │
└──────┬───────┘ └──────┬───────┘ └──────┬───────┘ └──────┬───────┘ └──────┬───────┘
       ▼                ▼                ▼                ▼                ▼
┌──────────────┐ ┌──────────────┐ ┌──────────────┐ ┌──────────────┐ ┌──────────────┐
│ 将电子内镜中  │ │ 停止检查,松   │ │ 停止送水并检  │ │ 将吸引软管从  │ │ 勿强行拔除,   │
│ 心的电源开关  │ │ 开角度卡锁,   │ │ 查水瓶里的剩  │ │ 内镜接头的吸  │ │ 以免造成患者  │
│ 关闭再重新打  │ │ 不要操作角度  │ │ 水量          │ │ 引接口上拆    │ │ 受伤和仪器损  │
│ 开            │ │ 旋钮,然后一   │ │              │ │ 除,停止吸引   │ │ 坏。如果不能  │
│              │ │ 边观察内镜图  │ │              │ │ 并取出内镜    │ │ 拔除附件,应   │
│              │ │ 像一边小心地  │ │              │ │              │ │ 小心将内镜与  │
│              │ │ 抽出内镜      │ │              │ │              │ │ 活检钳同时拔  │
│              │ │              │ │              │ │              │ │ 除            │
└──────┬───────┘ └──────┬───────┘ └──────┬───────┘ └──────┬───────┘ └──────┬───────┘
       ▼                ▼                │                │                │
┌──────────────┐ ┌──────────────┐        │                │                │
│ 如果图像仍然  │ │ 如果难以拔出, │        │                │                │
│ 不可见,请立   │ │ 不要用力将其  │        │                │                │
│ 即停止检查,   │ │ 抽出;先让其   │        │                │                │
│ 缓慢地从患者  │ │ 暂留在患者体  │        │                │                │
│ 体内抽出内镜  │ │ 内,并立即与   │        │                │                │
│              │ │ 厂家联系。用  │        │                │                │
│              │ │ 力抽出会导致  │        │                │                │
│              │ │ 患者受伤      │        │                │                │
└──────┬───────┘ └──────┬───────┘        │                │                │
       └────────────────┴────────┬───────┴────────────────┴────────────────┘
                                 ▼
           ┌─────────────────────────────────────────────────┐
           │ 如果怀疑内镜有故障,请勿使用,及时与厂家联系检查维修 │
           └─────────────────────────────────────────────────┘
```

图 8-18-1　内镜中心设备故障的应急流程

第九章 消化内科常见护理技术操作指引

第一节 密闭式静脉输血技术操作规程及评分标准

一、评估

1. 患者的病情、年龄、出入量、心肺功能、输血史及过敏史。
2. 患者的意识状态、自理能力、合作程度。
3. 患者对输血治疗的心理状态和有关知识。
4. 患者局部皮肤组织及血管情况。
5. 患者的血型、交叉配血结果、血液质量。

二、准备

1. 护士　着装整洁，洗手，戴口罩。
2. 物品　止血带、皮肤消毒剂、快速手消毒液、生理盐水、同型血制品、输液贴、无菌棉签、污物缸、一次性手套（必要时）、一次性输血器、血型化验单、输血申请单。
3. 环境　清洁、安静，光线适宜。
4. 体位　患者取舒适体位。

三、方法

处置医嘱→两人核对（除紧急情况外，库存血应在室温下放置15~20分钟后再输入）→连接生理盐水→将血袋内血液以旋转动作轻轻摇匀→拧下血袋衔接部位导管→消毒血液开口处→将输血器另一端针头插入血袋导管→携输血用物至患者床旁→两人核对并解释→松开生理盐水端的调节夹→排气→选择血管→消毒皮肤→再次查对→穿刺→固定→调节滴速→输入生理盐水30~50ml→输血→调节输血速度（开始时为15~20滴/分）→再次核对→观察15分钟无不良反应→根据医嘱调节输血速度（一般成年人为40~60滴/分，儿童酌减）→协助患者取舒适体位→向患者交代注意事项→整理床单元→洗手→记录（两名医护人员共同签名）。

输血完毕，再次输入生理盐水冲洗管路→拔针→整理用物→洗手→记录。

四、评价

1. 严格执行查对制度，符合无菌技术、标准预防、安全输血原则。
2. 与患者沟通交流语言文明、态度和蔼。
3. 护士操作过程规范、准确，输血通畅，无血液浪费现象。
4. 观察、处理故障及时、正确。
5. 患者舒适，无不良反应。

五、注意事项

1. 认真核对化验单后，将标签粘贴在试管上，携带化验单及已贴标签的试管前往患者床边采血。禁止同时采集两名患者的血标本。应严格查对制度，以防混淆，发生差错。

2. 严格执行两人查对及"三查八对"制度（三查：血制品有效期、血制品质量、输血装置是否完整；八对：床号、姓名、住院号、血袋号、血型、交叉试验结果、血制品种类、剂量）。

3. 严格执行无菌操作。

4. 输入两瓶以上血液时，两瓶血之间须输入少量等渗盐水。

5. 输血时，血液内不得随意加入其他药品，如钙剂、酸性或碱性药品、高渗或低渗液，以防血液凝集或溶解。

6. 输血过程中，应密切观察有无局部疼痛、输血反应。一旦出现反应，应立即停止输血并通知医生，保留余血以备检查分析原因。

7. 严格掌握输血速度，对年老体弱、严重贫血、心力衰竭患者应谨慎，滴数宜慢。

8. 空血袋装入原塑料袋中保存24小时，患者无输血不良反应再回收至输血科集中处理。

六、理论提问

密闭式静脉输血的目的有哪些？

答：①补充血容量，升高血压；②补充血红蛋白，纠正贫血；③增强机体抗病能力；④增加蛋白质，纠正低蛋白血症；⑤补充各种凝血因子，改善凝血作用；⑥排除有害物质。

七、评分标准

见表9-1-1。

表9-1-1 密闭式静脉输血技术操作评分标准

项目	技术操作要求		分值	扣分原因	得分
准备质量标准（20分）	评估	患者的病情、年龄、出入量、心肺功能、输血史及过敏史	3		
		患者的意识状态、自理能力、合作程度；对输血治疗的心理状态和有关知识	3		
		患者局部皮肤组织及血管情况	2		
		患者的血型、交叉配血结果、血液质量	2		
	护士：着装整洁，洗手，戴口罩		2		
	物品：备齐用物，放置合理		4		
	环境：清洁、安静，光线适宜		2		
	体位：患者取舒适体位		2		
操作流程标准（60分）	处置、核对医嘱及血制品		5		
	连接生理盐水及血液的方法正确		5		
	摇匀血液、消毒血袋开口处		3		
	两人核对		4		
	解释输血的目的和方法		5		
	排气方法正确		3		
	选择适宜的血管，穿刺方法正确		5		
	调节输血速度		3		
	再次核对		3		

续表

项目	技术操作要求	分值	扣分原因	实际得分
操作流程标准（60分）	观察15分钟后，根据医嘱调节输血速度	3		
	协助患者取舒适体位，将呼叫器放置于患者可触及的位置	3		
	向患者交代注意事项	5		
	整理用物、洗手	3		
	记录	3		
	输血完毕，输入生理盐水冲洗管路	4		
	整理用物、洗手、记录	3		
终末质量标准（20分）	严格执行查对制度，符合无菌技术、标准预防、安全输血原则	4		
	与患者沟通交流语言文明、态度和蔼	4		
	护士操作规范、准确，输血通畅，无血液浪费现象	4		
	观察、处理故障及时、正确	4		
	患者舒适，无不良反应	4		
总分		100		

第二节 胃肠减压技术操作规程及评分标准

一、评估

1. 患者病情、生命体征、意识状态及合作程度，胃肠减压的目的。

2. 患者鼻腔情况，有无鼻中隔偏曲，鼻腔黏膜有无炎症、肿胀，有无息肉等。

3. 患者有无人工气道。

4. 患者有无食管及胃肠梗阻或术后情况。

5. 患者有无凝血功能障碍。

二、准备

1. 护士　着装整洁，洗手，戴口罩。

2. 物品　治疗盘内盛：一次性杯子（内盛凉开水或生理盐水）、治疗巾、一次性胃管、20ml 注射器、消毒弯盘 1 套、纱布 2 块、别针、消毒润滑剂、棉签、胶布、压舌板、听诊器、胃肠减压器、PE 手套、手电筒、快速手消毒液、软尺、污物缸，必要时备血管钳。

3. 环境　清洁、安静，光线适宜。

4. 体位　患者取半坐位或仰卧位。

三、方法

携用物至患者床旁→再次核对并解释→测量胃管应插入的长度→协助患者取半坐位或仰卧位→清洁和检查鼻腔→颌下垫治疗巾，放弯盘→准备润滑剂→打开一次性胃管、注射器放入弯盘→戴手套→检查胃管并夹闭胃管末端→润滑胃管前端→左手托住胃管→右手持胃管前端沿一侧鼻孔轻轻插入 10～15cm（咽喉部）时，嘱患者做吞咽动作（如为昏迷患者则操作者用左手将患者头部托起，使下颌靠近胸骨柄以增大咽喉部通道的弧度）→插胃管至所测量的长度→检查胃管是否在胃内→脱手套→妥善固定胃管→连接胃肠减压器→固定胃肠减压器→协助患者取舒适体位→整理床单元→消毒双手→向患者交代注意事项→推车回治疗室→处理用物→洗手→记录。

四、评价

1. 与患者沟通交流语言文明、态度和蔼。
2. 动作轻柔、准确,操作规范。
3. 胃管放置到位,胃肠减压有效。

五、注意事项

1. 近期有上消化道出血史、食管静脉曲张、食管阻塞及极度衰弱患者应慎用。

2. 患者安放胃肠减压后,应停止口服药物和饮食。如必须口服药物时,应将药物研碎,溶于水后注入导管,注药后夹闭导管 1~2 小时。

3. 妥善固定胃肠减压装置,防止变换体位时加重对咽部的刺激,以及受压、脱出影响减压效果。

4. 使用胃肠减压患者应静脉补液,以维持水、电解质平衡。应密切观察病情、引流物的量和性质,记录 24 小时引流总量及胃肠功能恢复情况,并做好记录。

5. 胃肠减压患者应加强口腔护理和清洁鼻腔。

六、理论提问

1. 胃肠减压的目的是什么?

答:利用负压作用,将胃肠道中聚集的气体、液体吸出,减轻胃肠道内压力;用于消化道及腹部手术,减轻胃肠胀气,增加手术安全性;通过对胃肠减压吸出物的判断,可判断病情变化,协助诊断。

2. 为昏迷患者做胃肠减压时应注意什么?

答:为昏迷患者插入胃管时,应将患者头向后仰,但胃管插至咽喉部时(约 15cm),左手托起其头部,使下颌靠近胸骨柄,加大咽喉部通道的弧度，使管端沿后壁滑行，插至所需长度。如插入不畅，应检查胃管是否盘在口腔中。

3. 插胃管过程中发生呛咳、呼吸困难、发绀等情况时如何处理？

答：发生这些情况，表示误入气管，应立即拔出，休息片刻后重插。

4. 测量胃管置入长度的方法有哪些？

答：①鼻尖到耳垂及剑突的距离；②前额发际到剑突的距离（成年人45～55cm，儿童14～18cm）。

七、评分标准

见表9-2-1。

表9-2-1 胃肠减压技术操作评分标准

项目	技术操作要求		分值	扣分原因	得分
准备质量标准（20分）	评估	患者病情、生命体征、意识状态及合作程度，胃肠减压的目的	5		
		患者鼻腔情况，是否有人工气道、食管及胃肠道梗阻，有无凝血功能障碍	5		
	护士：着装整洁，洗手，戴口罩		3		
	物品：备齐用物，放置合理		3		
	环境：清洁、安静、光线适宜		2		
	体位：患者取仰卧位或半坐卧位		2		

续表

项目	技术操作要求	分值	扣分原因	实际得分
操作流程标准（60分）	核对患者信息，向患者解释操作目的及配合方法	5		
	测量胃管长度	5		
	协助患者取正确体位	3		
	清洁鼻腔	3		
	打开、检查、润滑胃管	4		
	插入胃管方法正确，插入长度正确	8		
	检查胃管是否在胃内	5		
	妥善固定胃管	3		
	正确连接胃肠减压装置，妥善固定	5		
	观察胃肠引流的颜色、性质、量	5		
	协助患者取舒适体位，整理床单元，消毒双手	3		
	向患者告知注意事项	5		
	整理用物，洗手	3		
	记录	3		
终末质量标准（20分）	与患者沟通交流语言文明、态度和蔼	5		
	动作轻柔、准确，操作规范	5		
	胃管放置到位	5		
	胃肠减压有效	5		
总分		100		

第三节 大量不保留灌肠技术操作规程及评分标准

一、评估

1. 患者的病情、年龄、临床诊断，灌肠的目的。
2. 患者的意识、心理状态、合作程度、耐受程度及排便习惯。
3. 操作环境。

二、准备

1. 护士　着装整洁，洗手，戴口罩。
2. 物品　治疗车、卫生纸、一次性尿垫（或橡胶单、中单）、大量杯、薄膜手套、快速手消毒液、医用垃圾袋；治疗盘内盛：灌肠筒1套、弯盘、一次性肛管、消毒润滑剂、棉签、水温计、止血钳（或调解夹）；便盆、便盆巾、输液架、屏风（必要时）；灌肠液（根据医嘱配制，温度39～41℃，降温时用28～32℃，中暑时用4℃）。
3. 环境　酌情关闭门窗，屏风遮挡，温度适宜，光线充足。
4. 体位　患者取左侧卧位，双膝屈曲，臀部与床沿平齐。

三、方法

携用物至患者床旁→再次核对并解释→协助患者取左侧卧位，双膝屈曲，臀部与床沿平齐→脱裤子至膝部→臀下垫一次性尿垫→盖好被子（只暴露臀部）→卫生纸及弯盘置于臀旁→灌肠筒挂于输液架上（液面距肛门40～60cm）→戴手套→连接肛管→润滑肛管前端→排气→夹管→左手垫卫生纸分开肛门→嘱患者深呼吸→右手将肛管轻轻插入直肠 7~10cm→固定肛管→开放管夹→观察液体流入情况及患者反应→脱手套→协助患者取舒适卧位并嘱其尽量保留 5~10 分钟后再排便→协助患者排便或自解→整理床单元→开窗通风→消毒双手→记录→推车回治疗室→正确处置用物→洗手。

四、评价

1. 认真执行查对制度，操作方法正确，动作熟练、轻巧。
2. 语言沟通恰当，指导正确，注意保暖。
3. 灌肠液选择正确，灌肠筒的高度及肛管插入的深度适宜。
4. 床单元清洁、无污染，排便效果好。

五、注意事项

1. 妊娠、急腹症、消化道出血、严重心血管疾病等患者禁忌灌肠。

2. 伤寒患者灌肠时溶液不得超过 500ml，压力要低（液面距肛门不得超过 30cm）。

3. 肝性脑病患者灌肠禁用肥皂水，以减少氨的产生和吸收；充血性心力衰竭和水钠潴留患者禁用 0.9% 氯化钠溶液灌肠。

4. 准确掌握灌肠溶液的温度、浓度、流速、压力和溶液的量。

5. 灌肠时患者如有腹胀或便意时，应嘱患者做深呼吸，以减轻不适。

6. 降温灌肠后保留 30 分钟再排便，排便后 30 分钟测量体温并记录。

7. 灌肠过程中应随时注意观察患者的病情变化，如发现脉速、面色苍白、出冷汗、剧烈腹痛、心慌气急时，应立即停止灌肠并及时与医生联系，采取急救措施。

六、理论提问

1. 大量不保留灌肠的目的是什么?

答:①解除便秘、肠胀气;②清洁肠道,为肠道手术、检查或分娩做准备;③稀释并清除肠道内的有害物质,减轻中毒;④灌入低温液体,为高热患者降温。

2. 大量不保留灌肠的常用灌肠溶液有哪些?

答:常用0.1%~0.2%的肥皂液、生理盐水。成年人每次用量为500~1000ml,小儿200~500ml。溶液温度一般为39~41℃,降温时用28~32℃;中暑时用4℃。

七、评分标准

见表9-3-1。

表9-3-1 大量不保留灌肠技术操作评分标准

项目	技术操作要求		分值	扣分原因	得分
准备质量标准（20分）	评估	患者的病情、年龄、临床诊断,灌肠的目的	3		
		患者的意识、心理状态、合作程度	3		
		患者的耐受程度及排便习惯	2		
	护士:着装整洁,洗手,戴口罩		3		
	物品:备齐用物,放置合理		4		
	环境:清洁、安静、安全、隐蔽(关门窗、挡上屏风)		2		
	体位:患者取左侧卧位,双膝屈曲,臀部与床沿平齐		3		

续表

项目	技术操作要求	分值	扣分原因	得分
操作流程标准（60分）	遵医嘱正确配制灌肠液（浓度、量、温度）	5		
	核对医嘱，"三查八对"，解释操作目的及配合方法	5		
	协助患者取正确、舒适体位	3		
	灌肠筒高度适宜（40～60cm）	3		
	排气方法正确	5		
	插管动作轻、方法正确	5		
	肛管插入深度适宜	3		
	妥善固定肛管	3		
	观察液体流入情况，不畅时及时处理	4		
	随时了解患者耐受情况并给予指导	5		
	拔出肛管方法正确	5		
	协助患者取舒适体位，整理床单元	3		
	向患者告知注意事项	5		
	整理用物，洗手或消毒双手	3		
	记录	3		
终末质量标准（20分）	与患者沟通交流语言文明、态度和蔼	4		
	认真查对、操作规范、动作轻柔、注意保暖	4		
	灌肠溶液选择正确，灌肠筒的高度及肛管插入的深度适宜	4		
	床单元清洁、无污染，排便效果好	4		
	熟知灌肠禁忌证	4		
总分		100		

第四节　超声雾化吸入技术操作规程及评分标准

一、评估

1. 了解患者病情、治疗情况、用药史、所用药物的药理作用。
2. 患者口腔黏膜有无感染、溃疡等。
3. 雾化器各部位性能完好情况。

二、准备

1. 护士　仪表端庄，着装整洁，洗手，戴口罩。
2. 物品　电筒、超声雾化吸入器1套、雾化吸入器螺纹管及吸嘴、蒸馏水、一次性治疗巾（或患者毛巾）、注射器、根据医嘱准备药液、污物缸、纸巾、消毒双手、护理记录单。
3. 环境　清洁、安静，光线适宜。

三、方法

检查超声雾化吸入器各部件有无松动，加蒸馏水→遵医嘱将药液稀释至10~20ml并注入雾化器的雾化罐内→核对，携用物至患者床旁，核对姓名并解释，介绍使用方法→协助患者取舒适卧位，超声雾化吸入器插电源→患者颌下放置治疗巾或患者毛巾→消毒双手，连接雾化吸入器螺纹管及吸嘴，打开雾化开关，调节超声雾化吸入器时间及雾量大小→指导患者手持雾化器，将吸嘴放入口中紧闭嘴唇深吸气，用鼻呼气，如此反复，直至药液吸完为止→雾化结束移开雾化器，关闭雾化器开关→协助清洁口唇，取舒适卧位，整理床单元→消毒双手，记录→整理用物，洗手。

四、评价

1. 动作轻巧、准确，操作规范。
2. 与患者交流效果好，患者感觉舒适。
3. 雾化吸入效果好。

五、注意事项

1. 护士熟悉雾化器性能，水槽内应保持足够的水量（虽有缺水保护装置，但不可在缺水状态下长时间开机）；水温不宜超过50℃。

2. 注意保护雾化罐底部的透声膜及水槽底部晶体换能器，因透声膜及晶体换能器质脆易破碎，在操作及清洗过程中，动作要轻，防止损坏。

3. 观察患者痰液排出是否困难，若因黏稠的分泌物经湿化后膨胀致痰液不易咳出时，应予以拍背以协助痰排出，必要时吸痰。

六、理论提问

雾化吸入过程中如何指导患者采用正确的吸入方法？

答：用口吸气、鼻呼气的方法，将吸嘴放入口中紧闭嘴唇深吸气，用鼻呼气，如此反复，直至药液吸完为止。

七、评分标准

见表9-4-1。

表9-4-1 超声雾化吸入技术操作评分标准

项目		技术操作要求	分值	扣分原因	得分
准备质量标准（25分）	评估	了解患者病情、治疗情况、所用药物的药理作用、询问患者用药史	4		
		患者口腔黏膜有无感染、溃疡等	4		
		雾化器完好性	4		
	护士	仪表端庄，着装整洁	2		
		洗手、戴口罩符合要求	2		
	物品：备齐用物，放置合理		3		
	环境：清洁、安静，光线适宜		3		
	体位：舒适		3		
操作流程标准（60分）	检查超声雾化吸入器各部件有无松动，加蒸馏水250ml，遵医嘱将药液稀释至10~20ml并注入雾化器的雾化罐内		6		
	核对：携用物至患者床旁，核对姓名并解释，介绍使用方法，协助患者取舒适卧位，超声雾化吸入器插电源		6		
	患者颌下放置一次性治疗巾或患者毛巾		6		
	连接：连接雾化吸入器螺纹管及吸嘴		6		
	打开雾化开关，调节超声雾化吸入器时间及雾量大小，指导患者手持雾化器，将吸嘴放入口中紧闭嘴唇深吸气，用鼻呼气，如此反复，直至药液吸完为止		8		
	雾化结束：移开雾化吸嘴，关闭雾化器开关		8		
	协助清洁口唇，取舒适卧位，整理床单元		8		
	消毒双手，记录		6		
	整理用物，洗手		6		

续表

项目	技术操作要求	分值	扣分原因	得分
终末质量标准（15分）	指导患者做深吸气使药液充分吸入，呼气时应用鼻呼气，以防止药液丢失	5		
	吸入过程中尽可能深长吸气以达治疗效果	5		
	动作轻巧、准确，操作规范	5		
总分		100		

第五节　心脏电除颤技术操作规程及评分标准

一、目的

用较强的脉冲电流通过心脏来消除心律失常，使之恢复窦性心律。

二、评估

1. 患者心电监护波型、操作环境。
2. 患者病情、意识、合作程度。
3. 电除颤部位皮肤情况及是否装有起搏器。

三、准备

1. 护士　按要求着装。
2. 物品　心电除颤器、心电监护仪、导电膏、盐水纱布数块、急救车、卫生纸、快速手消毒液、污物桶、护理记录单。
3. 环境　安静、清洁、安全。

4. 体位 去枕平卧位，暴露胸部。

四、方法

巡视病房→发现患者心律失常（为室颤）→呼叫医生→准备除颤器及急救车推至床旁→将除颤器插上电源→打开除颤器→患者去枕平卧位→解开患者衣扣，暴露胸部→取下电极片→检查导电膏有效期→将除颤器两侧的电极板分别涂以专用导电膏，或在患者除颤部位垫上 5~6 层盐水纱布→选择非同步直流电除颤→选择除颤能量（单相波 360J，双相波 200J）→将电极板置于标准位置［常规位置：STERNUM（左手）一块在胸骨右缘第二肋间，（右手）APEX 一块在左侧腋中线与第五肋间交界处（心尖部）］→按充电电钮，迅速充电至所需能量→让床旁其他人员离开患者及病床→电击时两拇指同时按压电极板上的放电按钮（放电前大声呼叫"1、2、3 放电"，电极板紧贴皮肤并加压）→固定电极板→观察示波器上患者的心率恢复正常，生命体征正常，判断电复律成功（如不成功行心肺复苏 5 个循环后再进行除颤）→撤离电极板，关闭除颤器→用卫生纸擦拭患者胸前区导电膏→为患者行心电监护→扣上患者衣扣，整理床单元，协助患者取舒适卧位→用卫生纸擦拭电极板上的导电膏→消毒双手→观察患者心率、血压、呼吸、脉搏、意识→记录→遵医嘱进行后续治疗→分离除颤器电源→推除颤器及急救车回治疗室→整理用物→除颤器擦拭干净后充电备用→洗手。

五、评价

1. 选择除颤方式正确。
2. 患者体位摆放正确。
3. 除颤能量选择正确。
4. 电极板位置放置正确。

5. 除颤后患者皮肤无损伤。

6. 除颤后能及时观察患者的生命体征。

7. 整理用物，能做到除颤器充电备用。

六、注意事项

1. 确认患者的心律为心室颤动。

2. 涂擦导电膏切忌两个电极板相互摩擦。

3. 电极板位置放置正确，左右手切勿拿反。

4. 除颤时电极板紧贴皮肤，施加 10~12kg 的压力。

5. 消瘦且肋间隙明显凹陷而致电极与皮肤接触不良者宜用多层盐水纱布，改善皮肤与电极的接触。

6. 两个电极板之间要保持干燥，避免因导电膏、盐水或汗水相连造成短路。

7. 保持电极板把手干燥。

8. 如安装永久起搏器的患者，应避开起搏器。

9. 放电前嘱所有人员离开病床及患者。

七、理论提问

1. 心脏电除颤的适应证有哪些？

答：①心室颤动和扑动是电复律的绝对指征；②心房颤动和心房扑动伴血流动力学障碍者；③药物及其他方法治疗无效或有严重血流动力学障碍的阵发性室上性心动过速、室性心动过速、预激综合征伴快速心律失常者。

2. 心脏电除颤的禁忌证有哪些？

答：①病史多年，心脏（尤其是左心房）明显增大及心房内有新鲜血栓形成或近 3 个月有栓塞史；②伴高度或完全性房室传导阻滞的心房颤动或扑动；③伴病态窦房结综合征的异位性快速心律失常；④有洋地黄中毒、低钾血症时，暂不宜电复律。

八、评分标准

见表9-5-1。

表9-5-1 心脏电除颤技术操作评分标准

项目	技术操作要求		分值	扣分原因	得分
准备质量标准（20分）	评估	患者心电监护波型	4		
		患者病情、意识、合作程度	3		
		电除颤部位皮肤情况及是否装有起搏器	3		
	护士：仪表端庄，着装整洁		2		
	物品：物品齐全，放置合理		4		
	环境：安静、清洁、安全		2		
	体位：去枕平卧位		2		
操作流程标准（60分）	连接电源线检查仪器性能		5		
	取平卧位，松衣扣，暴露胸部		5		
	两电极板涂以专用导电膏或垫上5~6层盐水纱布		5		
	根据病情选择除颤方式（非同步直流电除颤）		5		
	选择除颤能量（首次200J）		5		
	按充电钮，迅速充电至所需能量		5		
	正确放置电极板位置，与患者皮肤密切接触		5		
	两手同时按压放电按钮，放电前提醒其他人员离开患者及病床		5		
	判断是否放电		5		
	观察示波器判断电复律成功		5		

续表

项目	技术操作要求	分值	扣分原因	得分
操作流程标准（60分）	擦净患者胸前导电膏，整理床单元，协助患者取舒适体位	5		
	观察患者生命体征并记录	3		
	处置用物正确	2		
终末质量标准（20分）	准确判断患者发生心律失常	4		
	操作方法正确，动作熟练、轻柔，除颤方式选择正确	4		
	电极板位置放置准确，与患者皮肤密切接触	3		
	选择电量正确	3		
	准确判断电复律成功	3		
	放电时无其他人员接触患者及病床	3		
总分		100		

第六节 静脉输液泵/注射泵使用技术操作规程及评分标准

一、评估

1. 患者的病情、心理状态、自理及合作程度。
2. 穿刺部位皮肤及静脉情况。
3. 输注药物的性质及对血管的影响程度。

二、准备

1. **护士** 仪表端庄，着装整洁，洗手，戴口罩。

2. 物品　输液泵/注射泵、治疗盘、输液器、配液注射器或泵注射器（20ml 或 50ml）、注射泵延长管、药物、2%碘酒、75%乙醇、棉签、输液标签、消毒砂轮、启瓶器、敷贴、止血带、网套、锐器盒、污物缸、输液记录单、笔、手表，必要时备三通管。

3. 环境　安静、整洁、舒适。

4. 体位　排尿后取舒适体位。

三、方法

处置医嘱→将输液架拿到床旁，向患者解释，请患者排便。

治疗室：输液泵（备齐用物→查对→粘贴输液标签→套网套→查药物、注射器质量，无误后按无菌操作原则加药并混匀→再次查对→检查输液器质量→插入输液器）。

注射泵（注射器抽液加药剂量准确→正确连接注射器与输注泵泵管→排尽空气→注明药液的名称及药物浓度，按需要备一个抽好稀释液带头皮针的注射器）。

病房输液：携用物至患者床旁→将输液泵/注射泵安装在输液架上（输液泵/注射泵因厂家、型号不同而使用方法不同）→连接电源→检查输液泵/注射泵→向患者解释目的和方法→查对→①输液泵［挂输液瓶→一次排气成功→选择血管→扎止血带→消毒皮肤→准备敷贴→嘱患者握拳→再次查对并检查有无气泡→左手绷紧皮肤→右手以15°~30°角自静脉上方或侧方刺入皮下，再沿静脉走向滑行刺入静脉→见回血，再顺静脉进针少许→松止血带、松拳、松输液夹→敷贴固定→将输液管放置在输液泵的管道槽中→关闭泵门→设定输液参数（滴/分或毫升/小时或输液时间）和预输量→按"开始/停止"键、启动输液］；②注射泵［使用特殊药液前后应推注稀释液或先用稀释液开通静脉再连接泵延长管→设定泵速（每小时泵入液量）和需泵入量→

按"开始/停止"键、启动注射]→消毒毛巾擦手（或消毒双手）→填写护理记录单（记录内容：输入时间、药物、速度、剂量等）→向患者交代注意事项→整理用物→回治疗室。

停止输液：携用物至床旁→向患者解释输液/注射结束→关闭"开始/停止"键→停止输液/注射（拔针）→取出输液泵管/注射泵管→整理用物→洗手→记录输液/注射有无异常、结束时间等。

四、评价

1. 准确执行查对制度和无菌操作规程。
2. 操作规范，一次穿刺成功。
3. 与患者沟通交流语言文明、态度和蔼，告知输液泵/注射泵相关注意事项。

五、注意事项

1. 护士应了解输液泵的工作原理，熟练掌握其使用方法。
2. 在使用输液泵控制输液的过程中，护士应加强巡视。如输液泵出现报警，应查找可能的原因，如有气泡、输液管堵塞或输液结束等，并给予及时的处理。
3. 对患者进行正确的指导

（1）告知患者，在护士不在场的情况下，一旦输液泵出现报警，应及时打信号灯求助护士，以便及时处理出现的问题。

（2）患者、家属不要随意搬动输液泵，防止输液泵电源线因牵拉而脱落。

（3）告知患者输液时肢体不要进行剧烈活动，防止输液管道被牵拉脱出。

（4）告知患者，输液泵内有蓄电池，患者如需如厕，可以打信号灯请护士帮忙暂时拔掉电源线，返回后再重新插好。

六、理论提问

1. 使用输液泵/注射泵的目的是什么？

答：准确控制输液速度，使药物速度均匀、用量准确、安全地进入患者体内发生作用。

2. 护士应注意什么？

答：①正确设定输液速度及其他必需参数，防止设定错误延误治疗；②护士随时查看输液泵/注射泵的工作状态，及时排除报警、故障，防止液体输入失控；③注意观察穿刺部位皮肤情况，防止发生液体外渗，出现外渗及时给予相应处理；④严密观察液体输注情况，防止空气栓塞的发生。

3. 护士告知患者的内容有哪些？

答：①告知患者使用输液泵的目的、输入药物的名称、输液速度；②告知患者输液时肢体不要进行剧烈活动；③告知患者及家属不要随意搬动或调解输液泵，以保证用药安全；④告知患者有不适感觉或机器报警时及时通知医护人员。

七、评分标准

见表9-6-1。

表9-6-1 静脉输液泵/注射泵使用技术操作评分标准

项目		技术操作要求	分值	扣分原因	得分
准备质量标准（20分）	评估	患者的病情，心理状态，自理及合作程度	2		
		环境清洁、舒适、安全	2		
		穿刺部位皮肤及静脉情况	3		
		输注药物的性质及对血管的影响程度	3		

续表

项目		技术操作要求	分值	扣分原因	得分
准备质量标准（20分）	护士	仪表端庄，着装整洁	3		
		洗手、戴口罩符合要求	2		
	准备：备齐用物，放置合理		2		
	体位：排尿后取舒适体位		3		
操作流程标准（60分）		核对医嘱、输液卡（"三查八对一注意"）	5		
		输液泵（配液方法参考密闭式静脉输液法）	15		
		注射泵（注射器抽液、加药剂量准确，正确连接注射器与输注泵泵管、排尽空气，标注药液的名称及药物浓度）	5		
		核对并向患者解释	5		
		安全准确地放置输液泵/注射泵，连接电源，打开泵开关按输液法连接液体与泵管，排净空气后，正确安置于输液泵管上，并与常规输液器连接	5		
		将配好的药液、连接好泵管的注射器正确安置于输液泵上，并与常规输液器连接	5		
		按照医嘱正确设定滴速/泵速、输液量等需要设置的参数	5		
		再次核对	3		
		向患者交代注意事项	5		
		协助患者取舒适卧位、整理床单元	2		
		用物处置符合规范，洗手，记录，签全名	5		

续表

项目	技术操作要求	分值	扣分原因	得分
终末质量标准（20分）	操作方法正确，动作熟练、轻巧	4		
	设置滴速/泵速等参数正确、符合医嘱	4		
	与患者沟通语言文明、态度和蔼，告知操作的目的和注意事项	4		
	了解用药目的、不良反应及配伍禁忌	4		
	执行查对制度及无菌操作规程	4		
总分		100		

第七节　简易人工呼吸器使用技术操作规程及评分标准

一、评估

1. 掌握简易人工呼吸器的使用目的、方法、注意事项。

2. 患者病情、体位、意识状态、配合程度。

3. 患者呼吸及缺氧状况，呼吸频率、节律、深浅度，呼吸道是否通畅、有无活动义齿等。

4. 简易人工呼吸器的完好性与环境清洁安全，无有害气体。

二、准备

1. 护士　着装整洁，洗手。

2. 物品　简易人工呼吸器、氧气装置、快速手消毒液、清洁小方纱、护理记录单。

3. 环境　清洁、安全、空气流通，无有毒气体。
4. 体位　仰卧位：去枕，头后仰。

三、方法

听到抢救呼叫→携用物至患者床旁→呼唤姓名→判断呼吸→解开患者衣领衣扣及裤腰→同时告知患者及家属→头侧向一侧→清理呼吸道及口腔内分泌物、呕吐物→取下活动义齿→取仰卧位→将枕头垫于患者肩下，抬起下颌→检查简易人工呼吸器的性能→连接面罩呼吸气囊及氧气→调节氧流量 5～20L/min（氧浓度 40%～60%）→一手握住呼吸器活瓣处→用"CE"手法将面罩置于患者口鼻部→并用拇指与示指紧扣面罩，以保持密合→其他手指托下颌→一手挤压呼吸囊→放松→有节律地反复进行[频率 16～20 次/分，注入空（氧）气 500～1000ml，呼吸比为 1:1.5～1:1.8]→观察患者缺氧情况及胸廓起伏情况→遵医嘱停用→取下简易人工呼吸器→擦净患者面部→整理衣裤及床单元→协助患者取舒适体位→告知安慰患者及家属。

整理用物：面罩、球囊清洗后用 75% 乙醇消毒→吹干→备用（如为传染病患者，应将各组合配件拆开→经消毒液浸泡→清洁水冲净消毒液后→吹干→装好→备用）→洗手→记录。

四、评价

1. 患者体位适宜，呼吸道通畅。
2. 面罩紧扣口鼻，不漏气。
3. 挤压呼吸囊节律、频率规范。
4. 与患者及家属沟通好。

五、注意事项

1. 使用简易人工呼吸器前必须清除呼吸道异物及分泌物。

2. 观察患者胸廓起伏是否与挤压频率一致。
3. 观察患者面部与嘴唇发绀是否有变化。
4. 安有储气袋时要注意袋体是否充满或扁平。
5. 勿在有毒气体环境中使用。
6. 简易人工呼吸器属抢救物品,应保证性能完好,完好率100%。

六、理论提问

挤压呼吸气囊的频率是多少?
答:频率16~20次/分,注入空(氧)气500~1000ml。

七、评分标准

见表9-7-1。

表9-7-1 简易人工呼吸器使用技术操作评分标准

项目		技术操作要求	分值	扣分原因	得分
准备质量标准（20分）	评估	了解简易人工呼吸器的使用目的、方法、注意事项,呼吸器的状况、完好性	4		
		患者年龄、病情、意识状态、配合程度	3		
		环境安全,无有毒气体	3		
	护士:着装整洁,洗手		2		

续表

项目	技术操作要求	分值	扣分原因	得分
准备质量标准(20分)	物品：简易人工呼吸器、氧气装置，放置合理、安全	3		
	环境：清洁、安全、空气流通	3		
	体位：仰卧，去枕头后仰	2		
操作流程标准(60分)	听到抢救呼叫，携用物至患者床旁，呼唤姓名，判断呼吸	5		
	宽松衣裤，清理呼吸道	3		
	同时告知患者及家属操作的目的及注意事项	5		
	患者体位正确	5		
	检查连接简易人工呼吸器	5		
	紧扣面罩（CE手法）	5		
	挤压、松呼吸气囊	5		
	频率、节律规范	5		
	观察缺氧变化，安慰患者，与家属沟通	5		
	根据医嘱停用，取下简易人工呼吸器	3		
	擦净患者面部	2		
	整理衣裤及床单元	2		
	舒适体位	4		
	整理用物	2		
	洗手	2		
	记录	2		

续表

项目	技术操作要求	分值	扣分原因	得分
终末质量标准（20分）	患者体位适宜，呼吸道通畅	5		
	面罩紧扣口鼻，无漏气	5		
	挤压呼吸囊节律、频率规范	5		
	与患者及家属沟通好	5		
总分		100		

第八节 腹腔穿刺术使用技术操作规程及评分标准

腹腔穿刺术是为了诊断和治疗疾病，用穿刺技术抽取腹腔液体，以明确腹水的性质、降低腹腔压力或向腹腔内注射药物，进行局部治疗的方法。

一、目的

1. 抽取腹水化验检查，明确腹水性质。
2. 适量放腹水缓解压迫症状，腹腔内注射药物及腹水浓缩回输等。

二、适应证

1. 抽取腹水进行实验室检查，以寻找病因。
2. 对大量腹水患者，可适当抽放腹水，以缓解胸闷、气短等症状。

3. 腹腔内注射药物，以协助治疗疾病。

三、禁忌证

1. 有肝性脑病先兆者，禁忌腹腔穿刺放腹水。
2. 确诊有粘连性结核性腹膜炎、棘球蚴病、卵巢肿瘤者。

四、准备

1. 物品　基础治疗盘1套、腹腔穿刺包、无菌手套、注射器（5，20，50ml各1支）、输液器、无菌培养瓶、试管、量杯、腹带及中单、卷尺、酒精灯、火柴等。
2. 药物　2%普鲁卡因或2%利多卡因，按医嘱准备药物。

五、方法

1. 查对床号、姓名，向患者解释操作目的，以取得合作。
2. 嘱患者排尿，垫中单，协助患者坐在靠椅上，或取半卧位、平卧位，腹水少量者取左侧卧位，屏风遮挡。腰背部铺好腹带，测腹围并记录。
3. 选择适宜穿刺点。一般常选择左下腹部脐与髂前上棘连线中外1/3交点处，也可取脐与耻骨联合中点上1cm，偏左或右1.5cm处，或侧卧位脐水平线与腋前线或腋中线的交点。对少量或包裹性腹水，应在B超定位下穿刺。
4. 穿刺部位常规消毒，戴无菌手套，铺消毒洞巾，自皮肤至腹膜壁层用2%利多卡因逐层做局部浸润麻醉。
5. 术者左手固定穿刺部位皮肤，右手持针经麻醉处逐步刺入腹壁，待感到针尖抵抗突然消失时，表示针尖已穿过腹膜壁层，即可行抽取和引流腹水，并置腹水于消毒试管中以备检验用。诊断性穿刺可选用7号针头进行穿刺，直接用无菌的20ml

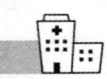

或 50ml 注射器抽取腹水。大量放液时可用针尾连接橡皮管的 8 号或 9 号针头，在放液过程中，用血管钳固定针头并夹持橡皮管。

6. 放液结束后拔出穿刺针，穿刺部位盖上无菌纱布，并用多头绷带将腹部包扎，如遇穿刺处继续有腹水渗漏时，可用蝶形胶布或涂上火棉胶封闭。

7. 术中应密切观察患者有无头晕、恶心、心悸、气短、面色苍白等，一旦出现应立即停止操作，并对症处理。注意腹腔放液速度不宜过快，以防腹压骤然降低，内脏血管扩张而发生血压下降甚至休克等现象。肝硬化患者一次放腹水一般不超过 3000ml，过多放液可诱发肝性脑病和电解质紊乱，但在补充输注大量白蛋白的基础上，也可以大量放液。

8. 术后嘱患者卧床休息，有不适及时报告。

六、护理

1. 术前护理

（1）向患者解释穿刺的目的、方法及操作中可能会产生的不适，一旦出现立即告知术者。

（2）检查前嘱患者排尿，以免穿刺时损伤膀胱。

（3）放液前测量腹围、脉搏、血压，注意腹部体征，以观察病情变化。

2. 术后护理

（1）术后卧床休息 8～12 小时。

（2）测量腹围，观察腹水消长情况。

（3）观察患者面色、血压、脉搏等变化，如有异常及时处理。

（4）密切观察穿刺部位有无渗液、渗血，有无腹部压痛、反跳痛和腹肌紧张等腹膜炎征象。

七、注意事项

1. 严格无菌操作,防止腹腔感染。

2. 放液速度不宜过快,放液量不宜过多,一次放腹水不宜超过 3000ml,观察腹水颜色、性状和量并记录。

3. 术中患者如出现面色苍白、心慌、头晕、出汗、血压下降、腹痛等症状,应停止放液,安静平卧,并予输液、扩容等对症处理。

4. 如放液流出不畅,可嘱患者变换体位,以助液体流出通畅。

5. 腹腔穿刺放液术后,嘱患者暂时卧床休息。

6. 腹带不宜过紧,以防造成呼吸困难。

7. 术后穿刺处如有腹水外渗,及时更换敷料,防止穿刺处感染。

八、评分标准

见表 9-8-1。

表9-8-1 腹腔穿刺术使用技术操作评分标准

项目	技术操作要求	分值	扣分原因	得分
准备质量标准（15分）	评估：向患者或家属说明目的及可能引发的并发症，签知情同意书（口述）	2		
	护士：着装整洁，洗手，戴口罩	3		
	物品：腹腔穿刺包、一次性医用无菌手套、安尔碘、无菌棉签、医用胶布、治疗盘、2%利多卡因、5ml和50ml注射器、免洗手消毒剂等（备注：试管架、助手需参赛人员自行准备）	10		
操作流程标准（70分）	携用物至患者床旁，核对病例（床号、姓名等），向患者解释操作主要方法，可能引起的感觉，取得合作，询问是否有药物过敏史	5		
	协助患者取合适体位（坐于靠椅，或取半卧位、平卧位，腹水少量者取左侧卧位）	3		
	穿刺点定位：先进行腹部叩诊，选择实音明显的部位进行穿刺，在皮肤上做穿刺点标记。常选择：①左下腹部脐与髂前上棘连线中外1/3交点处；②脐与耻骨联合中点上1cm，偏左或右1.5cm处；③侧卧位脐水平线与腋前线或腋中线的交点；④对少量或包裹性腹水，应在B超定位下穿刺	5		
	卫生手消毒，备胶布	5		
	皮肤消毒：用安尔碘在穿刺点部位，自内向外进行皮肤消毒，消毒范围直径至少15cm，消毒2~3次	5		

续表

项目	技术操作要求	分值	扣分原因	得分
操作流程标准（70分）	检查腹穿包。打开腹穿包，戴无菌手套（方法正确），准备用物。检查穿刺包内器械，检查穿刺针是否通畅，铺盖消毒孔巾	10		
	局部麻醉：用2%利多卡因皮内注射形成皮丘，然后自皮肤至胸膜壁层进行局部麻醉，边进针边注射药物，注射前应先回抽观察无气体、血液、腹水后方能推注药物	10		
	穿刺抽液：先用止血钳夹住穿刺针后的橡皮胶管，以左手固定穿刺部位局部皮肤，右手持穿刺针经麻醉处逐步刺入腹壁，待感到针尖抵抗突然消失时，表示针尖已穿过腹膜壁层，即可行抽取和引流腹水，并置腹水于消毒试管中以备检验用。诊断性穿刺可选用7号针头进行穿刺，直接用无菌的20ml或50ml注射器抽取腹水。大量放液时可用针尾连接橡皮管的8号或9号针头，在放液过程中，用血管钳固定针头并夹持橡皮管	10		
	拔出穿刺针，覆盖无菌纱布，用力压迫穿刺部位，消毒穿刺部位，包扎固定	4		
	脱手套，协助患者卧床休息，交代注意事项	3		
	整理用物，卫生手消毒	3		
	填写化验单、送检并记录	2		
	将换药车推至处置间，戴清洁手套，正确进行医疗废物分类并封扎，清洁换药车，脱去手套，洗手	5		

续表

项目	技术操作要求	分值	扣分原因	得分
终末质量标准（10分）	操作熟练，动作轻柔，方法正确	3		
	严格遵守无菌技术操作原则	4		
	保护患者隐私，体现人文关怀	3		
理论提问（5分）	第一次抽液不超过多少？	5		
总分		100		

第十章 消化内科护理技术操作并发症预防及护理指引

第一节 口腔并发症预防及护理

口腔并发症预防措施见图10-1-1。

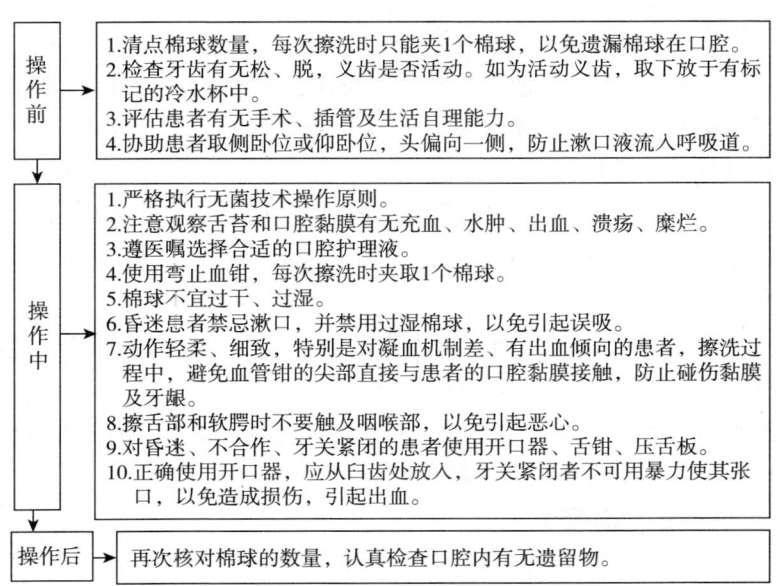

图10-1-1 口腔护理并发症预防措施

一、并发症一 窒息

(一) 发生原因

1. 为昏迷患者或使用了某些抗精神药物致吞咽功能障碍的患者及兴奋、躁动行为紊乱、不配合操作的患者,行口腔护理时,擦洗的棉球松脱,掉入气管或支气管,造成窒息。

2. 有义齿的患者,操作前未将义齿取出,操作时义齿脱落,严重者造成窒息。

(二) 临床表现

窒息患者起病急,轻者呼吸困难、缺氧、面色发绀,重者出现面色苍白、四肢厥冷、大小便失禁、鼻出血、抽搐、昏迷,甚至呼吸停止。

(三) 预防及处理措施

1. 操作前清点棉球的数量,每次擦洗时只能夹1个棉球,以免遗漏在口腔。操作结束后再次核对棉球的数量,认真检查口腔内有无遗留物。

2. 对于清醒患者,操作前询问有无义齿;昏迷患者,操作前仔细检查牙齿有无松、脱,义齿是否活动等。如为活动义齿,操作前取下放于有标记的冷水杯中。

3. 对于兴奋、躁动、行为紊乱的患者尽量在其较安静的情况下进行口腔护理,操作时,最好取坐位;对于昏迷、吞咽功能障碍的患者,应采取侧卧位,棉球不宜过湿,以防误吸。夹取棉球最好使用弯止血钳,不易松脱。

(四) 处理流程

1. **患者出现窒息** 迅速有效地清除吸入异物,及时解除呼吸道梗阻。

2. **异物已进入气管** 患者出现呛咳或呼吸受阻,用粗针头在环状软骨下1~2cm处刺入气管,行气管插管,在纤维支气管镜下取出异物，必要时行气管切开术解除呼吸困难。

二、并发症二　吸入性肺炎

（一）发生原因

多发生于意识障碍的患者，口腔护理的清洗液和口腔内分泌物容易误入气管，成为肺炎的主要原因。

（二）临床表现

其主要临床表现有发热、咳嗽、咳痰、气促、胸痛等，叩诊呈浊音，听诊肺部有湿啰音，胸部X线片可见斑片状阴影。

（三）预防及处理措施

1. 为昏迷患者进行口腔护理时，患者取仰卧位，将头偏向一侧，防止漱口液流入呼吸道。

2. 进行口腔护理的棉球要拧干，不应过湿；昏迷患者不可漱口，以免引起误吸。

3. 已出现肺炎的患者，必须根据病情选择合适的抗生素行积极的抗感染治疗，并结合相应的临床表现采取对症处理。高热可用物理降温或用小量退热医药费；气急、发绀可给予氧气吸入；咳嗽、咳痰可用镇咳祛痰药。

（四）处理流程

1. 遵医嘱使用抗生素行抗感染治疗。
2. 高热可用物理降温或用小量退热药。
3. 气急、发绀给予氧气吸入。
4. 咳嗽、咳痰可用镇咳祛痰药。

三、并发症三　口腔黏膜损伤

（一）发生原因

1. 擦洗口腔过程中，止血钳夹碰伤口腔黏膜及牙龈。
2. 为昏迷牙关紧闭者进行口腔护理时，使用开口器协助开口方法欠正确或力量不当，造成口腔黏膜损伤。

（二）临床表现

口腔黏膜充血、出血、水肿、炎症、溃疡形成，严重者出血、脱皮，坏死组织脱落。患者感口腔疼痛。

（三）预防及处理措施

1. 为患者进行口腔护理时，动作应轻柔，避免血管钳的尖部直接与患者的口腔黏膜接触。

2. 正确使用开口器，应从臼齿处放入。

（四）处理流程

1. 口腔黏膜损伤　使用朵贝尔液、呋喃西林液或 0.1% ~ 0.2% 过氧化氢含漱。

2. 口腔溃疡疼痛　①溃疡面用西瓜霜喷敷；②必要时遵医嘱使用2%利多卡因喷雾镇痛或将洗必泰漱口液用注射器直接喷于溃疡面。

四、并发症四　口腔及牙龈出血

（一）发生原因

1. 患有牙龈炎、牙周病的患者，凝血机制障碍的患者，口腔护理对患者的刺激极易引起血管破裂出血。

2. 为昏迷患者进行口腔护理时，开口器应用不当，造成口腔及牙龈损伤、出血。

（二）临床表现

以牙龈出血持续不止为主要症状，出血时间由数小时至数天不等，出血量为 20 ~ 500ml。

（三）预防及处理措施

1. 进行口腔护理时，动作应轻柔、细致，特别是对凝血机制差、有出血倾向的患者，擦洗过程中，应防止碰伤黏膜及牙龈。

2. 正确使用开口器，应从臼齿处放入，牙关紧闭者不可使用暴力使其张口，以免造成损伤，引起出血。

3. 若出现口腔及牙龈出血者，止血方法可采用局部止血，必要时进行全身止血治疗，同时针对原发疾病进行治疗。

（四）处理流程

1. 局部止血。

2. 全身止血治疗。

3. 针对原发疾病进行治疗。

五、并发症五　口腔感染

（一）发生原因

1. 口腔黏膜损伤、口腔及牙龈出血，患者机体抵抗力下降、营养代谢障碍，年老体弱等，可继发口腔感染。

2. 口腔护理清洗不彻底，尤其是颊黏膜皱襞处不易清除干净，成为细菌生长繁殖的场所。

（二）临床表现

口腔感染分型标准见表10-1-1。

表10-1-1　口腔感染分型标准

轻度	溃疡发生在舌前1/2处，独立溃疡少于3个，溃疡面直径<0.3cm，无渗出物，边缘整齐，有疼痛感，可进低温饮食
中度	舌体有多处溃疡，大小不等，溃疡面直径<0.5cm，可融合成片，并见炎性渗出物，边缘不规则，有浸润现象，疼痛厉害，常伴颌下淋巴结肿大，进食受限
重度	溃疡面直径>0.5cm，弥漫全舌、上腭、咽弓、牙龈，颊部充血肿胀、糜烂，张口流涎、疼痛剧烈并烧灼感，舌肌运动障碍，进食严重受限

(三) 预防及处理措施

1. 去除引起口腔黏膜损伤、口腔及牙龈出血的原因，严格执行无菌操作原则。

2. 认真仔细擦洗，不使污物或残渣留于齿缝内，各部位清洗次数及棉球所需数量以患者口腔清洁为准。

3. 注意观察口唇、口腔黏膜、舌、牙龈等处有无充血、水肿、出血、糜烂。对口腔内发生任何一点微小的变化都要做好记录，同时做好交班，及时采取治疗护理措施。加强日常的清洁护理，保持口腔卫生，饭前饭后漱口。清醒患者选用软毛牙刷刷牙，血小板计数低下或有牙龈肿胀糜烂时禁用牙刷刷牙，改用漱口液含漱，根据口腔感染情况来选择漱口液。必要时用棉签或棉球蘸漱口液擦洗口腔内容易积存污物处。

4. 易感患者进行特别监护，如中老年人唾液腺分泌减少，唾液黏稠，有利于细菌生长繁殖，因病情需要禁食或长期卧床、鼻饲时，口腔清洗不彻底均易发生口腔感染；另外，老年人牙齿松动、牙龈外露，食物残渣在口内发酵易致牙周炎，口腔护理易碰伤致口腔感染。因此，要嘱患者保持口腔清洁，清醒患者尽量早晚刷牙；经常漱口、昏迷或生活不能自理者，由护士用生理盐水或漱口液进行口腔护理。

5. 加强营养，增强机体抵抗力。鼓励患者多进食。针对患者的不同嗜好调节食物品种，进食营养丰富易消化的食物，要避免进坚硬或纤维多的食物，防止损伤或嵌入牙间隙。

6. 口腔溃疡根据溃疡面深度，遵医嘱选择漱口液及药液涂擦，以加快溃疡面的修复。对口腔霉菌感染的患者选用碳酸氢钠漱口或口腔护理，必要时可应用广谱抗生素——氧氟沙星含片治疗口腔感染。

（四）处理流程

1. **易感患者** ① 保持口腔清洁，清醒患者尽量早晚刷牙；

第十章 消化内科护理技术操作并发症预防及护理指引

经常漱口、昏迷或生活不能自理者，用生理盐水或漱口液进行口腔护理。② 加强营养，增强机体抵抗力。③ 进食营养丰富易消化的食物，避免进食坚硬或纤维多的食物，防止损伤或嵌入牙间隙。

2. 口腔感染　① 遵医嘱选择漱口液及药液涂擦；② 对口腔霉菌感染的患者选用碳酸氢钠漱口或口腔护理；③ 遵医嘱应用广谱抗生素治疗。

第二节　周围静脉输液并发症预防及护理

周围静脉输液并发症预防措施见图 10-2-1。

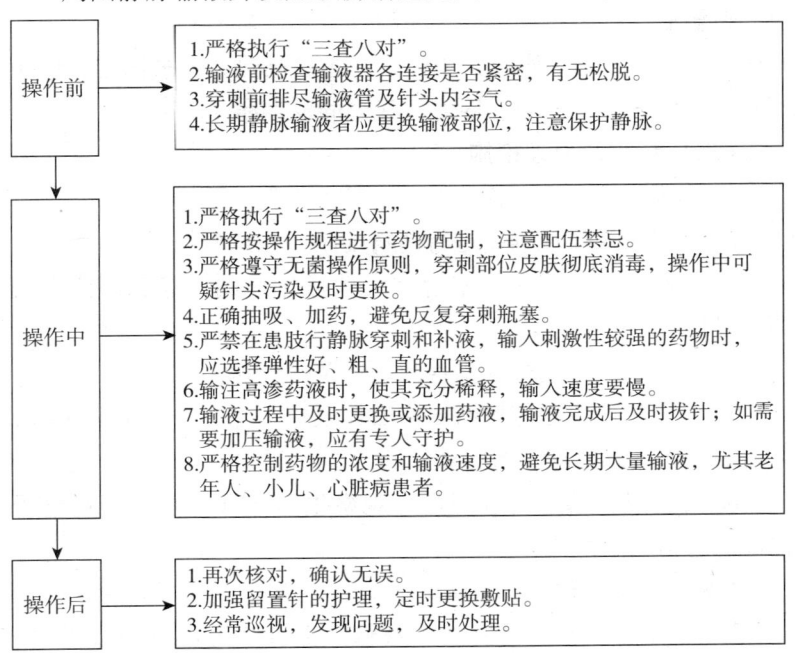

图 10-2-1　周围静脉输液并发症预防措施

一、并发症一 发热

（一）发生原因

发热反应为静脉输液最常见的并发症，相关因素如下：

1. 与输入液体和加入药物质量有关：如药液不纯，可直接把致热源输入静脉；加药后液体放置时间过长。
2. 配液加药操作中污染。
3. 静脉穿刺不成功污染针头，未更换针头。
4. 输液速度过快，在短时间内输入的热源总量过大，当其超过一定量时，即可产生热源反应。

（二）临床表现

在输液过程中出现发冷、寒战和发热。轻者体温38℃左右，并伴有头痛、恶心、呕吐、心悸，严重者高热、呼吸困难、烦躁不安、血压下降、抽搐、昏迷，甚至危及生命。

（三）预防及处理措施

1. 加强责任心，严格执行"三查八对"。
2. 严格按操作规程，进行药物配制，注意配伍禁忌。
3. 静脉输液过程中严格遵守无菌操作原则，穿刺部位皮肤消毒要彻底。
4. 输液中按时巡视，发现问题，及时处理。
5. 对发热反应者应重新更换液体及输液器，予对症处理外，保留输液器具和溶液进行检查。
6. 对高热者给予物理降温，观察生命体征，并按医嘱给予抗过敏药物及激素治疗。

（四）处理流程

1. 发热　①重新更换液体及输液器；②遵医嘱对症处理；③保留输液器具和溶液进行检查。
2. 高热　①物理降温；②观察生命体征；③遵医嘱给予抗

过敏药物及激素治疗。

二、并发症二　急性肺水肿

（一）发生原因

1. 由于输液速度过快，短时间输入过多液体，使循环血量急剧增加，心脏负担过重而引起。

2. 心、肝、肾功能障碍患者输液过多过快，容易发生水钠潴留而导致肺水肿。

（二）临床表现

患者突然出现呼吸困难、胸闷、咳嗽、咳泡沫痰或粉红色泡沫痰。严重时痰液可由口鼻涌出，听诊肺部布满湿性啰音。

（三）预防及处理措施

1. 注意调节输液速度，尤其对老年人、小儿、心脏病患者速度不宜过快，液量不宜过多。

2. 经常巡视输液患者，避免体位或肢体改变而加快输液速度。

3. 发生肺水肿时立即减慢输液速度，在病情允许的情况下使患者端坐位，两腿下垂。高浓度给氧，氧气用乙醇湿化后吸入（无过敏史者）。乙醇能减低肺泡表面张力，从而改善肺部气体交换，缓解缺氧症状。必要时进行四肢轮扎止血带或血压计袖带，可减轻静脉回心血量。酌情给予强心药、利尿药。

（四）处理流程

1. 立即减慢输液速度，病情允许的患者采取端坐位，两腿下垂。

2. 高浓度给氧，无过敏史者氧气使用乙醇湿化后吸入。

3. 必要时使用止血带或血压计袖带进行四肢轮扎。

4. 遵医嘱酌情给予强心药、利尿药。

三、并发症三 静脉炎

(一) 发生原因
1. 无菌技术操作不严格,引起局部静脉感染。
2. 输入药液过酸或过碱而发生静脉炎。
3. 输入高渗液体,使静脉收缩、变硬,引起无菌性静脉炎。
4. 长时间反复多次在同一血管、同一部位穿刺和留置针放置时间过长均可因机械性刺激和损伤而发生静脉炎。
5. 输液速度和药物浓度的影响,高浓度刺激性强的药物,使血管的弹性变差,脆性变大,而引起静脉炎。

(二) 临床表现
沿静脉走向出现条索状红线,局部组织发红、肿胀、灼热、疼痛,有时伴有畏寒、发热等全身症状。发病后因炎性渗出、充血水肿、管腔变窄而致静脉回流不畅,甚至阻塞。

(三) 预防及处理措施
1. 严格执行无菌技术操作原则,对长期静脉输液者应更换输液部位,注意保护静脉。
2. 严禁在患肢行静脉穿刺和补液。输入刺激性较强的药物时,应尽量选择弹性好、粗直的血管。
3. 输注高渗药液时,使其充分稀释,输入速度要慢。
4. 严格控制药物的浓度和输液速度。
5. 严格掌握药物配伍禁忌。
6. 加强留置针的护理,定时更换敷贴。连续输液者,应每日更换输液器 1 次。

(四) 处理流程
1. 停止在患肢静脉输液,并将患肢抬高、制动。
2. 遵医嘱局部进行热敷或湿热敷。
3. 必要时全身应用抗生素治疗。

4. 营养不良、免疫力低下的患者，应加强营养，增强机体对血管壁创伤的修复能力和局部抗炎能力。

四、并发症四　空气栓塞

（一）发生原因

由于输液导管内空气未排尽、导管连接不严密、在加压输液时护士未在旁守护、液体输完后未及时拔针或更换药液情况下空气进入静脉，形成空气栓子，空气栓子随血流进入右心房，再进入右心室造成空气栓塞。

（二）临床表现

患者突发性胸闷、胸骨后疼痛、眩晕，血压下降，随即呼吸困难，严重发绀，患者有濒死感，听诊心脏有杂音。如空气量少，到达毛细血管时发生堵塞，损害较小；如空气量大，则在右心室内阻塞肺动脉入口，引起严重缺氧而立即死亡。

（三）预防及处理措施

1. 输液前注意检查输液器各连接是否紧密，有无松脱。穿刺前排尽输液管及针头内空气。

2. 输液过程中及时更换或添加药液，输液完成后及时拔针。如需要加压输液，应有专人守护。

3. 发生空气栓塞，立即置患者于左侧卧位和头低足高位利于气体浮向右心室尖部，避免阻塞肺动脉入口，随着心脏的跳动，空气被混成泡沫，分次小量进入肺动脉内以免发生阻塞，有条件者可通过中心静脉导管抽出空气。

4. 立即给予高流量氧气吸入，提高患者的血氧浓度，纠正缺氧状态；同时密切观察患者病情变化，如有异常变化及时对症处理。

（四）处理流程

1. 置患者于左侧卧位和头低足高位。

2. 高流量氧气吸入。

3. 密切观察病情变化，出现异常及时对症处理。

五、并发症五　血栓栓塞

（一）发生原因

1. 长期静脉输液造成血管壁损伤及静脉炎，致使血小板黏附于管壁启动一系列凝血因子而发生凝血致血栓形成。

2. 静脉输液中的液体被不溶性微粒污染，可引起血栓栓塞。

（二）临床表现

根据不溶性微粒的大小、形状，堵塞血管的部位，血运阻断的程度和人体对微粒的反应而表现不同。

不溶性微粒过多、过大，可直接堵塞血管，引起局部血管阻塞，引起局部红、肿、热、痛、压痛、静脉条索状改变。不溶性微粒进入血管后，红细胞聚集在微粒上，形成血栓，引起血管栓塞。如阻塞严重致局部血液供应不足，组织缺血缺氧，甚至坏死。

（三）预防及处理措施

1. 避免长期大量输液。

2. 正规抽吸、加药，避免反复穿刺瓶塞。

3. 早期发现，及时报告医生，协助处理。

（四）处理流程

1. 血栓栓塞　①抬高患肢，制动；②停止在患肢输液；③局部热敷，做超短波理疗。

2. 严重血栓栓塞　手术切除栓子。

六、并发症六　疼痛

（一）发生原因

在静脉输注某些药物如氯化钾、抗生素、化疗药物等过程中，因所输入的药液本身对血管的刺激或因输注速度过快，可引起注射部位不同程度的疼痛。药液漏出血管外，导致皮下积液，引起局部疼痛。

（二）临床表现

药液滴入后，患者感觉输液针头周围疼痛，若因药液外漏引起，穿刺部位皮肤可见明显肿胀。

（三）预防及处理措施

1. 注意药液配制的浓度，输注对血管有刺激性药液时，宜选择大血管进行穿刺，并减慢输液速度。

2. 输液过程中加强巡视，若发现液体外漏，局部皮肤肿胀，应予拔针另选部位重新穿刺，局部予以热敷，肿胀可自行消退。

3. 可采用小剂量利多卡因静脉注射，以减轻静脉给药引起的疼痛。

（四）处理流程

1. 皮肤肿胀　①拔针后重新穿刺；②局部予以热敷。

2. 疼痛　小剂量利多卡因静脉注射。

第三节　静脉输血并发症预防及护理

静脉输血并发症预防措施见图 10-3-1。

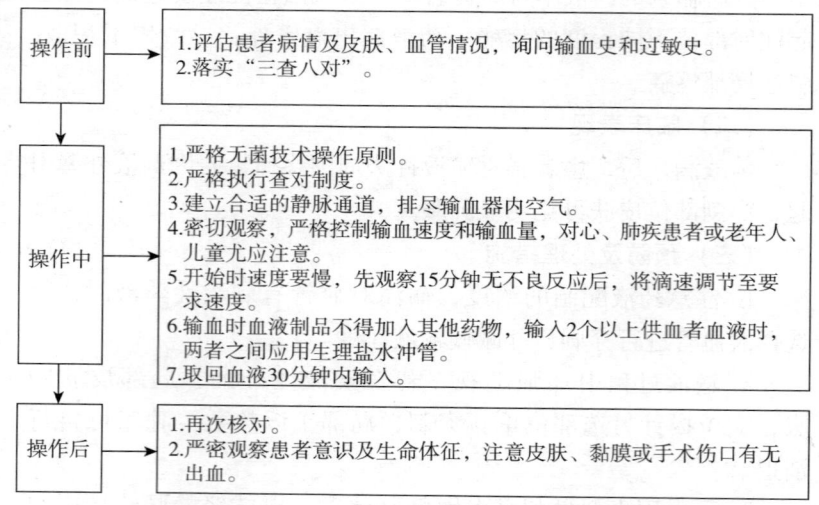

图 10-3-1 静脉输血并发症预防措施

一、并发症一 非溶血性发热反应

（一）发生原因

1. 外来性或内生性致热原。
2. 免疫反应。

（二）临床表现

发生在输血过程中或输血后 1~2 小时内，初起发冷或寒战；继之体温逐渐上升，可高达 39~40℃，伴有皮肤潮红、头痛、恶心、呕吐等症状，多数患者血压无变化。症状持续时间长短不一，多于数小时内缓解，少有超过 24 小时者；少数反应严重者可出现抽搐、呼吸困难、血压下降，甚至昏迷。

（三）预防及处理措施

1. 严格执行无菌技术操作原则。

2. 一旦发生发热反应，立即停止输血，所使用过的血液废弃不用，如病情需要可另行配血输注。

3. 伴寒战者予以遵医嘱给予抗组胺药物对症治疗，严重者予以肾上腺皮质激素。

4. 对症处理：高热时给予物理降温；畏寒、寒战时应保暖，给予热饮料、热水袋，加盖厚被等积极处理。严密观察体温、脉搏、呼吸和血压的变化并记录。

（四）处理流程

1. 发热反应　①立即停止输血，保持静脉通路；②物理降温；③严密观察生命体征并记录；④封存输血器具和余血一并送检。

2. 伴寒战　遵医嘱予以抗组胺药物对症治疗，严重者予以肾上腺皮质激素。

二、并发症二　过敏反应

（一）发生原因

1. 输入血液中含有致敏物质。

2. 患者呈过敏体质，形成完全抗原而致敏所致。

3. 多次输血的患者，可产生过敏性抗体，抗原和抗体相互作用而产生过敏反应。

（二）临床表现

多数患者发生在输血后期或即将结束时，也可在输血刚开始时发生。轻者出现皮肤局限性或全身性红斑、荨麻疹和瘙痒、轻度血管神经性水肿（表现为眼睑、口唇水肿）；严重者出现咳嗽、呼吸困难、喘鸣、面色潮红、腹痛、腹泻、神志不清、休克等症状，可危及生命。

（三）预防及处理措施

1. 既往有输血过敏史者应尽量避免输血，若确实因病情需要须输血时,应输注成分血。

2. 患者仅表现为局限性皮肤瘙痒、荨麻疹或红斑时,保持静脉畅通,遵医嘱对症处理。

3. 过敏反应严重者,注意保持呼吸道通畅,立即予以高流量吸氧;有呼吸困难或喉头水肿时,应及时做气管插管或气管切开,以防窒息;遵医嘱给予抗过敏药物,必要时行心肺功能监护。

(四) 处理流程

1. 局限性皮肤瘙痒、荨麻疹或红斑　①保持静脉畅通;②遵医嘱对症处理;③严密观察生命体征。

2. 过敏反应严重　保持呼吸道通畅,立即予以高流量吸氧。

3. 呼吸困难或喉头水肿　①及时做气管插管或气管切开,以防窒息;②遵医嘱给予抗过敏药物,必要时行心肺功能监护。

三、并发症三　溶血反应

(一) 发生原因

1. 输入异型血。

2. 输血前红细胞已被破坏发生溶血。

3. 输入未被发现的抗体所致延迟性的溶血反应。

(二) 临床表现

1. 为输血中最严重的反应:开始阶段,可引起头胀痛、面部潮红、恶心呕吐、心前区压迫感、四肢麻木、腰背部剧烈疼痛和胸闷等症状;中间阶段,可出现黄疸和血红蛋白尿,同时伴有寒战、高热、呼吸急促和血压下降等症状;最后阶段,患者出现少尿、无尿等急性肾功能衰竭症状,可迅速死亡。

2. 溶血程度较轻的延迟性溶血反应可发生在输血后 7~14 天,表现为不明原因的发热、贫血、黄疸和血红蛋白尿等。

3. 还可伴有出血倾向，引起出血。

（三）预防及处理措施

1. 认真检查血型鉴定和交叉配血试验。

2. 严格核对患者和供血者姓名、血袋号和配血报告。

3. 一旦怀疑发生溶血，应立即停止输血，维持静脉通路以备抢救时给药，及时报告医生。

4. 抽取血袋中血液做细菌学检验，以排除细菌污染反应。

5. 口服或静脉滴注碳酸氢钠，以碱化尿液，防止或减少血红蛋白结晶阻塞肾小管。

6. 双侧腰部封闭，并用热水袋热敷双侧肾区或行双肾超短波透热疗法，以解除肾血管痉挛，保护肾脏。

7. 严密观察生命体征和尿量、尿色的变化并记录。同时做尿血红蛋白测定，对少尿、无尿者，按急性肾功能衰竭护理；如出现休克症状，给予抗休克治疗。

（四）处理流程

1. 怀疑发生溶血　①立即停止输血，维持静脉通路，及时报告医生；②检查血型鉴定和交叉配血试验；③遵医嘱口服或静脉滴注碳酸氢钠，碱化尿液；④双侧腰部封闭，并用热水袋热敷双侧肾区或行双肾超短波透热疗法，解除肾血管痉挛，保护肾脏；⑤做尿血红蛋白测定，对少尿、无尿者，按急性肾功能衰竭护理；⑥抽取血袋中血液做细菌学检验，以排除细菌污染反应；⑦严密观察生命体征和尿量、尿色的变化并记录。

2. 出现休克症状　给予抗休克治疗。

四、并发症四　循环负荷过重（急性左心衰竭）

（一）发生原因

由于输血速度过快，短时间内输入过多血液，使循环血容量急剧增加心脏负荷过重而引起心力衰竭和急性肺水肿。多见于心脏代偿功能减退的患者，如心脏病患者、老年人、幼儿或慢性严重贫血患者（红细胞计数减少而血容量增多者）。

（二）临床表现

1. 表现为输血过程中或输血后突发头部剧烈胀痛、胸紧、呼吸困难、发绀、咳嗽、大量血性泡沫痰。严重者可导致死亡。

2. 患者常端坐呼吸，颈静脉怒张，听诊肺部有大量水泡音，中心静脉压升高。

3. 胸部摄片显示肺水肿影像。

（三）预防及处理措施

1. 严格控制输血速度和短时间内输血量，对心、肺疾病者或老年人、儿童尤应注意。

2. 出现肺水肿症状，立即停止输血，及时与医生联系，配合抢救。协助患者取端坐位，两腿下垂，以减少回心血量，减轻心脏负担。

3. 加压给氧，可使肺泡内压力增高，减少肺泡内毛细血管渗出液的产生；同时给予20%~30%乙醇湿化吸氧（无乙醇过敏者）。

4. 遵医嘱予以镇静、镇痛、利尿、强心、血管扩张药等药物治疗，以减轻心脏负荷，同时应严密观察病情变化并记录。

5. 清除呼吸道分泌物，保持呼吸道通畅，定时给患者拍背，协助排痰，并指导患者进行有效呼吸。

（四）处理流程

1. 立即停止输血，协助患者取端坐位，两腿下垂。

2. 及时通知医生，配合抢救：①加压给氧，无乙醇过敏者给予乙醇湿化吸氧。②遵医嘱予以镇静、镇痛、利尿、强心、血管扩张药。③清除呼吸道分泌物，保持呼吸通畅；定时拍背，协助排痰，指导患者进行有效呼吸。

3. 心理护理，耐心向其简要解释检查和治疗的目的。

五、并发症五　出血倾向

(一) 发生原因

1. 稀释性血小板减少。
2. 凝血因子减少。
3. 枸橼酸钠输入过多。
4. 弥散性血管内凝血（DIC）、输血前使用过右旋糖酐等扩容剂等。
5. 长期反复输血。

(二) 临床表现

患者创面渗血不止或手术野渗血不止，手术后持续出血，非手术部位皮肤、黏膜出现紫癜、瘀斑，鼻出血，牙龈出血，血尿，消化道出血、静脉穿刺处出血等。凝血功能检查可发现PT、APTT、PIT时间延长。

(三) 预防及处理措施

1. 短时间内输入大量库存血时应严密观察患者意识、血压、脉搏等变化，注意皮肤、黏膜或手术伤口有无出血。
2. 若发现出血表现，首先排除溶血反应，立即抽血做出血、凝血项目检查，查明原因，输注新鲜血、血小板悬液，补充各种凝血因子。

(四) 处理流程

1. 立即抽血做出、凝血项目检查，查明原因。
2. 输注新鲜血、血小板悬液，补充各种凝血因子。

六、并发症六　空气栓塞、微血管栓塞

(一) 发生原因

1. 输血导管内空气未排尽。
2. 导管连接不紧，有缝隙。

3. 加压输血时,无人在旁看护。

(二) 临床表现

当有大量气体进入时,患者可突发乏力、眩晕、濒死感,胸部感觉异常不适,或有胸骨后疼痛,随即出现呼吸困难和严重发绀。

(三) 预防及处理措施

1. 输血前必须把输血管内空气排尽,输血过程中密切观察;加压输血时应专人守护,不得离开患者,及时更换输血袋。

2. 若发生空气栓塞,立即停止输血,及时通知医生,积极配合抢救,安慰患者。立即为患者取左侧卧位和头低足高位,头低足高位时可增加胸腔内压力,以减少空气进入静脉;左侧卧位可使肺动脉的位置低于右心室,气体则向上飘移到右心室尖部,避开肺动脉口,由于心脏搏动将空气混成泡沫,分次少量进入肺动脉内。

3. 给予高流量氧气吸入,提高患者的血氧浓度,纠正严重缺氧状态。

4. 每隔15分钟观察患者神志变化,监测生命体征,直至平稳。

5. 严重病例需要气管插管人工通气,出现休克症状时及时抗休克治疗。

(四) 处理流程

1. 空气栓塞 ①立即停止输血,协助患者取左侧卧位和头低足高位;②及时通知医生,积极配合抢救:高流量氧气吸入。③观察患者神志变化,监测生命体征,直至平稳。

2. 严重病例 气管插管人工通气。

3. 休克 抗休克治疗。

第四节 静脉采血并发症预防及护理

静脉采血并发症预防措施见图10-4-1。

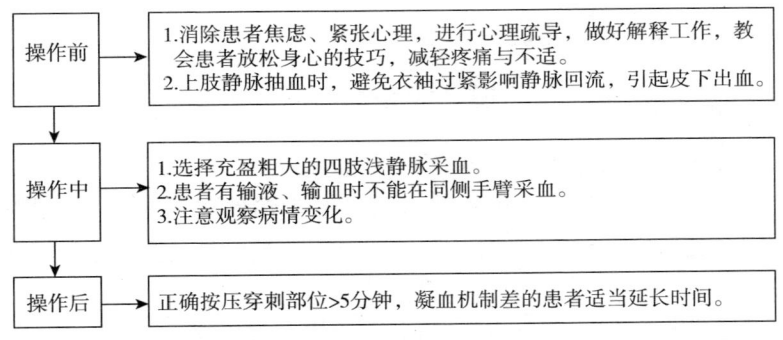

图10-4-1 静脉采血并发症预防措施

一、并发症一 皮下出血

（一）发生原因

1. 抽血完毕后，局部按压时间＜5分钟。

2. 抽血完毕后，按压方法不对，按压力度不够。

3. 上肢的浅静脉抽血完毕后，如果上衣衣袖较紧，影响静脉血液回流，容易引起皮下出血。

4. 操作技术不过关：针头在皮下多次穿刺，引起患者紧张心理，疼痛难忍，皮下出血。

（二）临床表现

穿刺部位疼痛、肿胀、有压痛，肉眼见皮下瘀斑。

（三）预防及处理措施

1. 抽血完毕后，正确按压穿刺部位＞5分钟。

2. 上肢静脉抽血时，告知患者脱去过紧的衣袖后抽血，避免衣袖过紧影响静脉回流，引起皮下出血。

3. 提高静脉穿刺技术，掌握正确的穿刺方法。

（四）处理流程

1. 早期冷敷。

2. 3 天后改为热敷。

二、并发症二　晕针或晕血

（一）发生原因

1. **心理因素**　在接受抽血时，由于情绪过度紧张、恐惧，反射性引起迷走神经兴奋，血压下降，脑供血不足而发生晕针或晕血。

2. **体质因素**　空腹或饥饿状态下，患者机体处于应激阶段。

3. **患者体位**　坐位姿势下接受采血发生晕针，其原因可能与体位和血压有关。

4. **疼痛刺激**　对疼痛较敏感者、穿刺有一定难度的患者，因反复穿刺对皮肤神经末梢产生刺激，引起疼痛。

5. **个体差异**　个别人见到血产生恐惧等紧张情绪。

（二）临床表现

晕针或晕血发生时间短，恢复快，历经 2~4 分钟。

1. **先兆期**　患者多有自述头晕眼花、心悸、心慌、恶心、四肢无力。

2. **发作期**　瞬间昏倒，不省人事，面色苍白，四肢冰凉，血压下降，心率减慢，脉搏细弱。

3. **恢复期**　神志清楚，自诉全身无力、四肢酸软，面色由白转红，四肢转温，心率恢复正常、脉搏有力。

（三）预防及处理措施

1. 消除患者焦虑、紧张心理，进行心理疏导，做好解释工作,教会患者放松身心的技巧,减轻疼痛与不适。

2. 与患者交谈,分散患者的注意力。

3. 协助患者取舒适体位、姿势以利机体放松,尤其是有发生晕针或晕血史的患者,采血时可采取平卧位。

4. 熟练掌握操作技术,操作应轻柔、准确,做到一针见血以减少刺激。

(四) 处理流程

1. 立即平卧。

2. 给予氧气吸入。

3. 指压人中穴。

4. 口服热开水或热糖水,保暖。

第五节 肌内注射并发症预防及护理

肌内注射并发症预防措施见图 10-5-1。

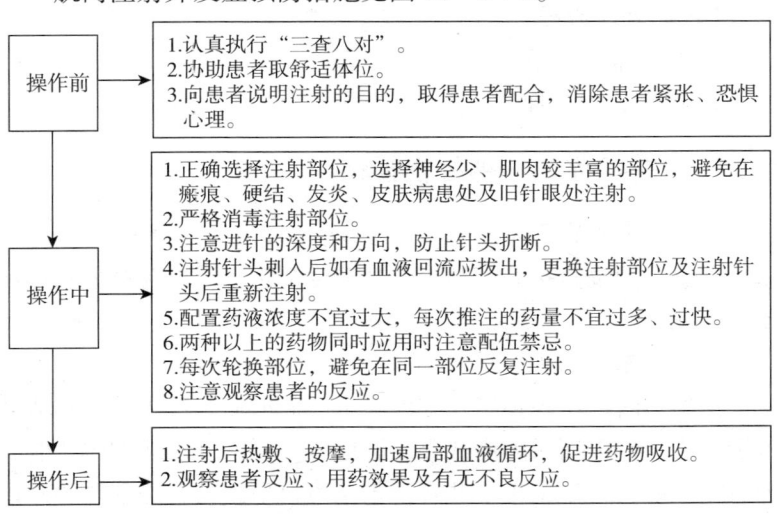

图 10-5-1 肌内注射并发症预防措施

一、并发症一　疼痛

(一) 发生原因
注射部位不当,进针过深或过浅等都可引起疼痛。一次性肌内注射药物过多、药物刺激性过大、速度过快可引起疼痛。

(二) 临床表现
注射局部疼痛、酸胀、肢体无力、麻木。可引起下肢及坐骨神经疼痛,严重者可引起足下垂或跛行,甚至可出现下肢瘫痪。

(三) 预防及处理措施
1. 正确选择注射部位。
2. 掌握无痛注射技术。
3. 配置药液浓度不宜过大,每次推注的药量不宜过多、过快。
4. 用生理盐水注射液稀释药物后肌内注射,相比用注射用水稀释药物后肌内注射,可减轻患者的疼痛。
5. 轮换注射部位。

(四) 处理流程
1. 缓慢推注药液。
2. 做好心理护理。

二、并发症二　神经性损伤

(一) 发生原因
主要是药物直接刺激和局部高浓度药物毒性引起神经粘连和变性坏死。

(二) 临床表现
注射当时即出现神经支配区麻木、放射痛、肢体无力和活动范围减少,约1周后疼痛减轻,但留有固定麻木区伴肢体功能部分或完全丧失,发生于下肢者行走无力,易跌跤,局部红肿、疼痛,关节活动受限,手部有运动和感觉障碍。根据受累神经及神

经损伤程度,分为完全损伤、重度损伤、中度损伤和轻度损伤。分度标准如下:

完全损伤:神经功能完全丧失;

重度损伤:神经支配区部分肌力和感觉降至1级;

中度损伤:神经支配区部分肌力和感觉降至2级;

轻度损伤:神经支配区部分肌力和感觉降至3级。

(三)预防及处理措施

1. 慎重选择药物,正确掌握注射技术。

2. 注射药物应尽量选用刺激性小、等渗、pH值接近中性的药物。

3. 准确选择肌内注射位置,避开血管及神经,注意进针的深度和方向。

(四)处理流程

1. 神经支配区麻木或放射痛　立即改变进针方向或停止注射。

2. 中度以下不完全神经损伤　①理疗、热敷;②遵医嘱使用神经营养药物治疗。

3. 中度以上完全性神经损伤　尽早手术探查,做神经松解术。

三、并发症三　局部或全身感染

(一)发生原因

注射部位消毒不严格,注射用具、药物被污染等,可导致注射部位或全身发生感染。

(二)临床表现

在注射数小时后局部出现红、肿、热和疼痛。局部压痛明显。若感染扩散,可导致菌血症、脓毒败血症,患者出现高热、畏寒、谵妄等。

（三）预防及处理措施

1. 正确选择注射部位，避免刺伤血管。
2. 注射完毕后，正确按压注射部位，对凝血机制障碍者可适当延长按压时间。

（四）处理流程

出现全身感染者，根据血培养及药物敏感试验选用抗生素。

第六节 静脉注射并发症预防及护理

静脉注射并发症预防措施见图10-6-1。

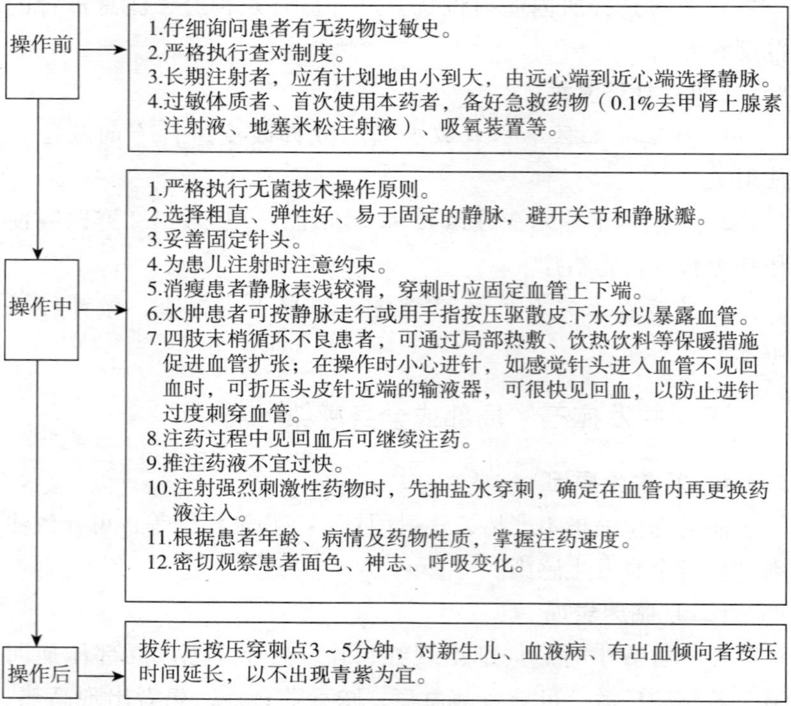

操作前
1. 仔细询问患者有无药物过敏史。
2. 严格执行查对制度。
3. 长期注射者，应有计划地由小到大，由远心端到近心端选择静脉。
4. 过敏体质者、首次使用本药者，备好急救药物（0.1%去甲肾上腺素注射液、地塞米松注射液）、吸氧装置等。

操作中
1. 严格执行无菌技术操作原则。
2. 选择粗直、弹性好、易于固定的静脉，避开关节和静脉瓣。
3. 妥善固定针头。
4. 为患儿注射时注意约束。
5. 消瘦患者静脉表浅较滑，穿刺时应固定血管上下端。
6. 水肿患者可按静脉走行或用手指按压驱散皮下水分以暴露血管。
7. 四肢末梢循环不良患者，可通过局部热敷、饮热饮料等保暖措施促进血管扩张；在操作时小心进针，如感觉针头进入血管不见回血时，可折压头皮针近端的输液器，可很快见回血，以防止进针过度刺穿血管。
8. 注药过程中见回血后可继续注药。
9. 推注药液不宜过快。
10. 注射强烈刺激性药物时，先抽盐水穿刺，确定在血管内再更换药液注入。
11. 根据患者年龄、病情及药物性质，掌握注药速度。
12. 密切观察患者面色、神志、呼吸变化。

操作后
拔针后按压穿刺点3~5分钟，对新生儿、血液病、有出血倾向者按压时间延长，以不出现青紫为宜。

图10-6-1 静脉注射并发症预防措施

第十章 消化内科护理技术操作并发症预防及护理指引

一、并发症一 药液外渗性损伤

(一) 发生原因

1. 药物因素 主要与药物酸碱度、渗透压、药物浓度、药物本身的毒性作用及 I 型变态反应有关。

2. 物理因素 液体输入量、温度、速度、时间、压力与静脉管径及舒缩状态是否相符,针头对血管的刺激。

3. 血管因素 主要指输液局部血管的舒缩状态、营养状态。

(二) 临床表现

注射部位出现局部肿胀、疼痛、苍白、缺氧,皮肤温度低,甚至组织坏死。

(三) 预防及处理措施

1. 认真选择有弹性的血管正确穿刺。

2. 根据药液性质选择合适的头皮针,妥善固定针头,避免在关节活动处进针。

3. 注射时加强观察、巡视,尽早发现以采取措施,及时处理杜绝外渗性损伤,特别是坏死性损伤的发生。

4. 推注药液不宜过快,一旦发现推药阻力增加应检查穿刺局部有无肿胀。

(四) 处理流程

1. 药液外渗 终止注射,拔针后局部按压,另选血管穿刺。

2. 外渗性损伤 ①化疗药物或对局部有刺激的药物:局部封闭、热敷、理疗;②血管收缩药:更换注射部位,3%醋酸局部湿热敷;③高渗药液:立即停止注射;④抗肿瘤药物:抬高患肢,局部冰敷。

3. 组织坏死 切除坏死组织。

二、并发症二　静脉穿刺失败

（一）发生原因

1. 针头刺入静脉过少，抽吸虽有回血，但松解止血带时静脉回缩，针头滑出血管，药液注入皮下。

2. 针头斜面未完全刺入静脉，部分在血管外，抽吸虽有回血，但推药时药液溢至皮下，局部隆起并有痛感。

3. 针头刺入较深，斜面一半穿破对侧血管壁，抽吸有回血，推注少量药液，局部可见隆起，但因部分药液溢出至深层组织，患者有痛感。

4. 针头刺入过深，刺穿对侧血管壁，抽吸无回血。

（二）临床表现

回抽无回血，推注药物有阻力，局部疼痛、肿胀。

（三）预防及处理措施

1. 熟悉静脉的解剖位置，选择易暴露、较直、弹性好、清晰的浅表静脉。

2. 使用型号合适的锐利针头。

3. 轮换穿刺静脉，有计划地保护血管，延长血管使用寿命。

（四）处理流程

1. **穿刺失败**　立即拔出针头，按压局部，另选其他静脉重新穿刺。

2. **血管破损**　立即拔针，局部按压止血，24小时后给予热敷。

3. **误入动脉**　立即拔针，无菌纱布紧压穿刺部位5~10分钟，直至无出血。

三、并发症三　血肿

（一）发生原因
1. 凝血功能差或不及时按压即可引起血肿。
2. 血管弹性差，肌肉组织松弛，血管不易固定，针头移位使针头脱出血管外而不及时拔针按压。
3. 进针速度过快，偏离血管方向过深、过浅而穿破血管。
4. 操作不当误伤动脉。拔针后按压部位不当或压力、按压时间不够。

（二）临床表现
血管破损，出现皮下肿胀、疼痛；2~3天后皮肤变青紫；1~2周后血肿开始吸收。

（三）预防及处理措施
1. 选用型号适合的锐利针头。
2. 提高穿刺技术，避免盲目进针。
3. 进行操作时动作要轻、稳。
4. 拔针后按压穿刺点3~5分钟，对新生儿、血液病、有出血倾向者按压时间延长，以不出现青紫为宜。

（四）处理流程
1. 血肿　①早期予以冷敷，以减少出血；②24小时后局部给予50%硫酸镁湿热敷，每日2次，每次30分钟，以加速血肿吸收。
2. 血肿过大难以吸收　常规消毒后用注射器抽吸不凝血液或切开取血块。

四、并发症四　静脉炎

（一）发生原因
1. 长期注入浓度较高、刺激性较强的药物。

2. 在操作过程中无菌操作不严格而引起局部静脉感染。

（二）临床表现

沿静脉走向出现条索状红线，局部组织发红、肿胀、灼热、疼痛，全身有畏寒、发热。

（三）预防及处理措施

1. 以避免感染、减少对血管壁的刺激为原则，严格执行无菌技术操作原则。

2. 对血管有刺激性的药物，应充分稀释后应用，并防止药液溢出血管外。

3. 要有计划地更换注射部位，保护静脉，延长其使用时间。

（四）处理流程

1. 静脉炎　①立即停止在此处静脉注射；②抬高患肢、制动；③局部用50%硫酸镁湿热敷或用超短波治疗。

2. 合并全身感染症状　遵医嘱给予抗生素治疗。

五、并发症五　过敏反应

（一）发生原因

患者有过敏史而操作者在注射前未询问患者的药物过敏史或患者对过敏史不确定；注射的药物使患者发生速发型过敏反应。

（二）临床表现

面色苍白，胸闷、心慌，血压下降、脉搏微弱，口唇发绀，意识丧失，大、小便失禁，严重者心搏骤停。

（三）预防及处理措施

1. 注射前询问患者的药物过敏史。

2. 向患者及家属讲解用药目的、作用，嘱咐患者及时把不舒适感受说出来，但要讲究方式，以免造成患者心理紧张而出现假想不适。

3. 过敏体质者、首次使用本药者，都要备好急救药物

(0.1%去甲肾上腺素注射液、地塞米松注射液)、吸氧装置等。

4. 药物配制和注射过程中，要严格按规定操作。

5. 首次静脉注射时要放慢速度，密切观察患者意识表情，皮肤色泽、温度，血压，呼吸，触摸周围动脉搏动。

（四）处理流程

1. 寒战、皮肤瘙痒、心悸、胸闷、关节疼痛等　①立即暂停注射，更换液体，保留静脉通道；②遵医嘱输注抗过敏药物，针对症状进行处置。

2. 过敏性休克　①去枕平卧，及时就地抢救、吸氧；②遵医嘱0.1%去甲肾上腺素1mg、地塞米松5mg皮下、肌内或血管内注射；③补充血容量，纠正酸中毒，提高血压；④遵医嘱使用糖皮质激素、气管切开或插管。

第七节　皮内注射并发症预防及护理

皮内注射并发症预防措施见图10-7-1。

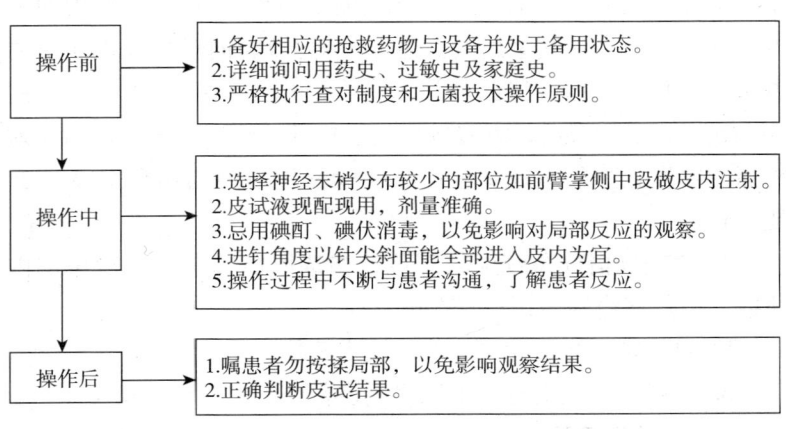

图10-7-1　皮内注射并发症预防措施

一、并发症一 疼痛

（一）发生原因
1. 患者紧张。
2. 操作技能及手法欠熟练。
3. 消毒剂刺激皮肤。
4. 药物浓度过高，推注速度不均匀等刺激，引起疼痛。

（二）临床表现
注射部位疼痛，有时伴有全身疼痛反应，如肌肉紧缩、呼吸加快、出汗、血压下降，严重者出现晕针、虚脱，疼痛程度在完成注射后逐渐减轻。

（三）预防及处理措施
1. 注重心理护理，向患者说明注射的目的，取得患者的配合。
2. 准确配置药物，避免药物浓度过高对机体的刺激。
3. 改进皮内注射方法：①在皮内注射部位的上方，嘱患者用一手环形握住另一前臂，离针刺的上方约 2cm 处用拇指加力按压（儿童患者让其家属按上述方法配合），同时按皮内注射的方法持针刺入皮内，待药液注入，直至局部直径约 0.5cm 的皮丘形成，拔出针头后，方将按压的手松开，能有效减轻皮内注射疼痛的发生。②采用横刺进针法（其注射方向与前臂垂直）亦能减轻疼痛。
4. 神经末梢分布较少的部位，如选取前臂掌侧中段做皮内注射，不仅疼痛轻微，更具有敏感性。
5. 熟练掌握注射技术，准确注入药量。
6. 注射在皮肤消毒剂干燥之后进行。

（四）处理流程
1. 疼痛　做好沟通、心理护理。

2. 剧烈疼痛　予以镇痛药对症处理。

二、并发症二　局部组织反应

（一）发生原因
1. 药物导致局部组织发生的炎症反应（如疫苗注射）。
2. 药物浓度过高、推注药量过多。
3. 皮内注射后，患者搔抓或揉按局部皮丘。
4. 机体对药物敏感性极高，局部发生变态反应。

（二）临床表现
注射部位红肿、疼痛、瘙痒、水疱、破溃及色素沉着。

（三）预防及处理措施
1. 避免使用对组织刺激性较强的药物。
2. 正确配置药液，准确推注药液量。
3. 严格执行无菌操作。
4. 让患者了解皮内注射的目的，不可随意搔抓或揉按局部皮丘，如有异常不适可随时告知医务人员。
5. 详细询问药物过敏史，避免使用可引发机体过敏反应的药物。

（四）处理流程
1. 局部组织反应　对症处理，预防感染。
2. 局部皮肤瘙痒　告诫患者勿抓、挠。
3. 局部出现水疱　5%碘伏溶液消毒，用无菌注射器抽吸水疱内液体。
4. 局部出现溃烂、破损　外科换药处理。

三、并发症三　注射失败

（一）发生原因
1. 患者躁动、不合作，多见于婴幼儿、精神异常及无法正常沟通的患者。

2. 注射部位无法充分暴露。

3. 操作欠熟练：如进针角度过深或过浅，针头斜面未完全进入皮内，或针头与注射器乳头连接欠紧密导致推药液外漏。

4. 注射药物剂量不准确。

（二）临床表现

无皮丘或皮丘过大、过小，药液外漏，针眼有出血迹象，或皮肤上有两个针眼。

（三）预防及处理措施

1. 认真做好解释工作，尽量取得患者配合。

2. 对不合作者，肢体要充分约束和固定。

3. 充分暴露注射部位。

4. 提高注射操作技能，掌握注射的角度与力度。

5. 对无皮丘或皮丘过小等注射失败者，可重新选择部位进行注射。

四、并发症四　虚脱

（一）发生原因

1. 主要由心理、生理、药物、物理等因素引起。

2. 护理人员操作不熟练、注射速度过快、注射部位选择不当，引起患者剧烈疼痛而发生虚脱。

（二）临床表现

头晕、面色苍白、心悸、出汗、乏力、眼花、耳鸣、心率加快、脉搏细弱、血压下降，严重者意识丧失，多见于体质虚弱、饥饿和情绪高度紧张的患者。

（三）预防及处理措施

1. 注射前热情耐心做好患者的解释工作，使患者消除紧张心理，配合治疗，避免饥饿状态下进行治疗。

2. 选择正确合适的注射部位。

3. 注射过程中观察患者情况，如有不适，立即停止注射。

（四）处理流程

1. 患者不适　立即停止注射，判断是药物过敏还是虚脱。

2. 虚脱　①取平卧位，给氧或呼吸新鲜空气，保暖；②口服糖水，必要时遵医嘱静脉注射 50% 葡萄糖注射液。

五、并发症五　过敏性休克

（一）发生原因

1. 操作者在注射前未询问患者的药物过敏史，或患者不确定药物过敏史。

2. 患者对注射的药物发生速发型过敏反应。

（二）临床表现

由于喉头水肿、支气管痉挛、肺水肿而引起胸闷、气促、哮喘与呼吸困难，因周围血管扩张而导致有效循环血量不足，表现为面色苍白、出冷汗、口唇发绀、脉搏细弱、血压下降；因脑组织缺氧，可表现为意识丧失、抽搐、二便失禁等；其他过敏反应表现为荨麻疹、恶心、呕吐、腹痛及腹泻等。

（三）预防及处理措施

1. 皮内注射前必须询问患者有无药物过敏史，尤其是易引起过敏反应的药物，如有过敏史则停止该项操作。有其他药物过敏史及变态反应疾病史者应谨慎用药。

2. 皮试观察期间，嘱患者不可随意离开。注意观察患者有无异常不适反应，正确判断皮试结果。

3. 注射盘内备有 0.1% 盐酸肾上腺素、尼可刹米、洛贝林注射液等急救药品，另备氧气、吸痰器等。

4. 一旦发生过敏性休克，立即组织抢救：①立即停药，协助患者平卧。②立即皮下注射0.1%肾上腺素1ml，小儿剂量酌减。症状如不缓解，可每隔半小时皮下或静脉注射肾上腺素0.5ml，直至脱离危险期。③给予氧气吸入，改善缺氧症状。呼吸受抑制时，立即进行口对口人工呼吸，并肌内注射尼可刹米、洛贝林等呼吸兴奋剂。必要时行气管插管，借助人工呼吸机辅助或控制呼吸。喉头水肿引起窒息时，应尽快施行气管切开。④根据医嘱静脉注射地塞米松5~10mg或琥珀酸钠氢化可的松200~400mg加入5%~10%葡萄糖溶液500ml内静脉滴注；应用抗组胺类药物，如肌内注射盐酸异丙嗪25~50mg或苯海拉明40mg。⑤静脉滴注10%葡萄糖溶液或平衡溶液扩充血容量。如血压仍不回升，可按医嘱加入多巴胺或去甲肾上腺素静脉滴注。⑥呼吸、心跳骤停，则立即进行胸外心脏按压、气管插管人工呼吸等。⑦密切观察病情，记录患者呼吸、脉搏、血压、神志和尿量等变化，不断评价治疗与护理的效果，为进一步处置提供依据。

（四）处理流程

见图10-7-2。

◀ 第十章 消化内科护理技术操作并发症预防及护理指引

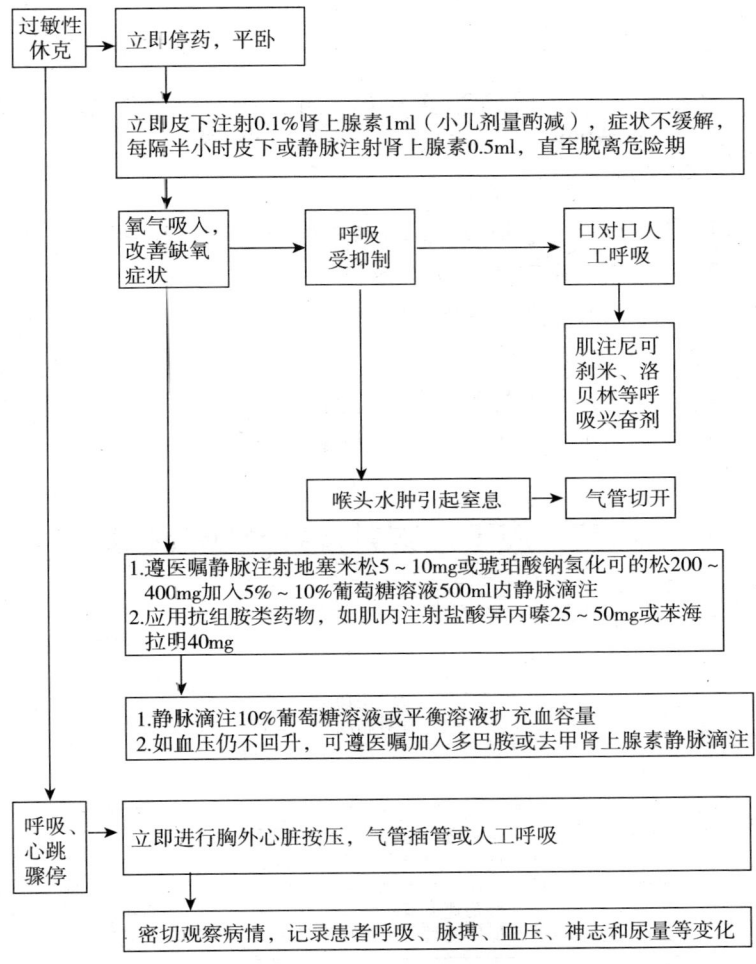

图10-7-2 过敏性休克处理流程

六、并发症六 疾病传播

（一）发生原因

操作过程中未严格执行无菌技术操作原则，皮肤消毒不严格。

（二）临床表现

传播不同的疾病出现相关症状。如细菌污染反应，患者出现畏寒、发热等症状。

（三）预防及处理措施

1. 操作过程中严格遵守无菌技术操作原则及消毒隔离要求。

2. 对已出现疾病传播者，报告医生，对症治疗。如有感染者，及时抽血化验检查并及时隔离治疗。

（四）处理流程

1. 疾病传播　报告医生，对症治疗。

2. 感染　①抽血化验检查；②隔离治疗。

第八节　皮下注射并发症预防及护理

皮下注射并发症预防措施见图 10-8-1。

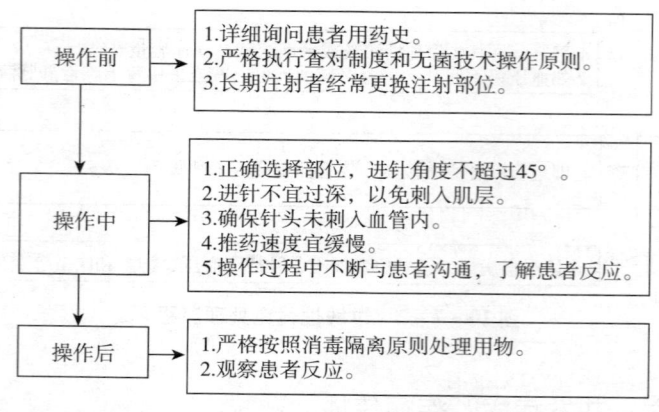

图 10-8-1　皮下注射并发症预防措施

第十章　消化内科护理技术操作并发症预防及护理指引

一、并发症一　出血

（一）发生原因
1. 注射时针头刺破血管。
2. 患者本身有凝血机制障碍，拔针后局部按压时间过短，按压部位欠准确。

（二）临床表现
拔针后少量血液自针眼流出。对于迟发性出血者可形成皮下血肿，注射部位肿胀、疼痛，局部皮肤淤血。

（三）预防及处理措施
1. 正确选择注射部位，避免刺伤血管。
2. 注射完毕后，正确按压注射部位，对凝血机制障碍者可适当延长按压时间。

（四）处理流程
1. 刺破血管　①立即拔针，按压注射部位；②更换注射部位重新注射。
2. 皮下血肿　①皮下小血肿早期采用冷敷促进血液凝固，48小时后应用热敷促进淤血的吸收和消散；②皮下较大血肿早期可采取消毒后无菌注射器穿刺抽出血液，在加压包扎。
3. 血液凝固　手术切开取出血凝块。

二、并发症二　硬结形成

（一）发生原因
1. 同一部位反复长期注射，注射药量过多，药物浓度过高，注射部位过浅。密集的针眼和药物对局部组织产生物理、化学刺激，局部血循环不良导致药物吸收速度慢，药物不能充分吸收，在皮下组织停留时间延长，蓄积而形成硬结。
2. 注射部位感染后纤维组织增生形成硬结。

（二）临床表现

局部肿胀、瘙痒，可扪及硬结，严重者可导致皮下纤维组织变性、增生形成肿块或出现脂肪萎缩，甚至坏死。

（三）预防及处理措施

1. 熟练掌握注射位置深度。

2. 避免在同一处多次反复注射，避免在瘢痕、炎症、皮肤破损处注射。注射药物，速度应缓慢、匀速，以减少对局部的刺激。

3. 严格执行无菌技术操作原则，做好皮肤消毒，防止注射部位感染。

4. 已形成硬结者，可用以下方法处理：①用清洁热毛巾湿热敷；②用50%硫酸镁湿热敷。

三、并发症三　低血糖反应

（一）发生原因

皮下注射胰岛素剂量过大，注射部位过深，导致血流加快而胰岛素的吸收加快。

（二）临床表现

突然出现饥饿感、头晕、出冷汗、软弱无力、心率加快，重者虚脱、昏迷，甚至死亡。

（三）预防及处理措施

1. 严格执行给药剂量、时间、方法，严格执行无菌技术操作规程，经常更换注射部位。

2. 根据患者的营养状况，把握进针深度，避免误入肌肉组织及皮下小静脉。如对体质消瘦、皮下脂肪少的患者，应捏起注射部位皮肤并减小进针角度注射。

3. 注射后勿剧烈运动、按摩、热敷、日光浴、洗热水澡等。

（四）处理流程

1. 监测血糖。
2. 口服糖水、馒头等易吸收的碳水化合物。
3. 遵医嘱静脉推注50%葡萄糖注射液。

四、并发症四　针头弯曲或针体折断

（一）发生原因

1. 针头过细、过软；针头钝，欠锐利。
2. 进针部位有硬结或瘢痕。
3. 操作人员注射时用力不当。

（二）临床表现

患者感觉注射部位疼痛。若针体折断，则折断的针体停留在注射部位，患者情绪惊慌、恐惧。

（三）预防及处理措施

1. 选择粗细适合的针头。若出现针头弯曲，更换针头后重新注射。
2. 选择合适的注射部位，不可在皮肤有硬结或瘢痕处进针。
3. 协助患者取舒适体位，操作人员注意进针手法、力度及方向。

（四）处理流程

1. 针头弯曲　更换针头后重新注射。
2. 针体断裂　嘱患者放松，保持原体位，勿移动肢体或做肌肉收缩动作；一手捏紧局部肌肉，迅速用止血钳将折断的针体拔出。
3. 针体已完全没入体内　X线定位后通过手术将残留针体取出。

第九节 鼻饲并发症预防及护理

鼻饲并发症预防措施见图 10-9-1。

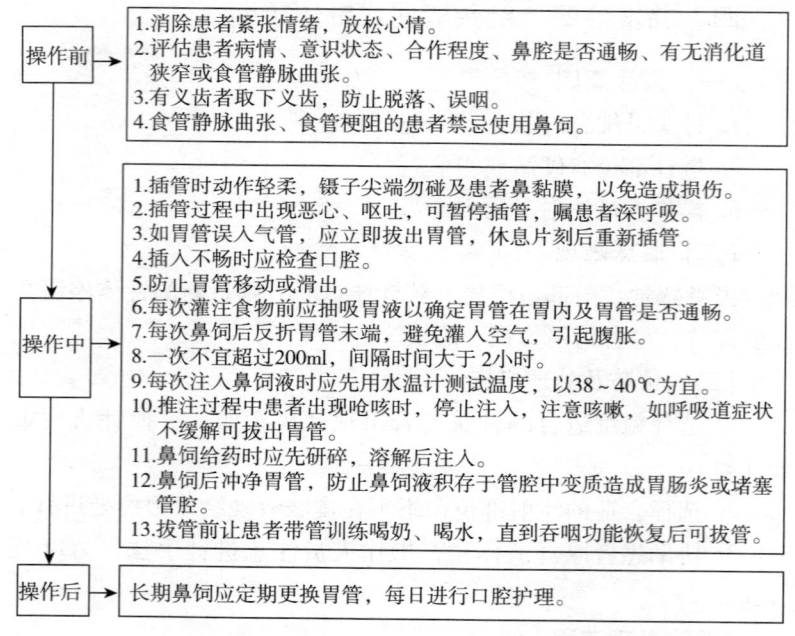

图 10-9-1 鼻饲并发症预防措施

一、并发症一 腹泻

（一）发生原因

1. 鼻饲量过多引起消化不良性腹泻。
2. 流质内含脂肪过多引起脂性腹泻。
3. 灌注的速度太快，营养液浓度过大，温度过高或过低，刺激肠蠕动增强。

4. 鼻饲液配制过程中未严格遵循无菌原则，食物被细菌污染，导致肠道感染。

5. 使用部分营养液易引起腹泻。

（二）临床表现

患者大便次数增多，部分排水样便，伴或不伴有腹痛，肠鸣音亢进。

（三）预防及处理措施

1. 鼻饲液配制过程中应防止污染，每日配制当日量于4℃冰箱内保存，食物及容器应每日煮沸灭菌后使用。

2. 鼻饲液温度以37~42°C最为适宜。室温较低时，可使用加温器。

3. 注意浓度、容量与滴速。浓度由低到高，容量由少到多，滴速一开始40~80ml/h，3~5天后增加到100~125ml/h，直到患者能耐受的营养需要量。

4. 认真询问饮食史，对饮用牛奶、豆浆等易致腹泻，原来胃肠功能差或从未饮过牛奶的患者要慎用含牛奶、豆浆的鼻饲液。

（四）处理流程

1. 菌群失调　口服乳酸菌制剂。
2. 肠道真菌感染　遵医嘱给予抗真菌药物。
3. 严重腹泻　可暂停喂食。
4. 腹泻频繁　保持肛周皮肤清洁干燥，防止皮肤溃烂。

二、并发症二　胃食管反流、误吸

（一）发生原因

1. 体弱、年老或有意识障碍的患者反应差，贲门括约肌松弛而造成反流。

2. 患者胃肠功能减弱，鼻饲速度过快，胃内容物潴留过多，腹压增高引起反流。

3. 吞咽功能障碍使分泌物及食物误吸入气管和肺内，引起呛咳及吸入性肺炎。

（二）临床表现

在鼻饲过程中，患者出现呛咳、气喘、心动过速、呼吸困难、咳出或经气管吸出鼻饲液。吸入性肺炎患者体温升高，咳嗽，肺部可闻及湿性啰音和水泡音，胸部摄片有渗出性病灶或肺不张。

（三）预防及处理措施

1. 选用管径适宜的胃管匀速限速滴注。

2. 昏迷患者翻身应在鼻饲前进行，以免因受机械性刺激引起反流。

3. 对危重患者，鼻饲前应吸净气道内痰液，以免鼻饲后吸痰憋气使腹内压增高引起反流。

4. 喂养时遵医嘱辅以胃肠动力药可解决胃轻瘫、反流等问题，一般在喂养前半小时由鼻饲管内注入。在鼻饲前先回抽，检查胃潴留量。

（四）处理流程

1. 胃食管反流 ①辅以胃肠动力药；②保持头高位（30°~40°）或抬高床头 20°~30°。

2. 误吸 ①立即停止鼻饲，取头低右侧卧位；②清除气道内吸入物，气管切开者可经气管套管内吸引。

3. 肺部感染 遵医嘱应用抗生素。

三、并发症三 便秘

（一）发生原因

长期卧床的患者胃肠蠕动减弱，加上鼻饲食物中含粗纤维较少，致使大便在肠内滞留过久，水分被过多吸收造成大便干结、坚硬和排出不畅。

（二）临床表现

大便次数减少，甚至秘结，患者出现腹胀。

（三）预防及处理措施

1. 调整营养液配方，增加纤维素丰富的蔬菜和水果的摄入，食物中可适量加入蜂蜜和香油。

2. 可遵医嘱应用开塞露肛管注入，必要时肥皂水灌肠。

3. 老年患者因肛门括约肌较松弛，加上大便干结，可人工取便。

四、并发症四　鼻、咽、食管黏膜损伤和出血

（一）发生原因

1. 反复插管或因患者烦躁不安自行拔出胃管损伤鼻、咽及食管黏膜。

2. 长期留置胃管对黏膜的刺激引起口、鼻黏膜糜烂及食管炎。

（二）临床表现

咽部不适、疼痛、吞咽障碍，难以忍受，鼻腔流出血性液，部分患者有感染症状，如发热。

（三）预防及处理措施

1. 对长期留置胃管者，选用质地软、管径小的鼻饲管，以减少插管对黏膜的损伤。对延髓麻痹昏迷的患者，因舌咽神经麻痹，常发生舌后跟后坠现象，可采用侧位拉舌置管法，即患者取侧卧位，常规插管 12～14cm，助手用舌钳将舌体拉出，术者即可顺利插管。

2. 向患者做好解释说明，取得患者的充分合作，置管动作轻柔。

3. 长期鼻饲者，应每日用石蜡油滴鼻 2 次，防止黏膜干燥。

4. 用 pH 试纸测定口腔 pH 值，选用适当的药物，每日行 2 次口腔护理。

5. 鼻腔黏膜损伤引起的出血量较多时，食管黏膜损伤出血可遵医嘱对症治疗。

五、并发症五　胃出血

（一）发生原因

1. 行鼻饲的重型颅脑损伤患者因脑干、自主神经功能障碍、胃肠血管痉挛致黏膜坏死，易发生神经源性溃疡致消化道出血。

2. 注入食物前抽吸过于用力，使胃黏膜局部充血，微血管破裂所致。

3. 患者躁动不安，体位不断变化，胃管的反复刺激引起胃黏膜损伤。

（二）临床表现

轻者胃管内可抽出少量鲜血，出血量较多时呈陈旧性咖啡色血液，严重者血压下降，脉搏细速，出现休克。

（三）预防及处理措施

1. 重型颅脑损伤患者可预防性使用制酸药物，鼻饲时间间隔不宜过长。

2. 注食前抽吸力量适当。

3. 牢固固定鼻胃管，躁动不安的患者可遵医嘱适当使用镇静药。

4. 喂食前后使用温开水冲管，以防食物在胃管滞留过长。

（四）处理流程

1. 胃出血　①暂停鼻饲，遵医嘱用冰盐水、凝血酶胃管内注入；②胃液潜血试验；③遵医嘱用药治疗。

2. 出血停止 48 小时后　无腹胀、肠麻痹，能闻及肠鸣音，胃空腹潴留液＜100ml 时，可开始喂食。

六、并发症六　胃潴留

（一）发生原因

一次喂饲的量过多或间隔时间过短，而患者因胃肠黏膜出现缺血缺氧，影响胃肠道正常消化，胃肠蠕动减慢，胃排空障碍，营养液潴留于胃内（重型颅脑损伤患者多发）。

（二）临床表现

腹胀，鼻饲液输注前抽吸胃液可见胃潴留量＞150ml，严重者可引起胃食管反流。

（三）预防及处理措施

1. 每次鼻饲的量不超过 200ml，间隔时间不少于 2 小时。

2. 每次鼻饲完后，可协助患者取高枕卧位或半坐卧位，以防止潴留胃内的食物反流入食管。

3. 在患者病情许可的情况下，鼓励其床上及床旁活动，以促进胃肠功能恢复，同时可依靠重力作用使鼻饲液顺肠腔运行，预防和减轻胃潴留。

4. 增加翻身次数；有胃潴留的重病患者，遵医嘱用药，以加速胃排空。

七、并发症七　呼吸、心跳骤停

（一）发生原因

1. 患者既往有心脏病、高血压病等病史，合并有慢性支气管炎的老年患者，当胃管进入咽部即产生剧烈的咳嗽反射，重者可致呼吸困难，进而诱发严重心律失常。

2. 插管时恶心呕吐较剧，引起腹内压骤升，内脏血管收缩，回心血量骤增，导致心脏负荷过重所致。

3. 患者有昏迷等脑损伤症状，脑组织缺血缺氧，功能发生障碍；胃管刺激咽部，使迷走神经兴奋，反射性引起患者屏气和呼吸道痉挛，致通气功能障碍；同时患者出现呛咳、躁动等，使机体耗氧增加，进一步加重脑缺氧。

4. 处于高度应激状态的患者对插胃管这一刺激反应增强，机体不能承受，导致功能进一步衰竭，使病情恶化。

（二）临床表现

插管困难，患者突发恶心呕吐，抽搐，双目上视，意识丧失，面色青紫，血氧饱和度下降，继之大动脉（颈动脉、股动脉）搏动消失，呼吸停止。

（三）预防及处理措施

1. 对有心脏病史患者插胃管须谨慎小心。

2. 在患者生命垂危，生命体征极不稳定时，应避免插胃管，防止意外发生。

3. 必要时在胃管插入前予咽喉部黏膜表面麻醉，在咽喉部喷3~5次1%丁卡因，当患者自觉咽喉部有麻木感时再进行插管，以减少刺激和不良反应。操作要轻稳、快捷、熟练，尽量一次成功，避免反复刺激。操作中严密监测生命体征，如发现异常，立即停止操作，并采取相应的抢救措施。

4. 对合并有慢性支气管炎的老年患者，插管前10分钟可选用适当的镇静药或阿托品肌注，床旁备好氧气，必要时给予氧气吸入。

八、并发症八　血糖紊乱

（一）发生原因

1. 患者因自身疾病的影响，如重型颅脑损伤患者，机体处于应激状态，肾上腺素水平增高，代谢增加，血糖升高；再者，大量鼻饲高糖溶液也可引起血糖增高。

2. 低血糖症多发生于长期鼻饲饮食忽然停止者，因患者已适应吸收大量高浓度糖,忽然停止给糖,但未以其他形式加以补充。

(二) 临床表现

高血糖症表现为餐后血糖高于正常值。低血糖症可出现出汗、头晕、恶心、呕吐、心动过速等。

(三) 预防及处理措施

鼻饲配方由营养师配制,对高糖血症患者加强血糖监测;为避免低血糖症的发生,应逐渐停用要素饮食,同时监测血糖,一旦发生低血糖症,立即静脉注射50%葡萄糖。

(四) 处理流程

1. 高血糖症　加强血糖监测。
2. 低血糖症　立即静脉注射50%葡萄糖。

九、并发症九　水、电解质紊乱

(一) 发生原因

1. 患者由饥饿状态转入高糖状态或由于渗透性腹泻引起低渗性脱水。
2. 尿液排出多,盐摄入不足,鼻饲液的营养不均衡。

(二) 临床表现

1. 低渗性脱水患者早期出现周围循环衰竭,特点是体位性低血压,后期尿量减少,尿比重低,血清钠<135mmol/L,脱水征明显。
2. 低血钾患者可出现神经系统症状,表现为中枢神经系统抑制和神经-肌肉兴奋性降低症状,早期烦躁,严重者神志淡漠、嗜睡、软弱无力、腱反射减弱或消失和软瘫等。循环系统可出现窦性心动过速、心悸、心律失常、血压下降。血清电解质检查钾<3.5mmol/L。

（三）预防及处理措施

1. 严格记录出入量，以调整营养液的配方。
2. 监测血清电解质的变化及尿素氮的水平。

（四）处理流程

1. 水、电解质紊乱 严格记录出入量，及时调整营养液配方。
2. 尿量多 ①给予含钾高的鼻饲液；②必要时给予静脉补钾。

十、并发症十 食管狭窄

（一）发生原因

1. 鼻饲时间过长，反复插管及胃管固定不当或因咳嗽等活动的刺激造成食管黏膜损伤发生炎症、萎缩所致。
2. 胃食管反流导致反流性食管炎，严重时发生食管狭窄。

（二）临床表现

拔管后饮水出现呛咳、吞咽困难。

（三）预防及处理措施

1. 尽量缩短鼻饲的时间，尽早恢复正常饮食。
2. 插管时动作要轻、快、准，避免反复插管。插管后牢固固定，咳嗽或剧烈呕吐时将胃管先固定以减少胃管上下活动而损伤食管黏膜。
3. 拔管前让患者带管训练喝奶、喝水，直到吞咽功能完全恢复即可拔管。
4. 食管狭窄者行食管球囊扩张术，术后饮食从流质、半流质逐渐过渡。

第十节　氧气吸入并发症预防及护理

氧气吸入并发症预防措施见图 10 – 10 – 1。

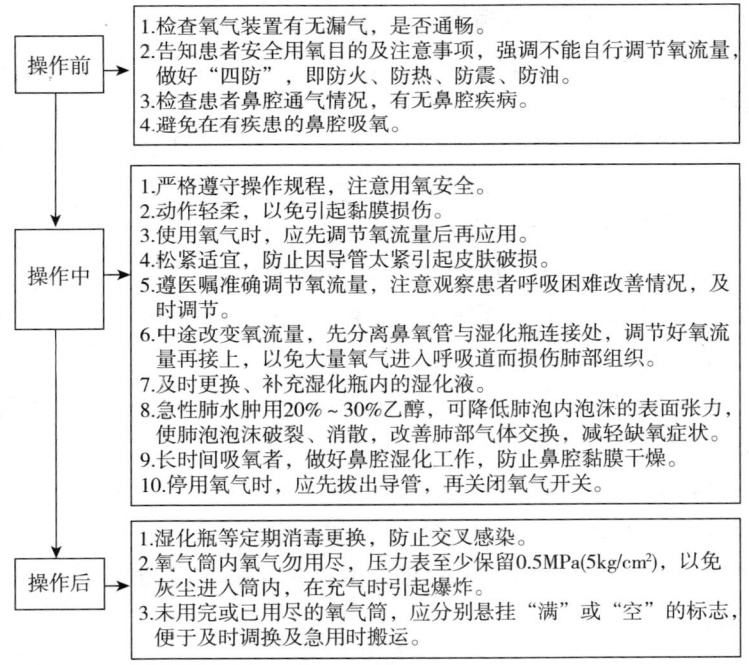

图 10 – 10 – 1　氧气吸入并发症预防措施

一、并发症一　无效吸氧

（一）发生原因

1. 中心供氧站或氧气瓶气压低，吸氧装置连接不紧密。
2. 吸氧管扭曲、堵塞、脱落。
3. 吸氧流量未达病情要求。
4. 气道内分泌物过多，未及时吸出，导致氧气不能进入呼吸道。

（二）临床表现

患者呼吸急促，胸闷、烦躁，氧分压下降，口唇及指（趾）甲床发绀、鼻翼翕动等。呼吸频率、节律、深浅度均发生改变。

（三）预防及处理措施

1. 检查氧气装置、供氧压力、管道连接是否漏气，发现问题及时处理。
2. 吸氧前检查吸氧管的通畅性，吸氧管妥善固定，避免脱落、移位、堵塞而影响吸氧效果。
3. 遵医嘱或根据患者的病情调节吸氧流量。
4. 对气管切开的患者，采用气管套管供给氧气。
5. 及时清除呼吸道分泌物，保持气道通畅。分泌物多的患者宜取平卧位，头偏向一侧。
6. 吸氧过程中，严密观察患者缺氧症状有无改善，定时监测患者的血氧饱和度。

（四）处理流程

1. 及时清除呼吸道分泌物，保持气道通畅。
2. 立即查找原因，采取相应的处理措施，恢复有效的氧气供给。

二、并发症二　氧中毒

（一）发生原因

吸氧持续时间超过 24 小时、氧浓度高于 60%，高浓度氧进入人体后损伤肺血管细胞，早期毛细血管内膜受损，血浆渗入间质和肺泡中引起肺水肿，最后导致肺实质的改变。

（二）临床表现

主要表现为呼吸系统毒性作用，通常在吸入 $FiO_2 > 50\%$ 的氧气 6~30 小时后患者出现咳嗽、胸闷、PaO_2 下降等表现，48~

60 小时后可致肺活量和肺顺应性下降，X 线胸片可出现斑片状模糊浸润影。

（三）预防及处理措施

1. 严格掌握吸氧、停氧指征，选择恰当给氧方式。

2. 对氧疗患者做好健康教育，告诫患者吸氧过程中勿自行随意调节氧流量。

3. 避免长时间、高浓度氧疗，经常做血气分析，动态观察氧疗的效果。

4. 尽早将 FiO_2 降至 50% 以下。

5. 一旦发现患者出现氧中毒，立即降低吸氧流量，并报告医生，对症处理。

三、并发症三　肺不张

（一）发生原因

吸入高浓度氧气后，肺泡内氮气被大量置换，一旦有支气管阻塞时，其所属肺泡内的氧气被肺循环血液迅速吸收，引起吸入性肺不张。

（二）临床表现

主要表现为烦躁，呼吸、心率增快，血压上升，继而出现呼吸困难、发绀、昏迷。

（三）预防及处理措施

1. 鼓励患者咳嗽排痰，痰液黏稠者予以超声雾化。

2. 必要时行鼻导管深部吸痰或协助医生行支气管镜吸痰。

（四）处理流程

1. 痰液黏稠　①遵医嘱超声雾化；②鼻导管深部吸痰或协助医生行支气管镜吸痰。

2. 病情严重　气管切开。

四、并发症四　气道黏膜干燥

（一）发生原因

1. 氧气湿化瓶内湿化液不足，氧气湿化不充分，尤其是患者发热、呼吸急速或张口呼吸，导致体内水分蒸发过多，加重气道黏膜干燥。

2. 吸氧流量过大，氧浓度 >60%。

（二）临床表现

出现呼吸道刺激症状：刺激性咳嗽，无痰或痰液黏稠，不易咳出。部分患者有鼻涕或痰中带血。

（三）预防及处理措施

1. 及时补充氧气湿化瓶内的湿化液；对发热患者，做好对症处理；对有张口呼吸习惯的患者，做好解释工作，争取其配合改用鼻腔呼吸，利用鼻前庭黏膜对空气有加温加湿的功能，减轻气道黏膜干燥的发生；对病情严重者，可用湿纱布覆盖口腔，定时更换。

2. 根据患者缺氧情况调节氧流量，轻度缺氧 1~2ml/min，中度缺氧 2~4L/min，重度缺氧 4~6L/min，小儿 1~2L/min，吸氧浓度控制在 45% 以下。

3. 加温加湿吸氧装置能防止气道黏膜干燥。

4. 对于气道黏膜干燥者，给予超声雾化吸入。超声雾化器可随时调节雾量的大小，并能对药液温和加热。

五、并发症五　鼻出血

（一）发生原因

1. 插鼻导管动作过猛或反复操作。

2. 部分患者鼻中隔畸形，而操作者按常规方法插管，使鼻黏膜损伤，引起鼻出血。

3. 长时间吸氧者，鼻导管与鼻咽部分泌物粘连、干涸，在更换鼻导管时，鼻咽部的黏膜被外力扯破导致出血。

4. 长时间高浓度吸氧，且湿化不足，导致鼻黏膜过度干燥、破裂。

（二）临床表现

鼻腔黏膜干燥、出血，血液自鼻腔流出。

（三）预防及处理措施

1. 选择质地柔软、粗细合适的吸氧管。

2. 长时间吸氧者，两侧鼻孔交替吸氧；做好鼻腔湿化工作，防止鼻腔黏膜干燥。

3. 拔除鼻导管前，如发现鼻导管与鼻黏膜粘连，应先用湿棉签或液体石蜡湿润，再轻摇鼻导管，待结痂物松脱后拔管。

4. 如发生鼻出血，及时报告医生，进行局部止血处理。对鼻出血量多，上述处理无效者，请耳鼻喉科医生行后鼻腔填塞。

（四）处理流程

1. 鼻导管与鼻黏膜粘连　①湿棉签或液体石蜡湿润；②轻摇鼻导管，待结痂物松脱后拔管。

2. 鼻出血　①及时报告医生；②进行局部止血处理。

3. 鼻出血量多　请耳鼻喉科医生行后鼻腔填塞。

第十一节　吸痰并发症预防及护理

吸痰并发症预防措施见图10-11-1。

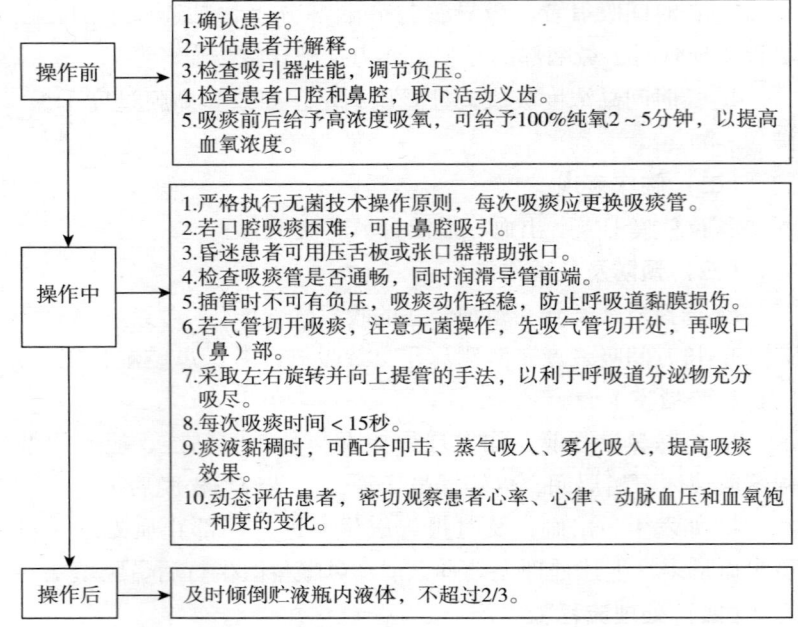

图 10-11-1 吸痰并发症预防措施

一、并发症一 低氧血症

(一) 发生原因

1. 吸痰过程中供氧中断,导致缺氧或低氧血症。

2. 吸痰操作过程反复,刺激咽喉部引起咳嗽,引起缺氧。

3. 患者原有缺氧性疾病,吸痰前未将吸氧浓度提高,致使吸痰后患者缺氧。

4. 吸痰时负压过高、时间过长、吸痰管外径过粗、置管过深等均可造成低氧血症。

5. 使用呼吸机的患者,在吸痰过程中脱离呼吸机的时间过长。

（二）临床表现

初期表现为呼吸加深加快，脉搏加强，脉率加快；缺氧进一步加重时，表现为疲劳、注意力减退、反应迟钝、思维紊乱；严重时，出现头痛、发绀、眼花、恶心、呕吐、耳鸣、全身发热，不能自主运动和说话，出现意识丧失、心跳减弱、血压下降、抽搐、张口呼吸，甚至呼吸、心跳停止，临床死亡。

（三）预防及处理措施

1. 吸痰管管径的选择要适当，使其既能够将痰液吸出，又不会阻塞气道。

2. 吸痰过程中患者若有咳嗽，应暂停操作，让患者将深部痰液咳出后再继续吸痰。

3. 刺激气管隆突处易引起患者的咳嗽反射，故不宜反复刺激。

4. 吸痰不宜深入至支气管处，否则易堵塞呼吸道。

5. 使用呼吸机的患者，在吸痰过程中不宜使患者脱离呼吸机的时间过长，一般应少于15秒。

6. 吸痰前后给予高浓度吸氧，可给予100%纯氧2~5分钟，以提高血氧浓度。

7. 吸痰时密切观察患者心率、心律、动脉血压和血氧饱和度的变化。

8. 已发生低氧血症者，可加大吸氧流量或给予面罩加压吸氧，酌情静脉推注阿托品、氨茶碱、地塞米松等药物，必要时进行机械通气。

二、并发症二　呼吸道黏膜损伤

（一）发生原因

1. 吸痰管质量差，质地粗糙、僵硬，管径过大，容易损伤气管黏膜。

2. 操作不当、缺乏技巧，如动作粗暴、插管次数过多、插管过深、用力过猛、吸引时间过长、负压过大等，均可致黏膜损伤。

3. 鼻腔黏膜柔嫩，血管丰富，如有炎症时充血肿胀，鼻腔更加狭窄，加上长时间吸入冷气（氧气），使鼻腔黏膜干燥，经鼻腔吸痰时易造成损伤。

4. 烦躁不安、不合作患者，由于头部难固定，在插管吸痰过程中，吸痰管的头部容易刮伤气管黏膜，造成黏膜损伤。

5. 呼吸道黏膜有炎症水肿及炎性渗出，黏膜相对脆弱，易受损。

（二）临床表现

气道黏膜损伤时可吸出血性痰；纤维支气管镜检查可见受损处黏膜糜烂、充血肿胀、渗血甚至出血；口唇黏膜受损可见有表皮的破溃，甚至出血。

（三）预防及处理措施

1. 选择型号适当的吸痰管：成年人一般选用 12~14 号吸痰管；婴幼儿多选用 10 号；新生儿常选用 6~8 号吸痰管，如从鼻腔吸引尽量选用 6 号；有气管插管者，可选择外径小于 1/2 气管插管内径的吸痰管。

2. 吸痰管插入的长度为患者无咳嗽或恶心反应即可，有气管插管者，超过气管插管 1~2cm，插入时动作轻柔，禁止带负压插管；抽吸时，吸痰管旋转向外拉，严禁提插。

3. 每次吸痰的时间不宜超过 15 秒，若痰液一次未吸净，可暂停 3~5 分钟再次抽吸。吸痰间隔时间，应视痰液黏稠程度与痰量而定。

4. 测试导管是否通畅、吸引力是否适宜，以调节合适的吸引负压。一般成年人 40.0~53.3kPa，儿童<40.0kPa，婴幼儿 13.3~26.6kPa，新生儿<13.3kPa。

5. 对于不合作的患儿，可告知家属吸痰的必要性，取得家长的合作，固定好患儿的头部，避免头部摇摆。对于烦躁不安和极度不合作者，吸痰前可酌情予以镇静。

6. 口腔黏膜糜烂、渗血等，遵医嘱用药预防感染。

三、并发症三 感染

（一）发生原因

1. 未严格执行无菌技术操作原则。

2. 经口腔吸痰失去了鼻腔对空气的加温作用致使黏膜血管收缩，血供减少，局部抵抗力下降导致感染；加湿作用致使下呼吸道分泌物黏稠，分泌物不易咳出、结痂，可致下呼吸道炎症改变。

3. 前述各种导致呼吸道黏膜损伤的原因，严重时均可引起感染。

（二）临床表现

口鼻局部黏膜感染时，出现局部黏膜充血、肿胀、疼痛，有时有脓性分泌物；肺部感染时出现寒战、高热、痰多、黏液痰或脓痰，听诊肺部有湿啰音，X线检查可发现散在或片状阴影，痰液培养可找到致病菌。

（三）预防及处理措施

1. 吸痰时严格遵守无菌技术操作原则。吸痰管一次性使用，冲洗吸痰管液用生理盐水，需注明口腔、气道，冲洗液按规定更换。吸引瓶内吸出液应及时更换，不超过2/3。

2. 痰液黏稠者，可遵医嘱给予雾化吸入或用药治疗，以稀释痰液，易于排痰或吸痰。

3. 加强口腔护理，当培养出致病菌时，可根据药敏试验结果选择适当的抗生素局部使用。

4. 吸痰所致的感染几乎都发生在呼吸道黏膜损伤的基础上，

所有防止呼吸道黏膜损伤的措施均适合于防止感染。

5. 发生局部感染者，予以对症处理。出现全身感染时，行血培养，做药物敏感试验，根据药敏试验结果选择抗生素静脉用药。

（四）处理流程

1. 培养出致病菌　①根据药敏试验结果，选择适当的抗生素局部使用；②防止呼吸道黏膜损伤。

2. 局部感染　予以对症处理。

3. 全身感染　①行血培养，做药物敏感试验；②根据药敏试验结果选择抗生素静脉用药。

四、并发症四　心律失常

（一）发生原因

1. 在吸痰过程中，吸痰管在气管内反复吸引时间过长，造成患者短暂性呼吸不完全阻塞及肺不张引起缺氧和二氧化碳蓄积。

2. 吸引分泌物时吸痰管插入较深，反复刺激气管隆突引起迷走神经反射重时致呼吸、心跳骤停。

3. 吸痰的刺激使儿茶酚胺释放增多或导管插入气管刺激其感受器所致。

4. 前述各种导致低氧血症的原因，严重时均可引起心律失常甚至心脏骤停。

（二）临床表现

在吸痰过程中患者出现各种快速性或缓慢性心律失常。轻者可无症状，重者出现乏力、头晕等症状。原有心脏病者可因此而诱发或加重心绞痛或心力衰竭。听诊心律不规则，脉搏触诊间歇脉搏缺如；严重者可致心脏骤停，确诊有赖于心电图检查。

第十章 消化内科护理技术操作并发症预防及护理指引

(三) 预防及处理措施

1. 因吸痰所致的心律失常几乎都发生在低氧血症的基础上，所有防止低氧血症的措施均适合于心律失常。

2. 一旦发生心脏骤停，立即施行准确有效的胸外心脏按压，开放静脉通道，同时准备行静脉注射或气管内滴注肾上腺素等复苏药物。持续心电监测，准备好电除颤器、心脏起搏器，心搏恢复后予以降温措施，行脑复苏。留置导尿管，采取保护肾功能措施，纠正酸碱平衡失调和电解质紊乱。

(四) 处理流程

1. 心脏骤停 ①立即行胸外心脏按压；②开放静脉通道，静脉注射或气管内滴注肾上腺素等复苏药物；③心电持续监测。

2. 心搏恢复 ①降温，行脑复苏；②留置导尿管，保护肾功能；③纠正酸碱平衡失调和电解质紊乱。

五、并发症五 阻塞性肺不张

(一) 发生原因

1. 吸痰管外径过大，吸引时氧气被吸出的同时，进入肺内的空气过少。

2. 吸痰时间过长、压力过高。

3. 痰痂形成阻塞吸痰管，造成无效吸痰。

(二) 临床表现

肺不张的临床表现轻重不一，急性大面积的肺不张，可出现咳嗽、喘鸣、咳血、脓痰、畏寒和发热，或因缺氧出现唇、甲发绀。X线胸片呈按肺叶、段分布的致密影。

(三) 预防及处理措施

1. 根据患者的年龄、痰液的性质选择型号合适的吸痰管。

2. 每次操作最多吸引3次，每次持续不超过10~15秒，同时查看负压压力，避免压力过高。吸引管拔出应边旋转边退出，使分泌物脱离气管壁，可以减少肺不张和气道痉挛。

3. 行胸部物理治疗，促进痰液排除。

4. 吸痰前后听诊肺部呼吸音的情况，并密切观察患者的呼吸频率、呼吸深度、血氧饱和度、血气分析结果及心率的变化。

（四）处理流程

1. 肺不张　①及时行气管切开；②借助纤维支气管镜对肺不张的部位进行充分吸引、冲洗。

2. 合并感染　遵医嘱应用抗生素。

六、并发症六　气道痉挛

（一）发生原因

有哮喘病史长期发作的患者，因插管刺激使气管痉挛加重。

（二）临床表现

气道痉挛常表现为呼吸困难、喘鸣和咳嗽。

（三）预防及处理措施

为防止气道痉挛，对气道高度敏感的患者，可于吸引前给予1%利多卡因少量滴入，也可给予组胺拮抗药如氯苯那敏4mg口服，每日3次。气道痉挛发作时，应暂停气道吸引，给予β_2受体兴奋剂吸入。

（四）处理流程

1. 气道高度敏感　吸引前给予1%利多卡因少量滴入，也可给予组胺拮抗药如氯苯那敏4mg口服，每日3次。

2. 气道痉挛发作　①暂停气道吸引；②β_2受体兴奋剂吸入。

第十二节　导尿术并发症预防及护理

导尿术并发症预防措施见图 10-12-1。

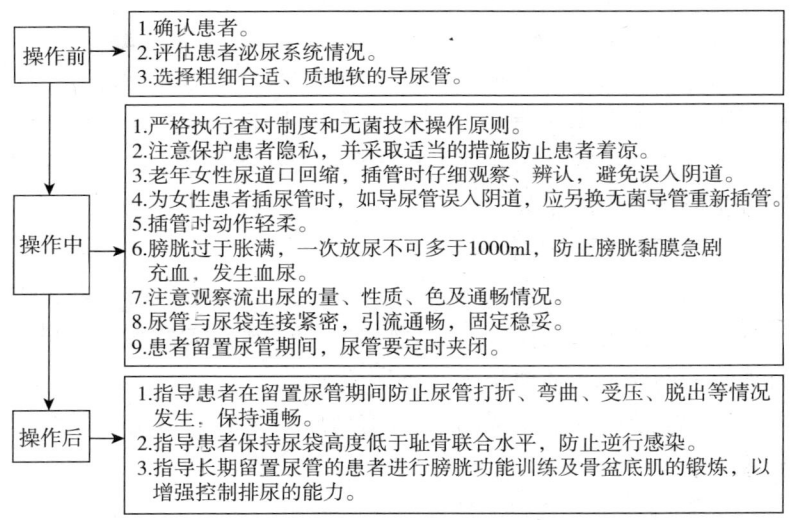

图 10-12-1　导尿术并发症预防措施

一、并发症一　尿道黏膜损伤

（一）发生原因

1. 男性尿道长，存在弯曲和狭窄部位，也存在着个体差异，不易掌握插管深度。

2. 患者因害羞、担心、焦虑、恐惧等紧张，插管时可出现尿道括约肌痉挛。

3. 下尿路有病变时，尿道解剖发生变化，如前列腺增生，使尿道狭窄、扭曲变形。

4. 患者难以忍受导尿管所致的膀胱、尿道刺激而自行拉扯导尿管或强行拔管。

5. 所使用的导尿管粗细不合适。

6. 使用气囊导尿管时，导尿管末端未进入膀胱或刚进入膀胱，即向气囊内注水，胀大的气囊压迫后尿道。

（二）临床表现

尿道外口出血，有时伴血块；尿道内疼痛，排尿时加重，伴局部压痛；部分患者有排尿困难甚至发生尿潴留；有严重损伤时，可有会阴血肿，尿外渗，甚至直肠瘘；并发感染时，出现尿道流脓或尿道周围脓肿。

（三）预防及处理措施

1. 插管前常规润滑导尿管，尤其是气囊处的润滑，以减少插管时的摩擦力；操作时手法宜轻柔，插入速度要缓慢，切忌强行插管，不要来回抽插及反复插管。

2. 若遇到下尿路梗阻不全、前列腺增生者，请泌尿科会诊导尿。

3. 选择粗细合适、质地软的导尿管。

4. 插管时延长插入长度，见尿液流出后继续前进 5cm 以上，充液后再轻轻拉回至有阻力感处，一般为 2~3cm，这样可避免导尿管未进入膀胱，球囊充液膨胀而压迫、损伤后尿道。

5. 耐心解释，如患者精神过度紧张，可遵医嘱插管前肌内注射地西泮 10mg、阿托品 0.5~1mg，待患者安静后再进行插管。

6. 导尿所致的黏膜损伤，轻者无须处理或经止血镇痛等对症治疗即可痊愈。偶有严重损伤者，需要尿路改道、尿道修补等手术治疗。

（四）处理流程

1. 轻度黏膜损伤　无须处理或经止血镇痛等对症治疗。

2. 严重损伤　尿路改道、尿道修补等手术治疗。

二、并发症二　尿路感染

（一）发生原因

1. 术者的无菌技术不符合要求，细菌逆行侵入尿道和膀胱。
2. 导尿术作为一种侵袭性操作常可导致尿道黏膜损伤，破坏了尿道黏膜的屏障作用。
3. 所采用的导尿管粗细不合适或质地太硬。
4. 技术不熟练，导尿管插入不顺利而反复多次插管。
5. 随着年龄的增长，男性常有前列腺肥大，易发生尿潴留，增加了感染的机会。
6. 所采用的导尿管受细菌污染。

（二）临床表现

主要症状为尿频、尿急、尿痛，当感染累及上尿道时可有寒战、发热，尿道口可有脓性分泌物。尿液检查可有红细胞、白细胞，细菌培养可见阳性结果。

（三）预防及处理措施

1. 插管时严格执行无菌操作，动作轻柔，注意会阴部消毒。
2. 尽量避免留置尿管，尿失禁者可用吸水会阴垫或尿套。
3. 当尿路感染发生时，必须尽可能拔出导尿管，并根据病情选择合适抗菌药物进行治疗。

三、并发症三　尿道出血

（一）发生原因

1. 各种导致尿道黏膜损伤的原因，严重时均可引起尿道出血。
2. 凝血机制障碍。
3. 药物引起尿道黏膜充血、水肿，使尿道易致机械性损伤。

4. 严重尿潴留导致膀胱内压力升高的患者，如大量放尿，膀胱内突然减压，使黏膜急剧充血而发生尿血。

(二) 临床表现

导尿术后出现肉眼血尿或镜下血尿，同时排除血尿来自上尿道，即可考虑为导尿损伤所致。

(三) 预防及处理措施

1. 因导尿损伤所致的尿道出血几乎都发生在尿道黏膜损伤的基础上，所有防止尿道黏膜损伤的措施均适合于防止尿道出血。

2. 凝血机制严重障碍的患者，导尿术前应尽量予以纠正。

3. 对有尿道黏膜充血、水肿的患者，尽量选择口径小的导尿管，插管前充分做好尿道润滑，操作轻柔，尽量避免损伤。

4. 插入导尿管后，放尿不宜过快，第一次放尿不超过1000ml。

5. 镜下血尿一般无须特殊处理；如血尿较为严重，可适当使用止血药。

四、并发症四　虚脱

(一) 发生原因

大量放尿时腹腔内压力突然降低，血液大量滞留腹腔血管内，导致血压下降而虚脱。

(二) 临床表现

患者突然出现恶心、头晕、面色苍白、呼吸表浅、全身出冷汗、肌肉松弛、周身无力，往往突然瘫倒在地，有的伴有意识不清。

(三) 预防及处理措施

1. 对膀胱高度膨胀且又极度虚弱的患者，第一次放尿不应超过1000ml。

2. 发现患者虚脱，应立即取平卧位或头低足高位，通知医生。

3. 给予温开水或糖水饮用，并用手指掐压人中穴，有助于急救患者。

4. 如经上述处理无效，应及时建立静脉通道，并配合医生抢救。

五、并发症五　暂时性性功能障碍

（一）发生原因

1. 患者可能有引起性功能障碍的原发病。

2. 所有其他导尿术并发症都可成为男性患者性功能障碍的原因。

3. 导尿术本身作为心理因素对男性性功能的影响。

（二）临床表现

男性性功能障碍如阳痿、早泄、不射精、逆行射精、男性性欲低下、男性性欲亢进等，均可见于导尿后，但属少见情况。

（三）预防及处理措施

1. 导尿前反复向患者做好解释工作，使患者清楚导尿本身并不会引起性功能障碍。

2. 熟练掌握导尿技术，动作轻柔，避免发生任何其他并发症。

3. 一旦发生性功能障碍，给予心理辅导，同时请男科医生给予相应治疗。

（四）处理流程

1. 心理辅导。

2. 请男科医生给予相应治疗。

六、并发症六　尿道假性通道形成

（一）发生原因

多见于脊髓损伤患者，反复、间歇性插入尿管，损伤膜部尿道。

（二）临床表现

尿道疼痛、尿道口溢血。尿道镜检发现假性通道形成。

（三）预防及处理措施

1. 插入导尿管时手法要缓慢轻柔，并了解括约肌部位的阻力，当导尿管前端到达此处时，稍稍停顿，再继续插入。

2. 严格掌握间歇的时间，导尿次数为 4~6 小时 1 次，每日不超过 6 次。避免膀胱过度充盈，每次导尿时膀胱容量不得超过 500ml。

（四）处理流程

1. 行尿道镜检查，借冲洗液的压力找到正常通道。

2. 向膀胱内置入导丝，在导丝引导下将剪去头部的气囊导尿管送入膀胱。

3. 保留 2~3 周，待假通道愈合后再拔除。

七、并发症七　误入阴道

（一）发生原因

女性患者导尿通常无困难，但在老年妇女也会出现导尿失败或误入阴道的情况。老年期由于会阴部肌肉松弛，阴道肌肉萎缩牵拉，使尿道口陷于阴道前壁中，造成尿道外口异位。

（二）临床表现

导尿管插入后无尿液流出，而查体患者膀胱充盈、膨胀。

（三）预防及处理措施

常规消毒外阴，戴手套，左手食指、中指并拢，轻轻插入阴道 1.5~2cm 时，将指端关节屈曲，而后将阴道前壁拉紧、外翻，在外翻的黏膜中便可找到尿道口，变异的尿道口一般不深。导尿管误入阴道，应换管重新正确插入。

（四）处理流程

换管重新正确插入。

第十三节　导尿管留置法并发症预防及护理

导尿管留置法并发症预防措施见图 10-13-1。

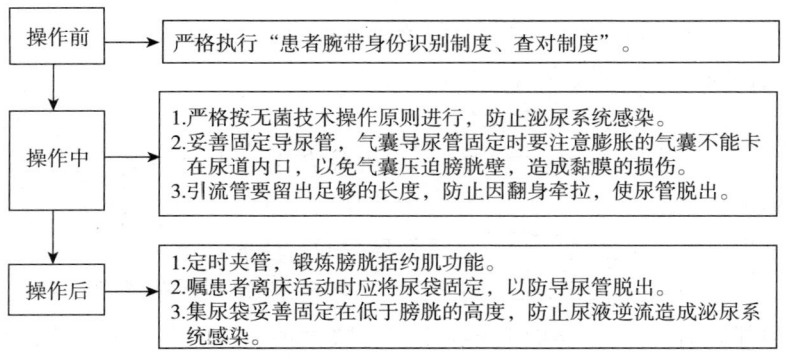

图 10-13-1　导尿管留置法并发症预防措施

一、并发症一　尿路感染

（一）发生原因

1. 术者的无菌观念不强。
2. 留置导尿管期间尿道外口清洁、消毒不彻底。
3. 引流装置的密闭性欠佳。
4. 尿道黏膜损伤。
5. 导尿管留置时间与尿路感染的发生率有着密切的关系，

随着留置时间的延长，发生感染的机会明显增多。

6. 机体免疫功能低下。

7. 留置导尿管既影响尿道正常的闭合状态，易逆行感染；又刺激尿道使黏膜分泌增多，且排出不畅，细菌容易繁殖。

8. 导管和气囊的刺激，易引起膀胱痉挛发作，造成尿液从导管外排出，也是诱发尿路感染的重要因素。

9. 尿袋内尿液因位置过高导致尿液反流，也是造成感染的原因之一。

（二）临床表现

主要症状为尿频、尿急、尿痛，当感染累及上尿道时可有寒颤、发热，尿道口可有脓性分泌物。尿液检查可有红细胞、白细胞，细菌培养可呈阳性结果。

（三）预防及处理措施

1. 尽量避免留置导尿管，尿失禁者用吸水会阴垫、阴茎套等。必须留置导尿管时，尽量缩短留置时间，若需长时间留置，可采取耻骨上经皮穿刺置入尿管导尿或行膀胱造瘘。

2. 严格无菌操作，动作轻柔，避免损伤尿道黏膜。保持会阴部清洁，每天2次清洗外阴。每次大便后应清洗会阴和尿道口，避免粪便中的细菌对尿路的污染。鼓励患者多饮水，无特殊禁忌时，每天饮水量在2000ml以上。

3. 采用封闭式导尿回路，引流装置低于膀胱位置，防止尿液的逆流。

4. 在留置导尿管中、拔管时、拔管后进行细菌学检查，必要时采用抗生素局部或全身用药。

5. 对需要长期留置导尿管的患者应定时夹管、开放，训练膀胱的功能。

（四）处理流程

1. 进行细菌学检查，必要时采用抗生素局部或全身用药。

2. 长期留置导尿管的患者应定时夹管、开放，训练膀胱的功能。

二、并发症二　尿潴留

（一）发生原因

1. 长期留置导尿管开放引流，直到拔管前才训练膀胱充盈及排空一次，导致膀胱功能障碍。
2. 泌尿系统感染时，尿路刺激症状严重者，可影响排尿致尿潴留。
3. 气囊充盈不充分，在外力作用下导尿管容易向外滑脱离开膀胱而不能引流尿液。
4. 由于导尿管对尿道黏膜的压迫，导致充血、水肿、排尿疼痛、括约肌敏感性增加，发生痉挛，导致导尿管拔除后出现排尿困难甚至尿潴留。

（二）临床表现

患者有尿意，但无法排出，严重时下腹疼痛难忍，膀胱明显充盈胀大。

（三）预防及处理措施

1. 长期留置导尿管者，采用个体化放尿的方法，即根据患者的尿意和（或）膀胱充盈度决定放尿时间。
2. 尽可能早地去除导尿管。
3. 对留置导尿管患者的护理，除观察尿色、尿量外，还应定时检查患者膀胱区有无膨胀情况。
4. 去除导尿管后及时做尿分析及培养，对有菌尿或脓尿的患者使用致病菌敏感的抗生素；对尿路刺激症状明显者，可予口服碳酸氢钠以碱化尿液。

（四）处理流程

1. 菌尿或脓尿　使用致病菌敏感的抗生素。

2. 尿路刺激症状明显　遵医嘱口服碳酸氢钠以碱化尿液，适量多饮水。

三、并发症三　导尿管拔除困难

（一）发生原因

1. 气囊导尿管老化。
2. 气囊腔堵塞，空气或液体排出困难，易造成拔管困难。
3. 气囊的注、排气口是根据活瓣原理设计的，如导尿前未认真检查导尿管气囊的注、排气情况，将气囊排气不畅的导尿管插入，可造成拔管困难。
4. 患者极度精神紧张，尿道平滑肌痉挛。
5. 尿垢形成使导尿管与尿道紧密粘贴。

（二）临床表现

抽不出气囊内气体或液体，拔除导尿管时，患者感尿道疼痛，常规方法不能顺利拔出导尿管。

（三）预防及处理措施

1. 导尿前认真检查气囊的注、排气情况。
2. 气囊腔堵塞致导尿管不能拔出，可于尿道口处剪断导尿管，如气囊腔堵塞位于尿道口以外的尿管段，气囊内的水流出后即可顺利拔出，用指压迫气囊有助于排净气囊内的水；如气囊腔因阀门作用，可在 B 超引导下行耻骨上膀胱穿刺，用细针刺破气囊拔出导尿管。
3. 对于极度精神紧张者，要稳定患者情绪，适当给予镇静药，使患者尽量放松，或给予阿托品解除平滑肌痉挛后一般均能拔出。
4. 尽量让患者多饮水，每日 1500～2500ml；每次放尿前要按摩下腹部或让患者翻身，使沉渣浮起，利于排出。还可使用超滑导尿管，减少尿垢沉积。

（四）处理流程

1. 气囊腔堵塞　①于尿道口处剪断导尿管；②如气囊腔因阀门作用，可在 B 超引导下行耻骨上膀胱穿刺，用细针刺破气囊拔出导尿管。

2. 极度精神紧张　稳定患者情绪，使患者尽量放松，给予阿托品解除平滑肌痉挛。

四、并发症四　尿道狭窄

（一）发生原因

1. 多发生在男性，与其球部尿道的解剖结构有关。留置导尿管后，导尿管在耻骨下弯前壁、耻骨前弯后壁压迫，可导致尿道黏膜缺血坏死，而患者休克或体外循环时/血容量降低，尿道黏膜供血量亦显著降低，此时尿道上皮细胞对插管更为敏感，即使短时间留置导尿也极易引起尿道狭窄。

2. 导尿管过粗。

3. 尿路感染。

（二）临床表现

排尿不畅，尿流变细，排尿无力，甚至引起急性或慢性尿潴留。合并感染时出现尿频、尿急、尿痛。

（三）预防及处理措施

1. 长期留置导尿管应定期更换，每次留置时间不应超过 3 周。

2. 选择导尿管不宜过粗。

3. 保持引流通畅，必要时遵医嘱膀胱冲洗。

4. 鼓励患者多饮水，增加尿量。

5. 每天更换引流袋，及时倒尿，同时注意观察尿液颜色、性状，发现异常及时报告医生。

6. 已出现尿道狭窄者，行尿道扩张术。

（四）处理流程

行尿道扩张术。

五、并发症五　引流不畅

（一）发生原因

1. 导尿管引流腔堵塞。

2. 导尿管在膀胱内"打结"。

3. 气囊充盈过度，压迫刺激膀胱三角区，引起膀胱痉挛，造成尿液外溢。

4. 引流袋位置过低，拉力过大，导尿管受牵拉变形，直接影响尿液流畅。

（二）临床表现

无尿液引出或尿液引出减少，导致不同程度尿潴留。

（三）预防及处理措施

1. 留置尿管期间，如病情允许应鼓励患者每日摄入水分在2000ml以上（包括口服和静脉输液等）。

2. 定期更换尿管，一般1~4周更换一次。

3. 引流袋放置不宜过低，导尿管不宜牵拉过紧，中间要有缓冲的余地。

4. 有膀胱痉挛者，遵医嘱给予山莨菪碱等解痉药物。

（四）处理流程

1. 引流不畅　①指导患者活动；②鼓励患者多饮水；③长期留置导尿管者，每天冲洗膀胱1次，每月更换导尿管1次。

2. 膀胱痉挛　遵医嘱给予山莨菪碱等解痉药物。

六、并发症六　血尿

（一）发生原因

1. 持续放尿使膀胱处于排空状态，增加了尿道顶端与膀胱内壁的接触，由于异物刺激，膀胱持续呈痉挛状态，造成缺血缺氧，形成应激性溃疡。

2. 留置导尿管的患者如导尿管过紧，气囊内充液少，患者翻身时导尿管过度牵拉，气囊变形嵌顿于尿道内造成尿道撕裂。

3. 长期留置导尿管造成逆行感染，也是血尿的原因之一。

（二）临床表现

尿道疼痛，尿液外观为洗肉水样、血样或有血凝块从尿道流出或滴出；尿液显微镜检查红细胞数每高倍镜视野多于5个。

（三）预防及处理措施

1. 长期留置导尿管的患者，应采取间断放尿的方法，以减少导尿管对膀胱的刺激。

2. 气囊内注入液体要适量，以 5~15ml 为宜，防止牵拉变形进入尿道。

3. 引流管应留出足以翻身的长度，防止患者翻身时过于牵拉导尿管，致尿道内口附近黏膜及肌肉受损伤。

4. 定期更换导尿管和集尿袋，并行膀胱冲洗，必要时使用抗生素以预防泌尿系感染。

（四）处理流程

1. 间断放尿。

2. 引流管应留出足以翻身的长度，防止患者翻身时过于牵拉导尿管，致尿道内口附近黏膜及肌肉受损伤。

3. 定期更换导尿管和集尿袋，并行膀胱冲洗。

4. 使用抗生素以预防泌尿系感染。

七、并发症七 膀胱结石

(一) 发生原因

1. 主要原因是导尿管留置时间过长,特别是长期卧床患者更容易发生。

2. 尿管气囊注水量超过标识,可导致气囊自发破裂,若有碎片残留形成结石核心,可形成膀胱结石。

(二) 临床表现

排尿时疼痛,常有终末血尿,少见大量全血尿;排尿时尿流突然中断,尿频。

(三) 预防及处理措施

1. 长期留置导尿管应定期更换,每次留置时间不应超过3周,长期卧床者应多喝水并定期行膀胱冲洗。

2. 插管前仔细检查导尿管及气囊,并注水观察气囊容量。

3. 导尿管滑脱时应仔细检查气囊是否完整,以免异物残留于膀胱,形成结石核心。

4. 因留置导尿管而形成的膀胱结石,多为感染性结石,其生长速度比较快,所以比较松散,运用各种方法碎石效果均良好。

(四) 处理流程

1. 长期留置导尿管　定期更换。

2. 导尿管滑脱　仔细检查气囊是否完整,以免异物残留于膀胱,形成结石核心。

3. 膀胱结石　碎石。

4. 结石 >4cm　行耻骨上膀胱切开取石术。

八、并发症八 尿道瘘

(一) 发生原因
偶发生于男性截瘫患者,长期留置导尿管使具有抑菌作用的前列腺液流入尿道受阻,致尿道黏膜免疫力下降;患者在脊髓损伤后,皮肤、黏膜神经营养障碍;有些患者在骶尾部压疮修补术后长期采用俯卧位,尿道易在耻骨前弯和耻骨下弯处形成压疮,并发感染后长期不愈,终致尿道瘘。

(二) 临床表现
局部疼痛,尿液外渗至阴囊、皮下等。

(三) 预防及处理措施
1. 截瘫患者尽早采用间歇导尿以预防尿道压疮的发生。
2. 对于俯卧位者,将气囊导尿管用胶布固定于下腹一侧,以避免在尿道耻骨前弯处形成压疮。
3. 已形成尿道瘘者,可采用外科手术修复。

(四) 处理流程
1. 截瘫患者 ①间歇导尿以预防尿道压疮的发生;②俯卧位者,将导尿管用胶布固定于下腹一侧,以避免在尿道耻骨前弯处形成压疮。
2. 形成尿道瘘 采用外科手术修复。

九、并发症九 梗阻解除后利尿

(一) 发生原因
导尿后梗阻解除,大量的尿液丢失,可使血容量减少,电解质失衡。

(二) 临床表现
偶发生于慢性尿潴留肾功能不全的患者,尿量明显增加,严重者可致低血压、昏迷,甚至死亡。

(三) 预防及处理措施

导尿后应严密观察尿量及生命体征，记录24小时出入量，遵医嘱补充水、电解质，以免发生低钠、低钾及血容量不足，但不宜按出入量对等补充以免延长利尿时间。

(四) 处理流程

1. 严密观察尿量及生命体征。
2. 根据尿量，适当补充水、电解质。

第十一章

消化内科常用仪器设备维护与保养指引

第一节 消化内科设备使用与保养制度

一、设备使用管理制度

医疗设备在使用过程中如何采用科学的方法管理是做好设备管理的关键。尽可能地提高医疗设备的使用率，使卫生资源得到充分利用，是医疗设备管理的重要内涵。

1. 使用科室应须建立完善的使用管理制度，实行专管专用、使用责任制。
2. 建立设备使用登记制度，严格执行操作规程。
3. 统计设备使用情况报表，并按期交到设备科进行统计分析。
4. 对专管共用设备，实现资源共享，尽量提高设备的使用率。
5. 使用科室应爱护设备，做好日常保养工作，发现设备故障等异常情况及时报设备科处理。

二、设备保养管理制度

加强医疗设备保养，降低设备使用过程中的故障，提高经济效益。

1. 由各医疗科室对本科室的各种医疗设备做好一级保养，

即每月定期对设备进行除尘和存放保养,保证设备清洁程度达80%以上。

2. 设备科维修人员定期与各科室设备操作人员一起对设备进行通电试机,校对和调整设备的各种合格标准参数,保证完好使用率。

3. 当医疗科室发现设备在使用中出现异常情况时,应及时断电,关机停止使用,控制设备的损坏程度。

4. 设备发生故障后,各医疗科室应及时通知设备科派专业维修人员前往检修或送到设备科检修。

5. 维修人员接到医疗科室通知后,应尽快对设备进行事故分析检查和修复。

6. 各医疗科室固定设备操作人员,严格按操作规程操作,经常与设备科加强联系,和维修人员紧密配合,做好设备的保养工作。

第二节 心电监护仪的维护与保养

一、设备的清洁(清洁剂可用稀释的肥皂水)

1. 清洁的步骤 ①关闭监护仪,断开与交流电的连接;②清洁主机外部;③清洁显示屏;④清洁电缆和传感器;⑤将清洁的部分用干布揩干或风干。

2. 主机外部的清洁方法 ①用预先浸有软性洗涤液的布擦拭主机外部;②用洁净的干布揩干。

3. 显示屏的清洁方法 ①用10%的漂白液或肥皂水擦拭显示屏;②用洁净的干布揩干。

4. 电缆的清洁方法 ①用75%乙醇擦拭电缆外表面,注意不要使液体流入电缆插接处。每次使用后用75%乙醇清洁血氧探头表面,不能将探头全部浸入液体中。②用洁净的干布揩干。③如果导线上有胶布等的残留物,使用胶带去污剂擦拭效果较好,用后将导线妥善放置好。④过长的导线可弯成较大的圆圈扎起,放置塑料袋或布袋内以保持清洁、整齐,便于使用。一次性使用的零件必须丢弃,不能洗净后再用。

5. 袖带的清洁方法　①拿掉橡胶袋;②用肥皂水清洗并漂洗干净,在空气中晾干;③用75%乙醇浸泡30分钟或用含氯消毒液浸泡15~20分钟,再用清水漂洗干净,在空气中晾干备用(特殊情况处理时);④重新插入橡胶袋。

二、设备的维护

1. 密切观察心电图波形,及时处理干扰和电极脱落。
2. 正确设定报警界限,不能关闭报警声音。
3. 对躁动患者应固定好电极和导线,避免电极脱位及导线打折缠绕。
4. 按照患者的体位与需要及时调整监护仪的导线,使导线的长度、摆放位置等能够满足患者的需要。
5. 停机时先向患者说明,取得合作后关机,断开电源。
6. 保持监护仪在日常使用中的清洁,若遇污染应按仪器使用说明书建议使用的消毒剂与消毒方法进行消毒。
7. 设专人管理,保证监护仪的正常使用。
8. 监护仪应放置在固定位置,便于清点与使用,并妥善保管好仪器使用说明书。
9. 定期对监护仪的各项检测指标进行稳定性测试并保存好合格记录。
10. 监护仪出现故障时应及时与维修人员联系进行检修,并保存好维修记录。

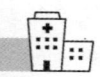

第三节 心电图机的维护与保养

一、清洁心电图机和导联线

1. **定期清洁** 仪器本体和导联线接口不可用液体擦洗,只能用干纱布擦拭。清洁方法:用湿纱布或乙醇等液体轻轻擦洗后,用干纱布彻底擦干,以免影响心电图的记录。

2. **清洁电极类配件** 电极和肢夹使用后先用洗涤剂擦洗,再用清水冲洗干净。必要时用紫外线消毒主机及配件,防止细菌交叉感染。

二、日常管理

1. 定点放置,随时处于备用状态。
2. 按照厂家的规定进行周期性的定期检查。
3. 定期检查的项目:心电图机的开关按钮有无松动或裂痕;有无电极导联线的断线及破损;确定波形显示;确认送纸功能;确定电池的电压;确认有无电源线破损和漏电。
4. 部件要根据使用频率不同而在规定的时间内更换。

三、维护保养

1. 使用完毕及时整理和消毒。
2. 导联线等使用时切忌用力牵拉和扭转。
3. 定期充电。
4. 避免高温、受潮、灰尘和碰撞。
5. 用后盖防尘套。
6. 定期检测:由医疗仪器维修部门定期检测心电图机的性能。

第四节　输液泵/注射泵的维护与保养

一、注意事项

1. 每天连续使用 8~10 小时，须更换泵内输液器位置，以保持较高的输液精度。

2. 连续使用 24 小时应更换输液器。

3. 保持气泡探头清洁，输液过程中避免药液流入输液泵泵轴内及气泡探头上。

4. 特殊用药须有特殊标记，避光药物应用避光输液器泵入。

5. 正在使用输液泵，每次更换液体应重新设置输液程序。使用中如须更改输液速度，则先按停止键，重新设置后再按启动键；若须打开泵门，无论排气泡、更换导管或撤离输液泵等，务必先关闭输液导管调节夹，严防输液失控。

6. 解除报警法：①气泡报警：关闭静脉通道，打开泵门，排尽气泡，放妥导管，关闭泵门，开放静脉通道，启动输液。②完成报警：再设置用量。③阻塞报警：常因输液管道扭曲、过滤器阻塞、调节器未打开，去除阻塞原因。④泵门未关：关闭泵门。

7. 长期不用时，应每隔 3 个月将输液泵插电源线充电 24 小时，以免电池因自动放电而报废。

二、维护保养

1. 每日保持输液泵、注射泵及附件表面无灰尘，无积水积液。

2. 每日清洁设备，关闭电源，断开电源线，用软布或棉球蘸取适量清水擦拭表面及显示屏，放置阴凉通风处自然风干。

3. 每日用75%乙醇清洁显示器，清水擦拭机身及导线。清洁显示器前应先关闭触摸屏和显示器电源。

4. 使用结束后，关闭仪器，用75%乙醇擦拭仪器机身及导线；被血液、痰液、呕吐物等污染时，用500mg/L含氯消毒剂擦拭。

5. 每日保证设备电池电量在50%以上，处于备用状态。

6. 防止在使用中受震，否则影响仪器正常工作。

7. 防止液体流入机器导致电路板受损。

8. 及时对电池充电，每次应充满；长时间不用，应重新充电10小时以上。

第五节　血糖仪的维护与保养

一、注意事项

1. 确认血糖仪试纸条是否过期。

2. 确认血糖仪是否存在环境污染。

3. 确认试纸条保存是否妥当，有些误差是由试纸条的变质引起的。试纸条用后应将剩余的试纸条储存在原装盒内密闭保存，避免其受到测试环境的温度、湿度、化学物质等的影响。

4. 检测时患者应先详细阅读使用说明，正确掌握血糖仪的操作方法。

5. 测试时若采血量不足，可导致检测失败或测得的结果偏低。

6. 出现以下情况应及时对血糖仪校准：①第一次使用新血糖仪时；②更换新一瓶试纸条时；③怀疑血糖仪或试纸条出现问题时；④当测试结果未能反映出患者感觉的身体状况时；⑤血糖仪受损后。

◀ 第十一章 消化内科常用仪器设备维护与保养指引

二、维护保养

1. 保持血糖仪清洁 血糖仪在使用过程中,常会受到环境中的灰尘、纤维、杂物等污染,尤其是检测时不小心被血液污染,这些都会影响检测结果。因此,血糖仪每次使用后应放入保存袋中,并定期清洁。对血糖仪测试区的清洁应小心,擦拭时不要使用乙醇或其他有机溶剂,以免损坏仪器,可使用稍浸湿的棉签或软布擦拭。最好每天对机身外部进行消毒,可使用浸有消毒剂的棉签或软布。

2. 正确存放血糖仪 血糖仪一般可存放在 $-10 \sim +50$ ℃的环境中,环境的相对湿度一般不应超过 90%。血糖仪应避免长时间存放在电磁场中(如移动电话、微波炉等周围),同时避免碰撞、剧烈震荡。

3. 定期校对血糖仪 除了每次更换新的一盒试纸时需要进行调码(免调码血糖仪除外),还需要定期对血糖仪进行校对,血糖仪一般在检测 2000 次以后准确性会明显下降,应进行校准。出现以下情况时应立即进行校对:怀疑仪器出现问题;检测结果与自身感觉不一致(如自我感觉发生了低血糖,但检测结果却偏高);血糖仪被摔后。

4. 及时充电 血糖仪说明书上会标明当屏幕出现什么符号时提示电量不足。尽管出现电量不足符号后仍可以进行约 50 次检测,但为避免造成仪器损害和影响检测结果,最好尽快充电。

5. 正确保存试纸 在临床上,血糖仪本身出现故障的概率较小,而试纸则更容易受到温度、湿度、化学物质等的影响。试纸应使用原装瓶储存,并存放在干燥、阴凉、避光的环境中,每次取出试纸后立即盖好瓶盖,取试纸时手指避免接触测试区。单片包装的试纸可以存放至包装盒上的有效期限,而瓶装试纸开封后应在 1 个月内用完。

第六节　简易呼吸气囊的维护与保养

一、注意事项

1. 选择适宜通气量　挤压球囊时应注意潮气量适中，通气量以见到胸廓起伏即可，为400~600ml。

2. 选择适当呼吸频率　美国心脏协会2010年建议，如果存在脉搏，每56秒给予1次呼吸（10~12次/分）；如果没有脉搏，使用30:2的比例进行按压通气；如果有高级呼吸道，每分钟给予8~10次呼吸；如果患者尚有微弱呼吸，应注意挤压球囊的频次和患者呼吸的协调，尽量在患者吸气时挤压气囊，防止在患者呼气时挤压气囊。

3. 监测病情变化　使用简易呼吸气囊过程中，应密切观察患者通气效果、胸腹起伏、皮肤颜色、听诊呼吸音、生命体征和血氧饱和度等参数。

二、维护保养

1. 保持简易呼吸器清洁干燥，固定放置在急救柜最下层抽屉内。

2. 固定专人检查简易呼吸器各部件及功能，确保处于备用状态。

3. 使用前，应按操作流程要求再次检查简易呼吸器是否处于备用状态。

4. 一般患者使用后，面罩及球体用1:500含氯消毒剂浸泡消毒后备用。

5. 如遇传染病患者或污染严重时，将面罩、简易呼吸气囊各部件依次打开，送供应室消毒。

6. 如遇单向阀被呕吐物、分泌物污染时，按照以下顺序处理：①快速用力压缩球体数次，将污物吹出；②用清水冲洗干净，然后送供应室消毒。

7. 消毒后各部件应完全干燥并检查有无损坏，将各部件依次组装测试完好后备用。

第七节　除颤仪的维护与保养

一、注意事项

1. 操作时保持手干燥，可戴橡胶手套绝缘。忌电击板对空放电或单相放电。

2. 患者皮肤保持清洁、干燥。电极板必须涂满导电糊（或垫盐水纱布）。电极板必须紧贴患者皮肤，以免烫伤皮肤。

3. 仪器默认状态为非同步除颤；按 SYNC（同步）选择同步除颤。

4. 非同步除颤的指征：心室颤动、心室扑动；同步除颤指征：心房颤动、心房扑动、室性心动过速、室上性心动过速。

5. STERNUM 电极板放置于右侧：心底部，即右侧锁骨中线 2~3 肋间；APEX 电极板放置于左侧：心尖部，即左侧腋中线第 5 肋间。

6. 整理用物时应擦拭电极板并检查记录纸、导电糊、电极片是否清洁处理完毕，仪器放回原处并充电，处于备用状态。

二、维护保养

1. 电极板是除颤仪的组成部分，平时应置于电极板卡槽之中（仪器立放），每次使用结束之后都要及时对其进行清洁与擦拭。清洁与擦拭通过以下 3 个步骤来完成：①检查仪器是否关闭；②用湿润的抹布擦净电极板；③干燥后，旋紧电极板，置于卡槽中。在对电极板进行清洁与擦拭时，应注意不要损伤电极板，既不能用锐利的金属工具刮除附着的污垢，特别是不能对电极板的金属表面造成划损，也不可使用对电极板有腐蚀作用的酸、碱溶液。

2. 电池的充电与更换：电池需要日常或定期地维护与保养，有助于延长电池的使用寿命。将电源线插头插入交流电源插座，即为除颤仪电池充电。电量耗尽的电池，3.5小时即可充满。

3. 仪器工作状态的判断：每班检查仪器（机内放电），确保除颤仪功能完好。如果出现故障应挂故障标识，并及时与设备科联系维修。

4. 当出现下列情况时，除颤仪不得使用：①电源线与电极板导线破损；②仪器外壳损坏；③红色LED警告指示灯亮起。除颤仪通过释放高能量的电脉冲来进行电除颤，其电压可高达数千伏，电流强度则达数十安培。因此，在对除颤仪的维护与保养中切不可忽视电容维护。

第八节　电动负压吸引器的维护与保养

一、注意事项

1. 检查吸引器各管道连接是否正确，按顺时针方向旋紧负压调节阀，用手指堵塞吸气口，或反折吸引管道，开启吸引器开关，机器运转，真空表上指针将迅速上升至极限负压值；放开吸入口，表针将回到0.02MPa以下。以上情况说明管路连接正确。

2. 一般吸痰的负压值为0.027~0.053MPa（成年人0.04~0.53MPa，小儿0.02~0.04MPa），急救吸痰的负压值最大不超过0.08MPa。

3. 电源必须可靠接地。

4. 堵住吸入口，开启吸引器开关，调节负压调节阀（负压调节阀顺时针方向旋转负压增加）来控制吸引所需要的负压值，真空表的指针应在 0.02MPa 极限负压值范围内变化。

5. 未吸痰前使橡胶管折成 V 形，吸痰时将橡胶管恢复原状。

6. 吸痰毕，吸生理盐水冲洗导管，取下吸痰管放进消毒液内浸泡，及时清洗储液瓶。

7. 储液瓶的储液，一般是瓶容量的 1/3，最多不超过 500ml。

8. 使用结束后，关机前一定要先让负压值降低至 0.02MPa 以下。先关掉吸引器上的开关，再从电源插座上拔下电源插头，切断电源。

二、维护保养

1. 每周定期维修，保持备用状态，每次使用后用 75% 医用乙醇擦拭机器。

2. 停止使用时，用 500mg/L 含氯消毒液清洁、浸泡储液瓶及橡胶管半小时，干燥备用。

3. 电动吸引器保持清洁、干净、无尘，做好防潮、防高温，避免剧烈振动。

4. 应经常检查橡胶连接管，储气、储液瓶瓶塞的气密性，发现老化、破损及时更换。

5. 缓冲瓶起缓冲气流作用，严禁当作储液瓶使用，避免液体进入泵体，损坏机器。

6. 使用时，应注意不要使缓冲瓶的液面超过吸液管。如果因疏忽而使液体流入了防倒流阀，吸引力将消失。此时需要停机排倒液体，将各部分冲净重新装好后方可使用。

第九节 内镜中心设备的维护与保养

消化内镜常见种类有电子胃镜、十二指肠镜、小肠镜、结肠镜、胆道镜、超声内镜、胶囊内镜等。近年来随着科学技术的迅速发展与交叉渗透,各类新型内镜不断出现。尽管现在消化内镜在种类、大小及应用上各有千秋,然而它们还是具有共性的。

一、电子内镜

1. 电子内镜的组成

(1) 电子内镜由光学系统和机械系统组成,前者包括导像及导光系统,后者包括弯曲及调控系统、注水注气系统、吸引活检系统,以及由金属软管和塑料制成的外壳保护等。

(2) 内镜总体结构由目镜部(纤维内镜)、导光插头部、操作部、插入管、导光软管和先端部组成。通过一个螺旋状的导线连着内镜冷光源及图像处理器(电子内镜),图像通过光导纤维束或电荷耦合器件(CCD)进行转换。

2. 常见故障的处理

(1) 喷嘴堵塞:①先端部不小心与硬物碰撞,喷嘴变形造成堵塞,在保养内镜时应尽量避免。②不适当的操作:使用内镜后没有立即清洗,赃物凝固在喷嘴里造成堵塞,在使用内镜后应立即清洗。③消毒:使用前没有用洗涤剂彻底洗净内镜,消毒剂使蛋白质凝固造成堵塞,在内镜消毒前必须彻底洗净。④擦拭镜面时方向:在擦拭镜面时应顺着喷嘴的方向。⑤喷嘴堵塞后用针挑或将喷嘴自行拆除,喷嘴损坏或导致内部管更易堵塞,在喷嘴堵塞后切勿用针挑或将喷嘴自行拆除。

(2) 送水、送气不畅:①水瓶接口里的O型环损坏,水灌到送气管里导致送水、送气不畅和送水/送气按钮漏水,在平常操作内镜时要小心。②水瓶盖里的 O 型环损坏/遗失/变形/安装不当，气体从水瓶漏出导致不能送水、送气，在使用水瓶前应认真检查其密封性。③不适当的清洗保养使内管堵塞或喷嘴导致送水、送气不畅，应严格按照清洗规程清洗内镜。④使用内镜后没有立即清洗，赃物凝固在送水、送气管内导致送水送气不畅，在使用内镜后应立即清洗。⑤清洗消毒时使用有问题的清洗附件，赃物随灌洗送到内镜中，赃物把送水/送气管堵住导致送水、送气不畅，在清洗内镜前应彻底检查清洗附件是否完好。⑥消毒前没有彻底洗净内镜，消毒液使蛋白质凝固导致送水/送气管与喷嘴堵塞，在消毒内镜前必须彻底洗净。

（3）附件插入的问题：①内镜打弯的角度太大，治疗附件的柔软性被其先端硬质部分所限制，导致产生附件插入的问题，在插入附件时要小心。②内镜被折，导致钳子管道变形产生附件插入的问题，在插入附件时要养成良好的操作习惯。③不正确地清洗消毒程序，赃物凝固和结晶形成在管道里导致产生附件插入的问题，必须正确地清洗消毒内镜。④使用损坏的附件，附件在管道里打结导致产生附件插入的问题，在使用前应认真地检查附件。

3. 维护保养

（1）检查患者后，应立即进行床侧清洗；洗涤间清洗按漏水测试、手工清洗、消毒液浸洗、无菌水洗净、妥善保管的程序进行。

（2）内镜本身不能进行高温高压灭菌（通常能高温高压灭菌会在外观上标有"AUTOCLAVE"或"AUTOCLAVABLE"或涂有绿色标识）。

（3）确认清洗工具没有脏污，防水盖内侧没有水滴，确认清洗工具没有磨损划痕、裂缝、扭曲、金属与刷毛脱落等。劣质清洗工具不但不能有效清洗内镜，反而可造成内镜破损。

（4）在保存内镜之前，请确认内镜表面和所有管道完全干燥，残留水汽有助于空气中的细菌在内镜内外繁殖增生，造成污染。

（5）干净的内镜应垂直挂放在干燥、温度适中的地方，手提箱不宜用作保存清洗和消毒后的内镜，只可用作运输往来工具。

（6）设备每日清洁，每月保养并记录。

二、氩等离子凝固设备

氩等离子凝固（argon plasma coagulation，APC）是一种新型的非接触式电凝治疗措施。氩气经过电离后形成具有导电性的氩等离子体，可传导高频电凝电流所产生的热效应，从而达到凝固组织和止血等目的。

1. 作用原理　APC装置包括一个高频电能发生器，一个氩气源及一个探头，一根特氟龙管。特氟龙管可通过内镜钳道，其中的氩气通过离子化传导由钨丝电极产生的高频电能，继而能量被传导至组织而产生凝固效应。氩气在高频电和组织间产生的电场作用下被离子化，形成氩等离子体。氩等离子体在电极和组织间形成微弱电火花，能引导高频电流到达组织表面，并且氩等离子体凝固不会炭化或气化组织，其热效应仅限于组织失活、凝固、干燥及干燥后产生的组织固缩。

2. 特点　APC治疗仪将氩气和高频电结合使用，高频电使流经电极末端2~10mm处的氩气离子化。探头无须接触组织，且电凝深度小于3mm，不易发生薄壁器官穿孔。

3. 维护保养

（1）因为应用的还是高频电原理，且为单极电凝固原理，故不宜用于安装了心脏起搏器的患者。

（2）操作过程尽量避免电极头与组织的接触，以免堵塞氩气管及因与凝固组织粘连而损伤创面。

（3）操作过程始终保持靶部位与电极头为最近距离，而其他部位尽量远离电极头，以达到最大的治疗效果及避免伤及其他正常组织。

（4）作为肿瘤组织及支架内增生组织的灭活治疗，可在短时间内反复多次进行操作，以达到最佳的治疗效果。

（5）操作完毕，电极头及氩气管按器械清洗流程（见本章第十节）进行清洗、消毒备用。设备每日清洁，每月保养并记录。

三、高频电设备

1. 作用原理　高频电可使组织细胞离子升温，并碰撞其他细胞微粒，使细胞温度升高，组织凝固坏死。高频电治疗仪由高频电源、波形及功率控制键、作用电极、肢体电极等组成。

2. 临床应用　高频电刀附有内镜探头，可连接圈套器及电活检钳等，作用于局部组织，可产生脱水、切割和电灼等作用。其主要可用于消化道息肉切除或早期消化道癌的黏膜切除，内镜下乳头切开术等。

3. 维护保养

（1）内镜室中不得有易燃易爆的气体、液体或其他物质，因为高频电刀手术中会产生火花、弧光，易燃易爆物遇火花、弧光会发生燃烧或爆炸。

（2）带有心脏起搏器的患者一般不能使用高频电刀，因高频会干扰心脏起搏器，使之工作不正常甚至停搏。如一定要使用高频电刀，则必须按起搏器的使用说明书规定，采取必要而有效的预防措施。

（3）极板必须正确连接和安放，与患者皮肤接触面要足够大。

（4）切忌盲目增大电刀的输出功率，以刚好保证手术效果为限。因为高频电刀手术中任何危险均随功率的增大而增加。当手术要求的功率明显大于正常值时（一般电极电刀手术使用的功率为20～80W，特殊手术如截肢要求大一些，单极少超过200W），应检查极板安放情况、极板及刀头电缆的完好程度、机器状态和病员耐受程度，千万不能随意增大输出功率设定值。在不能预知正常功率时，应从小到大逐步试验到刚好用为止。机器使用结束和开机之前均应保证各输出功率设定值在较低值，否则过大功率可突然加到患者身上。

（5）操作完毕，活检钳按器械清洗流程（见本章第十节）进行清洗、消毒备用。设备每日清洁，每月保养并记录。

四、海博刀设备

1. **作用原理** 海博刀系统是由高频发生器、氩等离子发生器、水刀模块共同组成的多功能内镜治疗工作站。它具有内镜专用的电切、电凝模式，三种氩气喷射电凝模式。通过可控精细水束选择性穿透黏膜层，在黏膜下层积聚饱满"水垫"，使黏膜层和黏膜下层充分隆起，并且精细水束不会对黏膜下血管固有肌层产生损伤。

2. **临床应用** 标记、隆起、切割/剥离、止血等内镜治疗步骤均可由海博刀独立完成，融合ENDO CUT IQ（新型内镜切割模式）、多种电切电凝模式及最新的选择性组织隆起（selective tissue elevation by pressure injection，STEP）技术。术中无须更换器械，在缩短手术用时、简化手术步骤的同时将内镜切除手术（EMR、ESD、ERCP、POEM、STER、EFR……）的安全性推向了一个全新的高度。

3. **维护保养** 海博刀设备使用的电刀等器械清洗流程见本章第十节。设备使用完毕应每日清洁，每月保养并记录。

第十节　内镜中心诊疗器械的维护与保养

一、热活检钳

1. 特点　椭圆形钳杯，钳身由绝缘套管组成，可通过调整手柄或调整内镜旋钮来调整钳杯的方向，达到准确地完成内镜下止血及小息肉的摘取。在摘除小息肉时须注意：仅钳住息肉顶端并控制好电凝的时间，避免电凝过深导致迟发性穿孔。

2. 清洗流程

（1）密闭回收后，用高压水枪（自来水）反复冲洗活检钳管腔内的污物。

（2）放入加酶清洗池进行清洗，时间 3~5 分钟，温度 35~45℃。

（3）用软化水、纯化水或蒸馏水进行漂洗，高压水枪（纯化水）反复漂洗活检钳管腔内。

（4）放过氧乙酸消毒剂中，时间不少于 5 分钟。

（5）再次进行漂洗、终末漂洗后再进行烘干，管腔内用高压气枪进行干燥。

（6）将清洗干净的内镜附件放入烘干箱内进行烘干。温度 70~90℃，时间 30~40 分钟。

（7）检查清洗质量，上油保护。

3. 维护保养

（1）清洗时，活检钳口打开；清洗时应避免电缆褶皱，防止手柄与功能部连接处褶皱及断裂。

（2）清洗干燥后，热活检钳外观目测清洁，无锈迹、污渍；手柄与功能部功能良好，功能部连接处无褶皱及断裂。

（3）包装前上油保护，包装时应顺着手柄部适度弯曲，不应随意弯曲、打折。

二、细胞刷

1. 特点　在内镜直视下，通过刷头上的刷毛往复运动使人体内的活体组织细胞黏附在细胞刷上，进行细胞学的检查。操作时应随术者前后移动时，护士旋转手柄，使细胞刷呈360°旋转，达到取得更多组织细胞的效果。

2. 清洗流程

（1）密闭回收后，用高压水枪（自来水）反复冲洗活细胞刷表面的污物。

（2）放入加酶清洗池进行清洗，时间3~5分钟，温度35~45℃。

（3）用软化水、纯化水或蒸馏水进行漂洗、终末漂洗，高压水枪（纯化水）反复漂洗。

（4）放入过氧乙酸消毒液中，时间不少于5分钟。

（5）将清洗干净的细胞刷放入烘干箱内进行烘干，备用。

3. 维护保养

（1）清洗时，细胞刷清洗时间不少于15分钟。应避免电缆褶皱、与功能部连接处褶皱及断裂。

（2）清洗干燥后，细胞刷外观目测应清洁，无锈迹、污渍。器械完好。

（3）包装时应顺着而不应随意弯曲、打折。

三、氩气电极软管

1. 特点　氩气电极用于氩等离子凝固术，包括环形喷洒软管和直形喷洒软管，常用于内镜下止血和小息肉的切除。操作中应注意：前端不能直接接触病变组织，以距离黏膜2mm开始通电为宜；避免拔除电极时结痂组织撕脱导致出血和氩气注入黏膜下导致迟发性穿孔。

2. 清洗流程

（1）密闭回收后，用高压水枪（自来水）反复冲洗电极软管表面的污物。

（2）放入加酶清洗池进行清洗，时间3~5分钟，温度35~45℃。

（3）用软化水、纯化水或蒸馏水进行漂洗、终末漂洗，高压水枪（纯化水）反复漂洗。

（4）放入过氧乙酸消毒液中，时间不少于5分钟。

（5）将清洗干净的氩气软管进行烘干，包装备用。

3. 维护保养

（1）软管电极插头与氩气电刀上软管电极插座连接时，看清插头上有一竖向凸起，将它与插座内壁上的凹槽对准插入到底。不应捏着软管进行插、拔或旋拧，应捏住插头进行。

（2）使用时，软管不应下垂到地，防止踩踏；更不应弯折、压重物，保持软管的圆度和自然弧度。使用后，应盘成直径不小于15cm的圆形，用软线捆扎挂放。

（3）每次使用后，应观察软管电极头上的瓷管内是否有组织异物堵塞，有异物后，将导致出火不正常或瓷管处发红发热烫坏软管。这时，可向瓷管内注入少量的蒸馏水，用一粗细合适的针管对准瓷管内的电极针套入约8mm（即瓷管的长度），并贴紧瓷管内壁轻轻旋转，之后，将氩气电刀的氩束凝功率调到5，氩气流量调至5，将电极头水平对空（注意：不要对着人及金属物），启动氩束凝工作，将异物吹出。可反复几次。做完后将氩束凝的功率和氩气流量调回正常状态。每次使用后都应进行这一步操作。

（4）软管电极如果出现管子打折、扁平、裂纹和瓷管松动，内部打火，电极头清洗后仍发红发热，温度过高，严禁使用。

(5) 软管清洗时应避免电缆褶皱、功能部连接处褶皱及断裂。清洗后的氩气电极软管外观应清洁，无锈迹、污渍；功能部功能良好，功能部连接处无褶皱及断裂。包装时应顺着适度弯曲，不应随意弯曲、打折。

四、先端帽

1. 特点　先端帽用于内镜前端辅助内镜下观察和治疗。其分为平直型开口和斜面型开口，根据不同部位、诊疗的技术需求进行选择。目前我中心较为常用的先端帽如下：

（1）D-201-11804 透明先端帽：适用于 Q240、Q260J 型内镜等，主要用于内镜黏膜下剥离术（ESD）和经口内镜下肌切开术（POEM）。其侧孔可排出多余液体，最常用。

（2）D-201-12402 先端帽：适用于 H260Z、FQ260Z 型内镜等。采用无色透明材质，使内镜先端远离黏膜组织，提供清晰的视野和优质的组织观察特性。

（3）MAJ-1990 先端帽：适用于 H260Z 型内镜等，主要用于辅助放大内镜下观察病变。

2. 清洗流程

（1）密闭回收后，放入超声清洗机中加酶进行清洗，时间 3~5 分钟，温度 35~50℃，频率 32~50kHz。

（2）用软化水、纯化水或蒸馏水进行漂洗、终末漂洗，高压水枪（纯化水）反复漂洗先端帽管腔内。

（3）放过氧乙酸消毒剂中，浸泡时间不少于 5 分钟。

（4）应再次进行漂洗、终末漂洗后再进行烘干，管腔内用高压气枪进行干燥，包装备用。

3. 维护保养

（1）清洗时刷净表面残余污物。使用超声清洗时，频率应在 32~50kHz 之间。清洗时间为 30 分钟。

(2) 清洗后的先端帽外观应清洁，无锈迹、污渍。

(3) 包装时应用专属装置摆放，便于再次使用。

五、高频切开刀

1. 特点

(1) IT 刀（KD-610L）：代表"带绝缘头的高频切开刀"，为最早、最常用的切开刀，其先端为陶瓷绝缘部。该刀可用于纵向切割，刀体切开部分可以进行全方位、较长距离的快速切开和剥离，节约了 ESD 的时间。在切割部接触黏膜层时，其陶瓷绝缘先端部能有效防止由于切割过深所造成的穿孔。

(2) Hook 刀（KD-620LR）：旋转功能和先端部的 L 形设计确保能从任何方向实施切开/剥离，通过旋转手柄可选择适合的方向实施黏膜剥离，可用于标记、切开和剥离。手柄拉到极限可以固定 Hook 刀头的方向。辅助使用透明帽在确保视野的同时，实施安全可靠的切开及剥离，更容易选择切割目标。

(3) Flex 刀（KD-630L）：与其他高频电切开刀不同，其采取柔软的外鞘设计刀丝部的长短可根据使用目的进行调整，切开刀采用环状设计，增大了刀丝与黏膜的接触面积，从而保证了适当的切割速度，柔软的外鞘及刀丝可实施多方位的切开和剥离。该刀可用于各种不同的临床用途（标记、切开、剥离、止血等）。操作简单及切割迅速，前端部的折叠设计可降低穿孔的危险。

2. 清洗流程

(1) 密闭回收后，用高压水枪（自来水）反复冲洗表面污物。

(2) 放入加酶清洗池进行清洗，时间 3~5 分钟，温度 35~40℃。

(3) 用软化水、纯化水或蒸馏水进行漂洗，高压水枪（纯化水）反复漂洗。

（4）放入过氧乙酸消毒剂中，时间不少于5分钟。

（5）再次进行漂洗、终末漂洗后再进行烘干，用高压气枪进行干燥，灭菌备用。

3. **维护保养**

（1）清洗时应避免电缆褶皱，防止手柄与功能部连接处褶皱及断裂。清洗过程中注意保护自己，以免损伤自己。

（2）清洗后的高频切开刀外观应清洁，无锈迹、污渍；功能部功能良好，功能部连接处无褶皱及断裂。

（3）包装时应顺着手柄部适度弯曲，不应随意弯曲、打折，以缩短使用寿命。

（4）灭菌时应对刀头部进行保护，防止电缆受到挤压、扭折。

第十一节　内镜中心软式消化内镜的清洗、消毒、保养

消化内镜检查和治疗是一项侵入性诊疗技术，按原卫生部《内镜清洗消毒技术操作规范》（2004版）的要求，凡进入人体消化道的内镜及附件，均采用高水平消毒；进入人体无菌体腔和穿破人体黏膜的内镜及附件均应进行灭菌处理。由于内镜构造精细复杂、多管腔，容易滋生细菌，因此，加强对内镜清洗、消毒、保养的管理是预防和控制内镜相关医院感染的关键手段。

一、软式内镜手工清洗消毒操作流程

软式内镜清洗消毒包括以下程序：床旁预清洗，然后测漏，再进行清水初次清洗，多酶清洗剂清洗，消毒液浸泡消毒，清水末次漂洗，最后采用高压气枪吹干。其间每个程序之间均应进行

吹干。

（一）床旁预清洗

1. 检查完毕应立即用含多酶清洗剂的湿纱布或湿纸巾擦拭干净内镜表面的黏液等污物。

2. 之后将内镜前端放入含多酶清洗剂的洗涤液中，持续负压吸引 10 秒，同时行注气、注水，直至负压吸引出清澈液体。

3. 关闭内镜主机电源，盖上防水盖，拔出内镜，放入内镜转运车污染盆内，送到内镜消毒室。

（二）测漏

1. 安装测漏装置进行内镜测漏。宜每次清洗前测漏。条件不允许时，至少应每天工作结束时对当天使用的内镜进行一次测漏；治疗内镜应于每次使用后进行测漏，以及时发现内镜上所存在的小损伤，及时送去维修。

2. 取下各类按钮和阀门。

3. 连接好测漏装置，并注入压力。

4. 将内镜全浸没于水中，使用注射器向各个管道注水，以排出管道内气体。

5. 向各个方向调整旋钮，使内镜先端部向不同方向弯曲，观察有无气泡冒出；再观察插入部、操作部、连接部等部分是否有气泡产生。如有渗漏，应停止浸泡，及时报修送检，记录测漏情况。

（三）手工初清洗

1. 在流动水下彻底冲洗，用纱布或专用棉反复擦洗镜身，同时将操作部清洗干净。

2. 拆去内镜上各个附件按钮，用柔软的刷子反复刷洗，再用清水冲洗干净并擦干后放入超声波清洗机对其进行超声震动洗涤 10~15 分钟。

3. 用专用清洗毛刷彻底刷洗活检孔道和负压吸引管道，刷洗时必须两头见刷头，并冲洗净刷头上的污物。根据内镜不同钳道内径选用不同型号的清洗刷。

4. 对内镜的特殊通道，如十二指肠镜的抬钳器通道、治疗内镜的副注水通道应连接专用的管路，进行彻底冲洗。

5. 用高压水枪彻底反复冲洗各管道，再用高压气枪干燥管道及镜身，以免残留水分稀释多酶清洗剂。

（四）酶液清洗

1. 将手工初清洗的内镜放入配制好的内镜多酶清洗剂（浓度根据产品说明书）中，直接连上全管路灌流系统，开通灌流程序，保持内镜全部没入液体中。酶洗浸泡时间参照产品说明书，同时用内镜纱布或专用棉在清洗剂中彻底擦拭内镜外表面。

2. 如果没有全灌流系统，也可以用 50ml 注射器将清洗剂直接注满各个管路。

3. 浸泡时间结束后，用内镜专用毛刷再次刷洗各个管腔。

4. 内镜多酶清洗剂应每清洗 1 条内镜后进行更换。

（五）浸泡消毒

1. 采用手工清洗消毒方式者，将酶洗后的内镜进行流动水冲洗和吹干，与超声清洗后的按钮一同完全浸泡在消毒液中，连接上全管路灌流系统进行所有管路的消毒剂灌流浸泡消毒。没有全管路灌流系统的可用 50ml 注射器将消毒剂直接注满各个管路进行浸泡消毒。

2. 每天必须对消毒剂的浓度进行检测，消毒剂消毒的有效浓度和消毒时间按厂家的说明执行。一旦浓度低于有效浓度或使用时间超过说明书规定，应及时更换。

3. 从消毒液中取出内镜前必须更换无菌手套。

（六）终末漂洗

1. 吸净镜腔内的消毒液，擦干镜身上的消毒液。直接用无菌水或滤过流动水冲洗镜身，用无菌棉布不断清洗镜身及操作旋钮部分，将取下的按钮附件冲洗干净。末次清洗使用的自来水水质应达 GB5749 标准；生产滤过水的滤网孔径应≤0.2μm。

2. 连接灌流器装置的，应进行各个管腔的反复灌流冲洗，再用高压水枪彻底冲洗管腔内部的附着物。

3. 没有灌流装置的，用高压水枪彻底冲洗管腔内的残留消毒液，或用 50ml 的注射器反复冲洗管腔至无消毒剂残留。

（七）干燥

1. 将内镜、按钮和阀门置于铺设无菌巾的专用干燥台。用乙醇纱布擦拭镜身及按钮，用高压气枪将各个管路和主机连接部的水分吹干。无菌巾每 4 小时更换一次，污染、潮湿随时更换。

2. 按钮必要时须润滑处理后待用。

3. 将各个按钮安装好，备用。

二、内镜储存

1. 每日诊疗工作结束后将内镜储存于专用储镜柜或镜房内。

2. 插入部和导光软管应垂直悬挂；镜身管道过长的，应将管道做 45°的角度盘挂在镜架上。弯角固定钮应置于自由位。

3. 储存内镜时要将所有阀门、按钮取下。

4. 储柜内表面或镜房墙壁内表面应光滑、无缝隙，便于清洁。每周清洁消毒一次。

5. 使用镜柜储存的应保持镜柜的功能正常，防止镜柜内部的通风、干燥功能丧失而致内镜潮湿，滋生细菌，镜身材质损坏等。

6. 建议使用开放式镜房，其具有以下优点：①通风好，空调下可长期保持恒温状态；②便于清洁消毒。

7. 储存超过 24 小时的内镜须经再次消毒后方能用于患者检查。

8. 灭菌后的内镜及其附件应按无菌物品储存要求进行储存。

三、内镜附件的清洗消毒和保养

内镜附件的清洗、消毒或灭菌必须遵照以下原则：

1. 凡进入人体无菌组织、器官或经外科切口进入人体无菌腔室的内镜及附件，必须灭菌。凡穿破黏膜的内镜附件，如活检钳、高频电刀等，必须灭菌。

2. 灭菌方法根据材料要求，可采用高压蒸汽灭菌、低温等离子灭菌和环氧乙烷灭菌。

3. 内镜及附件用后应立即清洗、消毒。

4. 灭菌前须进行清水初洗、酶液浸泡清洗、超声波清洗和高水平消毒。

5. 含外套管的附件须进行分体清洗、高水平消毒、干燥后，采用水溶性润滑剂润滑内芯，安装后送灭菌处理。

6. 一次性使用附件须按要求一次性使用，使用后须进行毁型处理，然后放到感染性医疗垃圾袋中。

四、设施、设备及环境的清洁消毒

1. 每日清洗消毒工作结束，应对清洗槽充分刷洗，并采用500mg/L的含氯消毒剂或1000mg/L的过氧乙酸进行消毒。消毒槽在更换消毒剂时应彻底刷洗、消毒。

2. 内镜注水瓶、弯盘等应每日采用500mg/L的含氯消毒剂或1000mg/L的过氧乙酸进行浸泡消毒。

3. 内镜转运车的储镜盒应每日采用500mg/L的含氯消毒剂或1000mg/L的过氧乙酸进行擦拭消毒。

4. 每日诊疗及清洗消毒工作结束，应对内镜诊疗中心（室）的环境进行清洁和擦拭消毒处理。

第十一章 消化内科常用仪器设备维护与保养指引

五、监测与记录

1. 应指定专人负责质量监测工作。

2. 应定期对清洁剂、消毒剂、清洗用水、润滑剂等进行质量检查。

3. 应遵循生产厂家的使用说明或指导手册对内镜清洗消毒机进行日常清洁、维修检查和自身消毒。

4. 当发生医院感染暴发，怀疑与内镜清洗消毒有关时应及时进行监测，并进行相应致病微生物的检测。

5. 内镜清洗质量监测：① 可采用目测法对每件内镜及其附件进行检查。内镜及其附件的表面、关节处应光洁，无血渍、污渍、水垢等残留物质和锈斑；功能完好，无损毁。清洗质量不合格的，应重新处理；功能损毁的，应及时维修或报废。② 可采用蛋白残留测定、ATP生物荧光测定等方法，定期监测内镜的清洗效果。

6. 内镜消毒质量监测：

（1）对使用中的消毒剂应按要求进行浓度监测。每日常规采用专用试纸法进行浓度监测；质控部门在每季度微生物监测时取样进行微生物培养。

（2）消毒内镜应每月，至少每季度进行生物学监测。内镜数量≤5条，应每次全部监测；>5条，每次监测数量应不低于5条。

（3）微生物监测方法：①采样时间：在软式内镜消毒后、灭菌后、使用前进行采样。②采样方法：采样部位包括内镜管道及内镜表面。管道软式内镜管道的采样方法：采样部位为内镜的管道内腔面及表面；用无菌注射器抽取50ml含相应中和剂的磷酸盐缓冲液，从被检内镜活检管道入口注入，用无菌试管从活检管道出口收集，立即送检。软式内镜表面的采样方法：采样部位为内镜的外表面;用蘸有采样液(含相应中和剂磷酸盐缓冲液)的棉拭子,涂擦被检内镜插入部的全部外表面2遍,剪去手接触部位,将棉拭子投入到含10ml采样液的采样管中,立即送检。③样品处理与结果计算:样品采集后应在2小时内处理;将采样管在混匀器上振荡20秒或用力振打80次;用无菌吸管吸取1.0ml待检样品接种于灭菌平皿,每一样本接种2个平皿;平皿内加入已熔化的45~48℃的营养琼脂15~18ml,边倾注边摇匀;待琼脂凝固,置36±1℃温箱培养48小时;计数菌落数。结果计算:菌落数(cfu)/件=2个平皿菌落数平均值×10。④合格标准:消毒合格标准,细菌总数≤20cfu/件;灭菌内镜,未查见细菌。⑤致病菌检测:应在可疑经软式内镜诊疗操作导致感染时进行检测。检测方法:在进行细菌总数检测的同时,取混匀的待检样品0.2ml,分别接种90mm血平皿、中国蓝平皿和SS平皿,均匀涂布,置36±1℃温箱培养48小时,观察有无致病菌生长,并进行感染菌株的鉴定。

7. 手和环境消毒质量监测:①每季度对医务人员手消毒效果进行监测;②每季度对诊疗室和清洗消毒室的环境消毒效果进行监测。

8. 质量控制过程的记录与可追溯要求:① 应记录内镜的使用及清洗消毒情况,包括诊疗日期、患者ID号、内镜编号(均应具唯一性)、清洗消毒的起止时间及操作人员姓名(编号)等事项。②应记录对消毒剂浓度的监测结果。③应记录内镜的生物学监测结果。④ 宜留存内镜清洗消毒机运行参数打印资料。⑤记录应具有可追溯性,消毒剂浓度监测记录的保存期应≥6个月,其他监测资料的保存期应≥3年。⑥追溯要求。当患者出现内镜诊疗相关的感染时,可根据上述记录,查找感染的原因。

第十二章 消化内科常用评估量表

第一节 住院患者入院评估单

昆明市延安医院入院评估单

自理能力评估													
等级	进食	洗澡	修饰	穿衣	控制大便	控制小便	如厕	床椅转移	平地行走	上下楼梯	总分	自理能力分级		护理措施
完全独立	10	5	5	10	10	10	10	15	15	10		H	重度依赖：≤40分	
需部分帮助	5	0	5	5	5	5	5	10	10	5		M	中度依赖：41~60分	
需极大帮助	0	-	0	0	0	0	0	5	5	0		L	轻度依赖：61~99分	
完全依赖	-	-	-	-	-	-	-	0	0	-		N	无需依赖：100分	
分值														

备注：1. 对照"评分标准"填写相应分值；"自理能力分级""护理措施"使用相应字母或符号表示。

2. 轻度依赖每周评估一次，中度依赖3天评估一次，重度依赖每天评估。

3. 护理措施：①晨/晚间护理；②协助非禁食患者进食/水；③卧位护理；④排泄护理；⑤床上温水擦浴；⑥其他_____

续表

压疮评估								
分值	意识状态	活动能力	肢体可动度	进食状况	失禁/皮肤受潮	皮肤情况	危险等级	
4	清醒/嗜睡	行动自如	完全能动	进食足够	皮肤干爽	正常状况	H	高危险：≤12 分
3	意识模糊	步行需扶助	有些限制	进食不足	偶有受潮	颜色异常	M	中危险：13～18 分
2	昏睡	能够起床	极度限制	进食量少	常有受潮	温度异常	L	低危险：19～23 分
1	昏迷	长期卧床	不能活动	不能进食	一直受潮	缺水/水肿	N	无危险：24 分
分值							

（总分、护理措施栏）

备注：1. 对照"评估标准"填写相应分值，"危险等级""护理措施"使用相应字母或符号表示。

2. 无危险、低危险每周评估一次，中危险及以上应每天评估直到患者出院。

3. 护理措施：①床单元整洁干燥；②每 2 小时翻身一次；③使用气垫床、海绵垫；④营养支持治疗；⑤尿失禁护理；⑥大便失禁护理；⑦局部减压；⑧其他_____

导管评估																
Ⅰ类导管						Ⅱ类导管				Ⅲ类导管				意识		其他		总分	护理措施
胸管	T管	口鼻插管	气管插管	动静脉插管	脑室引流管	引流袋	负压球	深静脉导管	三腔管	造瘘管	导尿管	输液管	胃管	氧气管	烦躁	意识不清	幼儿	不配合		
3	3	3	3	3	3	2	2	2	2	2	1	1	1	1	4	3	2	2		

备注：1. 低危险：<5；中危险：5～10 分；高危险：>10 分。低危险每周评估一次，中危险及以上根据患者实际情况动态评估。

2. 评估项目空白栏内填写分值，"护理措施"使用相应字母或符号表示。

3. 护理措施：①加强固定；②使用约束带；③安全教育；④其他_____

续表

跌倒/坠床评估																
意识状态				使用药物				排便异常		跌倒病史	坠床病史	视觉退化	听觉退化	体位性低血压	眩晕或虚弱	行动障碍	年龄≥65岁	年龄≤6岁	吸毒或酗酒	总分	护理措施
意识丧失	癫痫史	意识混乱	无方向感	镇静药	降压药	降血糖药	利尿药	泄药	尿频	腹泻											
3		1			1			1			3	1	2	1	1	1	2	1			

备注：1. 低危险：1分；中危险：2分；高危险：≥3分。中危险每周评估一次，高危险每天评估一次。
2. 评估项目空白栏内填写分值，"护理措施"使用相应字母或符号表示。
3. 护理措施：①使用床栏；②使用约束带；③安全教育；④使用安全警示标识；⑤家属陪伴；⑥巡视；⑦其他_____

第二节 患者意识状态评分表

一、格拉斯哥昏迷评分（GCS）表

见表12-2-1。

表12-2-1 格拉斯哥昏迷评分（GCS）表（年龄≥4岁）

睁眼（E）	最佳言语（V）	最佳运动（M）	分值/分
—	—	遵嘱运动	6
—	有定向力，准确交谈	刺痛定位	5
自动睁眼	定向力障碍，但能交谈	刺痛逃避	4
呼唤睁眼	用词错误	屈曲（去皮质强直）	3
刺痛睁眼	能发声，但无法理解	过伸（去大脑强直）	2
不能睁眼	不能言语	不能运动	1

二、幼儿格拉斯哥昏迷评分（GCS）表

见表12-2-2。

表12-2-2　格拉斯哥昏迷评分（GCS）（年龄<4岁）

睁眼（E）	最佳言语（V）		最佳运动（M）	分值/分
-	-		遵嘱运动	6
-	发笑，对声音有定位，追踪物体，有互动		刺痛定位	5
自动睁眼	哭闹	应答	刺痛逃避	4
	安抚停止	应答错误		
呼唤睁眼	安抚减轻	呻吟	屈曲（去皮质强直）	3
刺痛睁眼	安抚无效	烦躁不安	过伸（去大脑强直）	2
不能睁眼	不能言语	不能言语	不能运动	1

第三节　患者疼痛评价量表

一、语言评价量表（VDS）

具体做法：把一条直线等分成五份，0=无痛，1=微痛，2=中度疼痛，3=重度疼痛，4=剧痛。患者根据自身疼痛程度选择合适的描述。

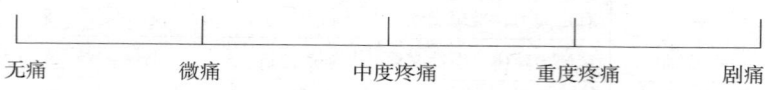

二、视觉模糊评分（VAS）

具体做法：画一条长线（一般长为100mm），线上不应有标记、数字或词语，以免影响评估结果。保证患者理解两个端点的意义非常重要，一端代表无痛，另一端代表剧痛，让患者在线上最能反映自己疼痛程度之处画一交叉线。

无痛	中度疼痛	剧痛

三、面部疼痛表情量表（FPS-R）

此方法适用于任何年龄，没有特定的文化背景要求及性别要求，各种急、慢性疼痛的患者，特别是老年人、儿童及表达能力丧失者。该法最初是为了评估儿童疼痛而设计的，最后在使用中因其实用性而逐步扩大了使用范围。它由6个脸谱构成，从微笑（代表无痛）到最后痛苦的哭泣（代表无法忍受的疼痛）。

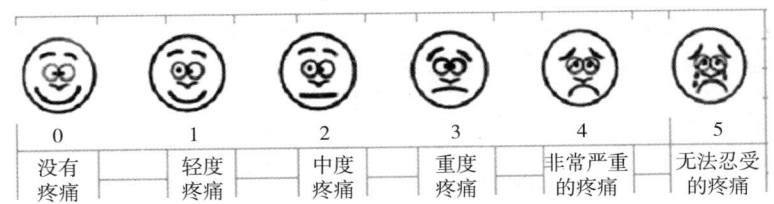

四、主诉疼痛分级法（VRS）

让患者根据自身感受说出，即语言描述评分法，这种方法患者容易理解，但不够精确。其具体方法是将疼痛划分为4级：无痛、轻微疼痛、中度疼痛和剧烈疼痛。

0级：无疼痛。

Ⅰ级（轻度）：有疼痛但可忍受，生活正常，睡眠无干扰。

Ⅱ级(中度):疼痛明显,不能忍受,要求服用镇痛药物,睡眠受干扰。

Ⅲ级(重度):疼痛剧烈,不能忍受,需用镇痛药物,睡眠受严重干扰,可伴自主神经紊乱或被动体位。

第四节 患者镇静和镇痛状态评分表

见表12-4-1。

表12-4-1 Riker镇静-躁动评分(SAS)的描述、分类及分值

描述	分类	分值/分
对恶性刺激无反应或仅有轻微反应,不能交流及服从指令	不能唤醒	1
对躯体刺激有反应,不能交流及服从指令,有自主运动	非常镇静	2
嗜睡,语言刺激或轻摇可唤醒并能服从简单指令,但又迅速入睡	镇静	3
安静,容易唤醒,服从指令	安静合作	4
焦虑或身体躁动,经言语提示、劝阻可安静	躁动	5
需要保护性束缚并反复语言提示、劝阻,咬气管插管	非常躁动	6
拉拽气管内插管,试图拔除各种导管,翻越床挡,攻击医护人员,在床上辗转挣扎	危险躁动	7

注:恶性刺激是指吸痰或用力按压眼眶、胸骨或甲床5秒

第五节 肠易激综合征患者生活质量量表(IBS-QOL)

指导:以下表格中列出了有些肠易激综合征(IBS)患者可

第十二章 消化内科常用评估量表

能有的问题,请仔细阅读每一条,然后根据最近 1 周以内(或过去)下列问题影响你或使你感到苦恼的程度,在数字下选择最合适的,打一个"√"。请不要漏掉问题。

下列问题对你影响如何?	从无	轻度	中度	偏重	严重
1. 因为肠道疾患我感到无望	0	1	2	3	4
2. 由于肠道疾患所致的气味让我感到很尴尬	0	1	2	3	4
3. 我真是苦恼,不知每天要花多长时间在卫生间里	0	1	2	3	4
4. 由于肠道疾患,我感到很容易患上其他疾病	0	1	2	3	4
5. 自从得病后,我觉得自己长胖了	0	1	2	3	4
6. 由于肠道疾患,我觉得我的生活失去控制	0	1	2	3	4
7. 由于肠道疾患,我觉得生活中的乐趣减少	0	1	2	3	4
8. 每当谈到我的肠道疾患时,我就会很不舒服	0	1	2	3	4
9. 我很忧虑我的肠道疾患	0	1	2	3	4
10. 因为此病,我觉得和大家疏远	0	1	2	3	4
11. 因为肠道有病,我不得不关注我的饮食	0	1	2	3	4
12. 因为肠道疾患,我对异性很不感兴趣	0	1	2	3	4
13. 我很生气,怎么得了这种肠道疾患	0	1	2	3	4
14. 自从得病后,我觉得很易激惹别人	0	1	2	3	4
15. 我很担心我的病会越来越重	0	1	2	3	4
16. 自从得病后,我觉得很易被激惹(容易发火)	0	1	2	3	4
17. 我担心别人会觉得我是故意夸大病情	0	1	2	3	4
18. 得病后,我觉得我的工作能力下降	0	1	2	3	4
19. 由于得了肠道疾患,我不得不避免有压力的工作	0	1	2	3	4
20. 得病后,我的性欲下降	0	1	2	3	4
21. 得病后,我的容忍度下降	0	1	2	3	4

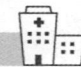

22. 由于肠道疾患，我的精力下降	0	1	2	3	4
23. 由于肠道有问题，我不得不挑食	0	1	2	3	4
24. 自从肠道有问题后，我和不熟悉的人很难交往	0	1	2	3	4
25. 自从肠道有问题后，我的行动都变得迟缓	0	1	2	3	4
26. 因为肠道疾患，我感到思维不清	0	1	2	3	4
27. 因为肠道疾患，我不适于做长途旅行	0	1	2	3	4
28. 我觉得很沮丧，由于肠道有问题，我不能吃我想吃的东西	0	1	2	3	4
29. 由于肠道有问题，能靠近卫生间很重要	0	1	2	3	4
30. 我的肠道问题是我生活的中心	0	1	2	3	4
31. 我很担心我的肠道会失控	0	1	2	3	4
32. 我害怕我的肠道会不蠕动	0	1	2	3	4
33. 我的肠道疾患正在影响我和亲人之间的关系	0	1	2	3	4
34. 我觉得没有人能够理解我的肠道问题	0	1	2	3	4

IBS-QOL 生活质量量表：采用 Drossman 等编制的 IBS 患者专用量表。量表已经汉化及效度检验，由 34 个条目组成，分别反映焦虑不安、行为障碍、躯体意念、挑食、健康忧虑、社会反应、性行为和人际关系 8 个领域的内容。

第六节　炎性肠病生存质量问卷（IBDQ 中文版）

本问卷是用来调查您最近 2 周的感受，询问您肠病引起的症状，您的总体感觉和心情，共有 32 个问题，每个问题均设有 A 到 G 不同程度的答案，A 代表程度最重，G 代表程度最轻，请仔细阅读以下问题，并在最能反映您过去 2 周感受的答案上打"√"。

第十二章 消化内科常用评估量表

1. 过去2周,您的大便次数有多频繁?请选择下列其中一项以反映您过去2周的大便频率
    A. 大便次数跟以往最严重时一样频繁或更频繁
    B. 极度频繁　　　　　C. 非常频繁
    D. 大便次数中度增多　　E. 大便次数有些增加
    F. 大便次数稍有增加　　G. 正常,大便次数没有增加

2. 过去2周,您有多少时间受到疲劳、乏力、筋疲力尽感的影响?请选择下列其中一项以反映您过去2周内您因疲劳、乏力而受到影响的时间
    A. 所有时间　　　　　B. 大部分时间　　　　C. 很多时间
    D. 有些时间　　　　　E. 少部分时间　　　　F. 很少时间
    G. 完全没有

3. 过去2周,您有多少时间感到挫折、不耐烦或烦躁不安?请从下列选项中选择一项
    A. 所有时间　　　　　B. 大部分时间　　　　C. 很多时间
    D. 有些时间　　　　　E. 少部分时间　　　　F. 很少时间
    G. 完全没有

4. 过去2周,您有多少时间因肠道问题而不能上学或工作?请从下列选项中选择一项
    A. 所有时间　　　　　B. 大部分时间　　　　C. 很多时间
    D. 有些时间　　　　　E. 少部分时间　　　　F. 很少时间
    G. 完全没有

5. 过去2周,您有多少时间有解稀便的现象?请从下列选项中选择一项
    A. 所有时间　　　　　B. 大部分时间　　　　C. 很多时间
    D. 有些时间　　　　　E. 少部分时间　　　　F. 很少时间
    G. 完全没有

6. 过去2周,您精力怎么样?请从下列选项中选择一项
    A. 完全没有精力　　　B. 精力很少　　　　　C. 少许精力
    D. 有些精力　　　　　E. 中等量精力　　　　F. 精力很多
    G. 精力旺盛

7. 过去2周,您有多少时间担心您的肠道问题可能需要手术?请从下列选

项中选择一项

　　A. 所有时间　　　　B. 大部分时间　　　　C. 很多时间
　　D. 有些时间　　　　E. 少部分时间　　　　F. 很少时间
　　G. 完全没有

8. 过去2周，您有多少时间因肠道问题而不得不推迟或取消社交活动？请从下列选项中选择一项

　　A. 所有时间　　　　B. 大部分时间　　　　C. 很多时间
　　D. 有些时间　　　　E. 少部分时间　　　　F. 很少时间
　　G. 完全没有

9. 过去2周，您有多少时间因腹部绞痛而烦恼？请从下列选项中选择一项

　　A. 所有时间　　　　B. 大部分时间　　　　C. 很多时间
　　D. 有些时间　　　　E. 少部分时间　　　　F. 很少时间
　　G. 完全没有

10. 过去2周，您有多少时间感到身体不适？请从下列选项中选择一项

　　A. 所有时间　　　　B. 大部分时间　　　　C. 很多时间
　　D. 有些时间　　　　E. 少部分时间　　　　F. 很少时间
　　G. 完全没有

11. 过去2周，您有多少时间因找不到厕所而烦恼？请从下列选项中选择一项

　　A. 所有时间　　　　B. 大部分时间　　　　C. 很多时间
　　D. 有些时间　　　　E. 少部分时间　　　　F. 很少时间
　　G. 完全没有

12. 过去2周，肠道问题给您原本想参加的休闲或体育活动带来多大困难？请从下列选项中选择一项

　　A. 很大困难，无法进行活动
　　B. 很多困难　　　　C. 中等度困难　　　　D. 有些困难
　　E. 很少困难　　　　F. 极少困难
　　G. 没有困难，肠道问题没有限制体育或休闲活动

13. 过去2周，您有多少时间因腹痛而烦恼？请从下列选项中选择一项

　　A. 所有时间　　　　B. 大部分时间　　　　C. 很多时间

D. 有些时间　　　　　　E. 少部分时间　　　　　F. 很少时间

G. 完全没有

14. 过去2周，您有多少时间因夜间不能安睡或夜间醒来而烦恼？请从下列选项中选择一项

    A. 所有时间　　　　　　B. 大部分时间　　　　　C. 很多时间

    D. 有些时间　　　　　　E. 少部分时间　　　　　F. 很少时间

    G. 完全没有

15. 过去2周，您有多少时间感到抑郁或沮丧？请从下列选项中选择一项

    A. 所有时间　　　　　　B. 大部分时间　　　　　C. 很多时间

    D. 有些时间　　　　　　E. 少部分时间　　　　　F. 很少时间

    G. 完全没有

16. 过去2周，您有多少时间因您想要去的场所没有厕所而去不了？请从下列选项中选择一项

    A. 所有时间　　　　　　B. 大部分时间　　　　　C. 很多时间

    D. 有些时间　　　　　　E. 少部分时间　　　　　F. 很少时间

    G. 完全没有

17. 总的来说，过去2周，大量放屁对你来说是一多大问题？请从下列选项中选择一项

    A. 是一严重问题　　　　B. 是一重大问题　　　　C. 是一明显问题

    D. 有些麻烦　　　　　　E. 很少麻烦　　　　　　F. 绝少麻烦

    G. 没有麻烦

18. 总的来说，过去2周，保持或达到您想要的理想体重对你来说是一多大问题？请从下列选项中选择一项

    A. 是一严重问题　　　　B. 是一重大问题　　　　C. 是一明显问题

    D. 有些麻烦　　　　　　E. 很少麻烦　　　　　　F. 绝少麻烦

    G. 没有麻烦

19. 许多肠病患者经常会因疾病而担心、忧虑，包括担心会并发癌症，担心疾病不会好转，担心复发，总的来说，在过去2周，您有多少时间感到这方面的担心、忧虑？请从下列选项中选择一项

    A. 所有时间　　　　　　B. 大部分时间　　　　　C. 很多时间

D. 有些时间　　　　　　E. 少部分时间　　　　　　F. 很少时间

G. 完全没有

20. 过去2周，您有多少时间因腹胀而烦恼？请从下列选项中选择一项

　　A. 所有时间　　　　　　B. 大部分时间　　　　　　C. 很多时间

　　D. 有些时间　　　　　　E. 少部分时间　　　　　　F. 很少时间

　　G. 完全没有

21. 过去2周，您有多少时间感到放松、没有压力？请从下列选项中选择一项

　　A. 完全没有　　　　　　B. 少部分时间　　　　　　C. 有些时间

　　D. 很多时间　　　　　　E. 大部分时间　　　　　　F. 几乎所有时间

　　G. 所有时间

22. 过去2周，您有多少时间有便血问题？请从下列选项中选择一项

　　A. 所有时间　　　　　　B. 大部分时间　　　　　　C. 很多时间

　　D. 有些时间　　　　　　E. 少部分时间　　　　　　F. 很少时间

　　G. 完全没有

23. 过去2周，您有多少时间因肠道问题而感到尴尬？请从下列选项中选择一项

　　A. 所有时间　　　　　　B. 大部分时间　　　　　　C. 很多时间

　　D. 有些时间　　　　　　E. 少部分时间　　　　　　F. 很少时间

　　G. 完全没有

24. 尽管肠道是空的，但仍感觉要上厕所，过去2周，您有多少时间为此而烦恼？请从下列选项中选择一项

　　A. 所有时间　　　　　　B. 大部分时间　　　　　　C. 很多时间

　　D. 有些时间　　　　　　E. 少部分时间　　　　　　F. 很少时间

　　G. 完全没有

25. 过去2周，您有多少时间伤心流泪或感到心里难过？请从下列选项中选择一项

　　A. 所有时间　　　　　　B. 大部分时间　　　　　　C. 很多时间

　　D. 有些时间　　　　　　E. 少部分时间　　　　　　F. 很少时间

　　G. 完全没有

26. 过去2周，您有多少时间因意外弄脏内裤而烦恼？请从下列选项中选

第十二章 消化内科常用评估量表

择一项

A. 所有时间 B. 大部分时间 C. 很多时间
D. 有些时间 E. 少部分时间 F. 很少时间
G. 完全没有

27. 过去 2 周,您有多少时间因肠道问题而感到愤怒?请从下列选项中选择一项

A. 所有时间 B. 大部分时间 C. 很多时间
D. 有些时间 E. 少部分时间 F. 很少时间
G. 完全没有

28. 过去 2 周,您的肠道问题在多大程度上限制了您的性生活?请从下列选项中选择一项

A. 因肠病之故没有性生活 B. 因肠病之故严重受限
C. 因肠病之故中度受限 D. 因肠病之故有一些限制
E. 因肠病之故稍有限制 F. 极少因肠病之故受限制
G. 并未因肠病之故受限制

29. 过去 2 周,您有多少时间因恶心、胃部不适而烦恼?请从下列选项中选择一项

A. 所有时间 B. 大部分时间 C. 很多时间
D. 有些时间 E. 少部分时间 F. 很少时间
G. 完全没有

30. 过去 2 周,您有多少时间感到急躁、易怒?请从下列选项中选择一项

A. 所有时间 B. 大部分时间 C. 很多时间
D. 有些时间 E. 少部分时间 F. 很少时间
G. 完全没有

31. 过去 2 周,您有多少时间感到缺乏他人理解?请从下列选项中选择一项

A. 所有时间 B. 大部分时间 C. 很多时间
D. 有些时间 E. 少部分时间 F. 很少时间
G. 完全没有

32. 过去 2 周,您对个人生活感到有多满意、幸福或开心?请从下列选项中选择一项

433

A. 大部分时间感到非常不满意不幸福
B. 总体来说不满意不幸福
C. 有些不满意不幸福
D. 总体来说满意开心
E. 大部分时间感到满意幸福
F. 大部分时间感到非常满意幸福
G. 特别满意,没有比现在更幸福开心了

说明:每题答案按 A~G 分别以 1~7 分计算,总分 224 分,分值越高,生存质量越好。

第七节 便秘患者生活质量量表(PAC-QOL)

中文版 PAC-QOL 评定便秘患者生存质量,可反映患者的生理功能、心理功能、精神状态、社会关系和经济环境条件,能更客观、真实地反映患者的状态、治疗满意度和接受性等相关内容。问卷内容主要包括 28 个条目,分为 4 个部分,分别为生理、社会心理、担忧和满意度,代表便秘患者生存质量的 4 个领域。

这张问卷调查在过去 2 周内便秘症状对您生活所造成的影响,每条问题只能选择一个答案。

下列问题与便秘的症状有关。在过去的 2 周中,下面症状的严重程度或强度……	一点也不 0	有一点 1	一般 2	比较严重 3	非常严重 4
1. 感到腹胀?	□	□	□	□	□
2. 感到身重?	□	□	□	□	□

下列问题关于便秘与日常生活。过去的 2 周里有多少时间……	没有时间 0	偶尔 1	有时 2	多数时间 3	总是 4
3. 感到身体不舒服？	□	□	□	□	□
4. 有便意但排便困难？	□	□	□	□	□
5. 与他人在一起感到不自在？	□	□	□	□	□
6. 因为便秘吃得越来越少吗？	□	□	□	□	□

下列问题关于便秘与日常生活，过去的 2 周里，下面问题的严重程度和强度……	一点也不 0	有一点 1	一般 2	比较严重 3	非常严重 4
7. 必须关心吃什么	□	□	□	□	□
8. 食欲下降	□	□	□	□	□
9. 担心不能随意选择食物（如在朋友家）	□	□	□	□	□
10. 出门在外，因在卫生间时间太长而感到不自在	□	□	□	□	□
11. 出门在外，因频繁去卫生间感到不自在	□	□	□	□	□
12. 总是担心改变生活习惯（如旅行、外出门等）	□	□	□	□	□

下面问题与便秘的感觉有关。过去2周内,下列症状出现的时间频率……	没有时间	偶尔	有时	多数时间	总是
	0	1	2	3	4
13. 感到烦躁易怒	☐	☐	☐	☐	☐
14. 感到不安	☐	☐	☐	☐	☐
15. 总是困扰	☐	☐	☐	☐	☐
16. 感到紧张	☐	☐	☐	☐	☐
17. 感到缺乏自信	☐	☐	☐	☐	☐
18. 感到生活失去控制	☐	☐	☐	☐	☐

下面问题与便秘的感觉有关。过去2周内下面问题的严重程度和强度……	一点也不	有一点	一般	比较严重	非常严重
	0	1	2	3	4
19. 为排便不定时而担心	☐	☐	☐	☐	☐
20. 担心不能够排便	☐	☐	☐	☐	☐
21. 因不排便而影响生活	☐	☐	☐	☐	☐

下列问题关于便秘与日常生活。过去2周中,下面症状出现的时间频率……	没有时间	偶尔	有时	多数时间	总是
	0	1	2	3	4
22. 担心情况越来越糟	☐	☐	☐	☐	☐
23. 感到身体不能工作	☐	☐	☐	☐	☐
24. 大便次数比想象的要少	☐	☐	☐	☐	☐

下面问题关于满意度。在过去的 2 周内下面问题的严重程度和强度……	很满意	比较满意	一般	有点不满意	很不满
	0	1	2	3	4
25. 对大便次数满意吗?	□	□	□	□	□
26. 对大便规律满意吗?	□	□	□	□	□
27. 对食物经过肠道的时间满意吗?	□	□	□	□	□
28. 对以往治疗满意吗?	□	□	□	□	□

第八节 慢性肝病调查量表（CLDQ）

为了了解您过去 2 周的身体状况，请您根据自己的实际情况（或感受），在右边合适的数字上打钩，答案没有对错之分，对每一个句子无须多考虑。

(1) 一直都是；(2) 大多数时间；(3) 较多时间；(4) 有时；(5) 较少时间；(6) 极少时间；(7) 无

问题：
1. 在过去 2 周您有多少时间感觉腹胀不适？ 1 2 3 4 5 6 7
2. 在过去 2 周您有多少时间感觉身体疲倦或劳累？ 1 2 3 4 5 6 7
3. 在过去 2 周您有多少时间感觉身体疼痛？ 1 2 3 4 5 6 7
4. 在过去 2 周您经常在白天感觉困乏吗？ 1 2 3 4 5 6 7
5. 在过去 2 周您有多少时间感觉腹痛？ 1 2 3 4 5 6 7
6. 在过去 2 周您有多少时间在日常活动时感觉气促不适？ 1 2 3 4 5 6 7
7. 在过去 2 周您有多少时间想吃却吃不下那么多？ 1 2 3 4 5 6 7
8. 在过去 2 周您有多少时间因肢体乏力而烦恼？ 1 2 3 4 5 6 7

9. 在过去 2 周您经常在抬举或搬运重物时感觉困难吗？ 1 2 3 4 5 6 7
10. 在过去 2 周您经常焦虑吗？ 1 2 3 4 5 6 7
11. 在过去 2 周您经常感觉精力下降吗？ 1 2 3 4 5 6 7
12. 在过去 2 周您有多少时间感觉不开心？ 1 2 3 4 5 6 7
13. 在过去 2 周您经常感觉昏昏欲睡吗？ 1 2 3 4 5 6 7
14. 在过去 2 周您有多少时间因饮食限制（如限盐、限水等）而烦恼？ 1 2 3 4 5 6 7
15. 在过去 2 周您经常容易发怒吗？ 1 2 3 4 5 6 7
16. 在过去 2 周您有多少时间晚上入睡困难？ 1 2 3 4 5 6 7
17. 在过去 2 周您有多少时间因感觉腹部不适而烦恼？ 1 2 3 4 5 6 7
18. 在过去 2 周您有多少时间在担心你的肝病给家庭带来的影响？ 1 2 3 4 5 6 7
19. 在过去 2 周您有多少时间处于情绪波动？ 1 2 3 4 5 6 7
20. 在过去 2 周您有多少时间晚上失眠？ 1 2 3 4 5 6 7
21. 在过去 2 周您经常肌肉痉挛疼痛吗？ 1 2 3 4 5 6 7
22. 在过去 2 周您有多少时间在担心自己的症状会发展成严重问题？ 1 2 3 4 5 6 7
23. 在过去 2 周您有多少时间感觉口干舌燥？ 1 2 3 4 5 6 7
24. 在过去 2 周您有多少时间感觉沮丧？ 1 2 3 4 5 6 7
25. 在过去 2 周您有多少时间在担心自己的病情加重？ 1 2 3 4 5 6 7
26. 在过去 2 周您有多少时间感觉难以集中精神？ 1 2 3 4 5 6 7
27. 在过去 2 周您有多少时间因皮肤瘙痒而烦恼？ 1 2 3 4 5 6 7
28. 在过去 2 周您有多少时间因未感觉到病情好转而苦恼？ 1 2 3 4 5 6 7
29. 如果您需要肝移植手术，那么在最近 2 周您有多长时间担心是否有可移植的肝？ 1 2 3 4 5 6 7

　　CLDQ 每条目最低 1 分，最高 7 分，各维度条目总分/条目数=维度得分之和为生活质量总分，得分越低说明生活质量越差，反之越高。

第九节　简明健康状况调查量表（SF-36 量表）

健康状况问卷（Short Form 36 Health Survey Questionnaire, SF-36）由美国波士顿健康研究所研制，从生理功能、生理职能、躯体疼痛、一般健康状况、精力、社会功能、情感职能和精神健康8个方面测评个体的生活质量。

指导：下面的问题是询问您对自己健康状况的看法、您的感觉如何，以及您进行日常活动的能力如何。请在每个题目后面符合您实际情况的选项序号上打"√"。

1. 总体来讲，您的健康状况是：
①非常好（5分）；②很好（4分）；③好（3分）；④一般（2分）；⑤差（1分）

2. 跟1年以前比您觉得自己的健康状况是：
①比1年前好多了（1分）；②比1年前好一些（2分）；③跟1年前差不多（3分）；④比1年前差一些（4分）；⑤比1年前差多了（5分）

健康和日常活动

3. 以下这些问题都和日常活动有关。请您想一想，您的健康状况是否限制了这些活动？如果有限制，程度如何？

（1）重体力活动，如跑步举重、参加剧烈运动等：
①限制很大（1分）；②有些限制（2分）；③毫无限制（3分）

（2）适度的活动，如移动一张桌子、扫地、打太极拳、做简单体操等：
①限制很大（1分）；②有些限制（2分）；③毫无限制（3分）

(3) 手提日用品，如买菜、购物等：

①限制很大（1分）；②有些限制（2分）；③毫无限制（3分）

(4) 上几层楼梯：

①限制很大（1分）；②有些限制（2分）；③毫无限制（3分）

(5) 上一层楼梯：

①限制很大（1分）；②有些限制（2分）；③毫无限制（3分）

(6) 弯腰、屈膝、下蹲：

①限制很大（1分）；②有些限制（2分）；③毫无限制（3分）

(7) 步行1500米以上的路程：

①限制很大（1分）；②有些限制（2分）；③毫无限制（3分）

(8) 步行1000米的路程：

①限制很大（1分）；②有些限制（2分）；③毫无限制（3分）

(9) 步行100米的路程：

①限制很大（1分）；②有些限制（2分）；③毫无限制（3分）

(10) 自己洗澡、穿衣：

①限制很大（1分）；②有些限制（2分）；③毫无限制（3分）

4. 在过去4个星期里，您的工作和日常活动有无因为身体健康的原因而出现以下这些问题？

(1) 减少了工作或其他活动时间：

①是（1分）；②不是（2分）

(2) 本来想要做的事情只能完成一部分：
①是（1分）；②不是（2分）

(3) 想要干的工作或活动种类受到限制：
①是（1分）；②不是（2分）

(4) 完成工作或其他活动困难增多（如需要额外的努力）：
①是（1分）；②不是（2分）

5. 在过去4个星期里，您的工作和日常活动有无因为情绪的原因（如压抑或忧虑）而出现以下这些问题？

(1) 减少了工作或活动时间：
①是（1分）；②不是（2分）

(2) 本来想要做的事情只能完成一部分：
①是（1分）；②不是（2分）

(3) 干事情不如平时仔细：
①是（1分）；②不是（2分）

6. 在过去4个星期里，您的健康或情绪不好在多大程度上影响您与家人、朋友、邻居或集体的正常社会交往？
①完全没有影响（5分）；②有一点影响（4分）；③中等影响（3分）；④影响很大（2分）；⑤影响非常大（1分）

7. 在过去4个星期里，您有身体疼痛吗？
①完全没有疼痛（5分）；②有一点疼痛（4分）；③中等疼痛（3分）；④严重疼痛（2分）；⑤很严重疼痛（1分）

8. 在过去4个星期里，您的身体疼痛影响您的工作和家务吗？
①完全没有影响（5分）；②有一点影响（4分）；③中等影响（3分）；④影响很大（2分）；⑤影响非常大（1分）

您的感觉

9. 以下这些问题是关于过去1个月里您自己的感觉,对每1条问题所说的事情,您的情况是什么样的?

(1) 您觉得生活充实:
①所有的时间(6分);②大部分时间(5分)③比较多时间(4分);④一部分时间(3分);⑤小部分时间(2分);⑥没有这种感觉(1分)

(2) 您是一个敏感的人:
①所有的时间(1分);②大部分时间(2分);③比较多时间(3分);④一部分时间(4分);⑤小部分时间(5分);⑥没有这种感觉(6分)

(3) 您的情绪非常不好,什么事都不能使您高兴起来:
①所有的时间(1分);②大部分时间(2分);③比较多时间(3分);④一部分时间(4分);⑤小部分时间(5分);⑥没有这种感觉(6分)

(4) 您的心里很平静:
①所有的时间(6分);②大部分时间(5分);③比较多时间(4分);④一部分时间(3分);⑤小部分时间(2分);⑥没有这种感觉(1分)

(5) 您做事精力充沛:
①所有的时间(6分);②大部分时间(5分);③比较多时间(4分);④一部分时间(3分);⑤小部分时间(2分);⑥没有这种感觉(1分)

(6) 您的情绪低落:
①所有的时间(1分);②大部分时间(2分);③比较多时间(3分);④一部分时间(4分);⑤小部分时间(5分);⑥没有这种感觉(6分)

(7) 您觉得筋疲力尽:

①所有的时间（1分）；②大部分时间（2分）；③比较多时间（3分）；④一部分时间（4分）；⑤小部分时间（5分）；⑥没有这种感觉（6分）

（8）您是个快乐的人：

①所有的时间（6分）；②大部分时间（5分）；③比较多时间（4分）；④一部分时间（3分）；⑤小部分时间（2分）；⑥没有这种感觉（1分）

（9）您感觉厌烦：

①所有的时间（1分）；②大部分时间（2分）；③比较多时间（3分）；④一部分时间（4分）；⑤小部分时间（5分）；⑥没有这种感觉（6分）

10. 不健康影响了您的社会活动（如走亲访友）：

①所有的时间（1分）；②大部分时间（2分）；③比较多时间（3分）；④一部分时间（4分）；⑤小部分时间（5分）；⑥没有这种感觉（6分）

总体健康情况

11. 请看下列每一条问题，哪一种答案最符合您的情况？

（1）我好像比别人容易生病：

①绝对正确（1分）；②大部分正确（2分）；③不能肯定（3分）；④大部分错误（4分）；⑤绝对错误（5分）

（2）我跟周围人一样健康：

①绝对正确（5分）；②大部分正确（4分）；③不能肯定（3分）；④大部分错误（2分）；⑤绝对错误（1分）

（3）我认为我的健康状况在变坏：

①绝对正确（1分）；②大部分正确（2分）；③不能肯定（3分）；④大部分错误（4分）；⑤绝对错误（5分）

（4）我的健康状况非常好：

①绝对正确（5分）；②大部分正确（4分）；③不能肯定

(3分);④大部分错误(2分);⑤绝对错误(1分)

第十节 营养状态的评估
(营养风险筛查2002)

营养风险筛查2002(Nutrition Risk Screening,NRS 2002)是欧洲肠外肠内营养学会(ESPEN)推荐使用的住院患者营养风险筛查方法。

一、患者资料

姓名		性别		年龄	
住院号		病区		床号	
身高	cm	体重	kg	体重指数	

二、疾病状态

疾病状态	分数	评分
骨盆骨折,或慢性病患者合并以下疾病:肝硬化、慢性阻塞性肺病、长期血液透析、糖尿病、肿瘤	1	
腹部重大手术、卒中、重症肺炎、血液系统肿瘤	2	
颅脑损伤、骨髓抑制、加护病患(APACHE>10分)	3	
合计		

三、营养状态

营养状况指标（单选）	分数	评分
正常营养状态	0	
3个月内体重减轻>5%，或最近1周进食量（与需要量相比）减少20%~50%	1	
2个月内体重减轻>5%，或BMI 18.5~20.5，或最近1周进食量（与需要量相比）减少50%~75%	2	
1个月内体重减轻>5%（或3个月内体重减轻>15%），或BMI<18.5（或血清白蛋白<35g/L），或最近1周进食量（与需要量相比）减少70%~100%	3	
合计		

四、年龄

年龄>70岁	1分

五、营养风险筛查结果

营养风险总分	
≥3分	患者有营养不良风险，需要营养支持治疗
<3分	如果患者接受重大手术，则每周重新评估其营养状况

NRS 2002 总评分包括三个部分的总和，即疾病严重程度评分＋营养状态低减评分＋年龄评分（若 70 岁以上加 1 分）。

1. NRS 2002 对于营养状况降低的评分及其定义

（1）0 分：正常营养状态

（2）轻度（1 分）：3 个月内体重丢失 5% 或食物摄入为正常需要量的 50%～75%

（3）中度（2 分）：2 个月内体重丢失 5% 或前 1 周食物摄入为正常需要量的 25%～50%。

（4）重度（3 分）：1 个月内体重丢失 5%（3 个月内体重下降 15%）或 BMI＜18.5 或前 1 周食物摄入为正常需要量的 0～25%。

（注：3 项问题任一个符合就按其分值，几项都有就按照高分值为准）

2. NRS 2002 对于疾病严重程度的评分及其定义

（1）1 分：慢性疾病患者因出现并发症而住院治疗。患者虚弱但不需要卧床。蛋白质需要量略有增加，但可以通过口服补充剂来弥补。

（2）2 分：患者需要卧床，如腹部大手术后，蛋白质需要量相应增加，但大多数人仍可以通过肠外或肠内营养支持得到恢复。

（3）3 分：患者在加强病房中靠机械通气支持，蛋白质需要量增加而且不能被肠外或肠内营养支持所弥补，但是通过肠外或肠内营养支持可使蛋白质分解和氮丢失明显减少。

3. 评分结果与营养风险的关系

（1）总评分≥3 分（或胸腔积液、腹水、水肿且血清蛋白＜35g/L 者）：表明患者有营养不良或有营养风险，即应该使用营养支持。

（2）总评分＜3 分：每周复查营养评定。以后复查的结果如果≥3分,即进入营养支持程序。

(3) 如患者计划进行腹部大手术,就在首次评定时按照新的分值(2分)评分,并最终按新总评分决定是否需要营养支持(≥3分)。

第十一节 慢性病自我效能量表

指导:我们想了解您最近在处理一些问题时的信心。针对以下每个问题,请根据您的实际情况进行选择,在与您情况相符的数字上打"√",

各数字表示您最近在解决这些问题时的信心程度。

1. 由于您的疾病所引起的疲劳会妨碍您做自己想做的事,您对控制这种疲劳的信心有多大?

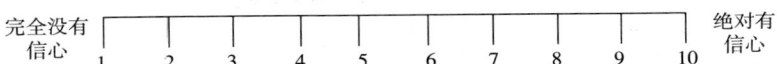

2. 由于您的疾病所引起的身体不适或疼痛会妨碍您做自己想做的事,您对控制这种身体不适或疼痛的信心有多大?

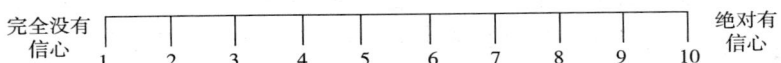

3. 由于您的疾病所引起的情绪压抑会妨碍您做自己想做的事,您对控制这种情绪压抑的信心有多大?

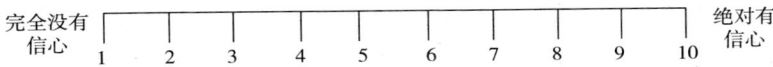

4. 您的任何症状或健康问题会妨碍您做自己想做的事,您对控制这些症状或健康问题的信心有多大?

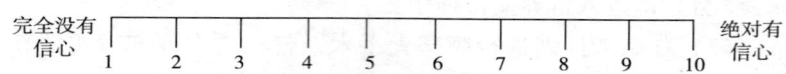

5. 为了减少去看医生的次数可以采取一定的自我保健行为,您对采取这些自我保健行为的信心有多大?

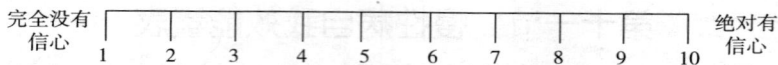

6. 为了减轻疾病给您日常生活所带来的影响,除了使用药物治疗外还可以做一些其他的事,您对此有多大的信心?

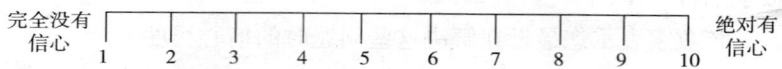

第十二节 Morisky 服药依从性问卷

近 1 个月内,您是否有以下经历:

1. 您是否有忘记服药的经历: □是 □否
2. 您是否有时不注意服药: □是 □否
3. 当您自觉症状改善时,是否曾停药: □是 □否
4. 当您服药自觉症状更坏时,是否曾停药: □是 □否

第十三章 消化内科护理质量评价标准

昆明市延安医院
上消化道出血护理质量评价标准

监管科室：_____ 监管时间：202__年__月__日__时

检查项目	检查内容		分值扣分	监管人员	监管情况	整改时间	整改情况	持续监管时间	持续改进情况 完成 基本完成 未完成
结构(8分)	1. 病房环境整洁、安静		2						
	2. 仪器设备管理规范		2						
	3. 腕带颜色与护理级别一致		2						
	4. 指导患者正确采集标本		2						
过程(87分)	1. 入院评估(31分)	①自理能力评估	3						
		②压疮评估/皮肤情况评估	3						
		③跌倒/坠床风险评估	3						

续表

检查项目	检查内容			分值	扣分	监管情况	整改情况	持续改进情况		
								完成	基本完成	未完成
2. 专科护理 (56分)			④管路滑脱风险评估	3						
			⑤心理/睡眠评估	3						
		⑥专科评估	生命体征变化观察及处置	4						
			精神和意识状态评估	4						
			出血量的评估	4						
			继续或再次出血的评估	4						
		①周围循环状况的观察	心率和血压的监测	4						
			皮肤和甲床色泽的观察	4						
			呕吐和粪便的观察	4						
			尿量的观察	4						
			血清电解质和血气分析	4						
	②食管胃底静脉曲张破裂出血的护理		心率和血压的监测	3						
			出血量的监测	3						
			呕吐和粪便的观察	3						
			特殊用药后的评价	3						
			留置三腔二囊管的护理	3						
			饮食的护理	3						

续表

检查项目		检查内容	分值	扣分	监管情况	整改情况	持续改进情况		
							完成	基本完成	未完成
	③健康指导	疾病预防指导	3						
		基本知识指导	3						
		病情监测指导	3						
	④护理记录单	记录及时、准确、无涂改、无空项	3						
	⑤感染控制	手卫生落实	2						
		垃圾分类处置	2						
		多耐药患者处置	2						
结果（5分）	患者结局	无相关并发症发生	5						
总分			100		总得分：	护士长签名：	监管者签名：		

昆明市延安医院
急性胰腺炎护理质量评价标准

监管科室＿＿＿＿ 监管时间：202＿＿年＿＿月＿＿日＿＿时 监管人员＿＿＿＿

检查项目	检查内容			扣分值	监管情况	整改时间	整改情况	持续监管时间	持续改进情况		
									完成	基本完成	未完成
结构(8分)	1. 病房环境整洁、安静			2							
	2. 仪器设备管理规范			2							
	3. 腕带颜色与护理级别一致			2							
	4. 指导患者正确采集标本			2							
过程(88分)	1. 入院评估(22分)	①自理能力评估		2							
		②压疮评估/皮肤情况评估		2							
		③跌倒/坠床风险评估		2							
		④管路滑脱风险评估		2							
		⑤心理/睡眠评估		2							
		⑥专科评估	生命体征变化观察及处置	3							
			疼痛的评估	3							
			低血容量性休克的评估	3							
			并发症的评估	3							

第十三章 消化内科护理质量评价标准

续表

检查项目		检查内容	分值	扣分	监管情况	整改情况	持续改进情况		
							完成	基本完成	未完成
2. 专科护理（66分）	①症状体征观察	腹痛的性质	3						
		腹痛的部位	3						
		恶心、呕吐及腹胀的情况	3						
		体温的观察	3						
		低血压或休克的观察	3						
		水、电解质及酸碱平衡的观察	3						
	②护理措施	绝对卧床，防止坠床	3						
		禁食和胃肠减压	3						
		鼻空肠管肠内营养	3						
		特殊用药的护理	3						
		肝脏穿刺术后的护理	3						
		生活护理	3						
	③并发症护理	胰腺假性囊肿的护理	3						
		胰腺脓肿的护理	3						
		多器官衰竭的护理	3						

续表

检查项目	检查内容		分值	扣分	监管情况	整改情况	持续改进情况		
							完成	基本完成	未完成
	④健康指导	疾病知识指导	3						
		饮食指导	3						
		病情监测指导	3						
	⑤护理记录单	记录及时、准确、无涂改、无空项	3						
	⑥感染控制	手卫生落实	3						
		垃圾分类处置	3						
		多耐药患者处置	3						
结果(4分)	患者结局	无相关并发症发生	4						
总分			100		总得分：	护士长签名：	监管者签名：		

昆明市延安医院
肝硬化护理质量评价标准

监管科室_____ 监管时间：202__年__月__日__时 监管人员_____ 整改时间_____ 持续监管时间_____

检查项目	检查内容			扣分值	监管情况	整改情况	持续改进情况 完成/基本完成/未完成
结构(8分)	1. 病房环境整洁、安静			2			
	2. 仪器设备管理规范			2			
	3. 腕带颜色与护理级别一致			2			
	4. 指导患者正确采集标本			2			
过程(88分)	1. 入院评估(20分)	①自理能力评估		2			
		②压疮评估/皮肤情况评估		2			
		③跌倒/坠床风险评估		2			
		④管路滑脱风险评估		2			
		⑤心理/睡眠评估		2			
		⑥专科评估	意识状态的评估	2			
			营养状况的评估	2			
			皮肤和黏膜的评估	2			
			呼吸情况的评估	2			
			腹部体征的评估	2			

续表

检查项目	检查内容			分值	扣分	监管情况	整改情况	持续改进情况		
								完成	基本完成	未完成
2. 专科护理 (68分)	① 症状体征观察		生命体征及意识的观察	2						
			皮肤和黏膜的观察	2						
			恶心、呕吐及腹胀的情况	2						
			疼痛的观察	2						
			出血和贫血的观察	2						
			腹水的观察	2						
			水、电解质及酸碱平衡的观察	2						
	② 护理措施		卧床休息,防止坠床/跌倒	3						
			准确记录出入量	3						
			避免腹内压骤增	3						
			特殊用药的护理	3						
			腹腔穿刺放腹水的护理	3						
			定时测量腹围及体重	3						
			血清电解质和酸碱度的监测	3						
			饮食的护理	3						
	③ 并发症护理		上消化道出血的护理	2						
			感染的护理	2						
			肝性脑病的护理	2						

第十三章 消化内科护理质量评价标准

续表

检查项目	检查内容		分值	扣分	监管情况	整改情况	持续改进情况		
							完成	基本完成	未完成
		肝肾综合征的护理	2						
		肝肺综合征的护理	2						
		电解质和酸碱平衡紊乱的护理	2						
	④健康指导	疾病知识指导	2						
		活动与休息指导	2						
		皮肤护理指导	2						
		用药指导与病情监测	2						
		照顾者指导	2						
	⑤护理记录单	记录及时、准确、无涂改、无空项	2						
	⑥感染控制	手卫生落实	2						
		垃圾分类处置	2						
		多耐药患者处置	2						
结果(4分)	患者结局	无相关并发症发生	4						
总分			100		总得分:	护士长签名:	监督者签名:		

457

昆明市延安医院
脂肪性肝病护理质量评价标准

监管科室＿＿＿＿　监管时间：202＿＿年＿＿月＿＿日　时　监管人员＿＿＿＿　整改时间＿＿＿＿　持续监管时间＿＿＿＿

检查项目	检查内容		扣分值	监管情况	整改情况	持续改进情况		
						完成	基本完成	未完成
结构(12分)	1. 病房环境整洁、安静		3					
	2. 仪器设备管理规范		3					
	3. 腕带颜色与护理级别一致		3					
	4. 指导患者正确采集标本		3					
过程(84分)	1. 入院评估(24分)	①自理能力评估	3					
		②压疮评估/皮肤情况评估	3					
		③跌倒/坠床风险评估	3					
		④管路滑脱风险评估	3					
		⑤心理睡眠评估	3					
		⑥专科评估　营养状况的评估	3					
		消化道症状的评估	3					
		腹部体征的评估	3					

续表

检查项目		检查内容	分值	扣分	监管情况	整改情况	持续改进情况 完成	持续改进情况 基本完成	持续改进情况 未完成
2. 专科护理（60分）	①症状体征观察	恶心、呕吐及腹胀的情况	4						
		腹部的观察	4						
		黄疸的观察	4						
	②护理措施	饮食指导	4						
		运动指导	4						
		生活指导	4						
	③健康指导	疾病知识指导	4						
		疾病预防指导	4						
		饮食指导	4						
		运动指导	4						
		体重管理指导	4						
	④护理记录单	记录及时、准确、无涂改、无空项	4						
	⑤感染控制	手卫生落实	4						
		垃圾分类处置	4						
		多耐药患者处置	4						

续表

检查项目	检查内容	分值	扣分	监管情况	整改情况	持续改进情况		
						完成	基本完成	未完成
结果(4分)	患者结局	无相关并发症发生	4					
总分		100		总得分：	护士长签名：	监管者签名：		

昆明市延安医院
反流性食管炎护理质量评价标准

监管科室＿＿＿＿ 监管时间：202＿＿年＿＿月＿＿日＿＿时

检查项目	检查内容			分值	扣分	监管人员	监管情况	整改时间	整改情况	持续监管时间	持续改进情况		
											完成	基本完成	未完成
结构(12分)	1. 病房环境整洁、安静			3									
	2. 仪器设备管理规范			3									
	3. 腕带颜色与护理级别一致			3									
	4. 指导患者正确采集标本			3									
过程(84分)	1. 入院评估(24分)	①自理能力评估		3									
		②压疮评估/皮肤情况评估		3									
		③跌倒/坠床风险评估		3									
		④管路滑脱风险评估		3									
		⑤心理、睡眠评估		3									
		⑥专科评估	食管症状的评估	3									
			疼痛的评估	3									
			并发症的评估	3									

续表

检查项目		检查内容		分值	扣分	监管情况	整改情况	持续改进情况		
								完成	基本完成	未完成
2. 专科护理 (60分)	①症状体征观察		烧心和反流的观察	3						
			胸痛的观察	3						
			吞咽困难的观察	3						
			癔球症的观察	3						
	②护理措施		指导并协助患者减轻疼痛	4						
			避免腹内压增高	4						
			特殊用药的护理	4						
			饮食的护理	4						
			心理的护理	4						
	③并发症护理		吞咽困难的护理	4						
			焦虑的护理	4						
	④健康指导		疾病知识指导	4						
			用药指导与病情监测	4						
	⑤护理记录单		记录及时、准确、无涂改、无空项	3						

第十三章 消化内科护理质量评价标准

续表

检查项目	检查内容		分值	扣分	监管情况	整改情况	持续改进情况		
							完成	基本完成	未完成
	⑥感染控制	手卫生落实	3						
		垃圾分类处置	3						
		多耐药患者处置	3						
结果(4分)	患者结局	无相关并发症发生	4						
总分			100		总得分：	护士长签名：	监督者签名：		

463

昆明市延安医院
消化性溃疡护理质量评价标准

监管科室＿＿＿＿ 监管时间：202＿＿年＿＿月＿＿日＿＿时

检查项目	检查内容			分值	扣分	监管人员	监管情况	整改时间	整改情况	持续监管时间		
										完成	基本完成	未完成
										持续改进情况		
结构(8分)	1. 病房环境整洁、安静			2								
	2. 仪器设备管理规范			2								
	3. 腕带颜色与护理级别一致			2								
	4. 指导患者正确采集标本			2								
过程(87分)	1. 入院评估(24分)	①自理能力评估		3								
		②压疮评估/皮肤情况评估		3								
		③跌倒/坠床风险评估		3								
		④管路滑脱风险评估		3								
		⑤心理/睡眠评估		3								
		⑥专科评估	消化道症状的评估	3								
			疼痛的评估	3								
			并发症的评估	3								

续表

检查项目		检查内容		分值	扣分	监管情况	整改情况	持续改进情况		
								完成	基本完成	未完成
2. 专科护理(63分)	①症状体征观察	反酸和嗳气等症状的观察		4						
		上腹部疼痛的观察		4						
		并发症的观察		4						
	②护理措施	帮助患者认识和去除病因		4						
		指导患者缓解疼痛		4						
		观察用药效果及不良反应		4						
		饮食的护理		4						
		心理的护理		4						
	③并发症护理	出血的护理		4						
		穿孔的护理		4						
		幽门梗阻的护理		4						
	④健康指导	疾病知识指导		3						
		用药指导与病情监测		3						
	⑤护理记录单	记录及时、准确、无涂改、无空项		4						

续表

检查项目		检查内容	分值	扣分	监管情况	整改情况	持续改进情况		
							完成	基本完成	未完成
	⑥感染控制	手卫生落实	3						
		垃圾分类处置	3						
		多耐药患者处置	3						
结果(5分)	患者结局	无相关并发症发生	5						
总分			100		总得分：	护士长签名：	监管者签名：		

第十三章 消化内科护理质量评价标准

昆明市延安医院
肠易激综合征护理质量评价标准

监管科室_____ 监管时间：202__年__月__日 时 监管人员_____

检查项目	检查内容			分值	扣分	监管情况	整改时间 整改情况	持续监管时间 持续改进情况 完成 基本完成 未完成
结构 (12分)	1. 病房环境整洁、安静			3				
	2. 仪器设备管理规范			3				
	3. 腕带颜色与护理级别一致			3				
	4. 指导患者正确采集标本			3				
过程 (83分)	1. 入院评估 (27分)	①自理能力评估		3				
		②压疮评估/皮肤情况评估		3				
		③跌倒/坠床风险评估		3				
		④管路滑脱风险评估		3				
		⑤心理/睡眠评估		3				
		⑥专科评估	腹痛的评估	4				
			腹泻的评估	4				
			便秘的评估	4				

续表

检查项目	检查内容			分值	扣分	监管情况	整改情况	持续改进情况		
								完成	基本完成	未完成
2. 专科护理 (56分)	①症状体征观察		腹痛的观察	4						
			排便习惯的观察	4						
			粪便性状的观察	4						
	②护理措施		帮助患者认识和去除病因	4						
			指导患者缓解疼痛	4						
			观察用药效果及不良反应	4						
			饮食的护理	4						
			心理的护理	4						
	③健康指导		疾病知识指导	4						
			用药指导与病情监测	4						
	④护理记录单		记录及时、准确、无涂改、无空项	4						
	⑤感染控制		手卫生落实	4						
			垃圾分类处置	4						
			多耐药患者处置	4						

续表

检查项目	检查内容	分值	扣分	监管情况	整改情况	持续改进情况		
						完成	基本完成	未完成
患者结局 (5分)	无相关并发症发生	5						
总分		100		总得分：	护士长签名：	监管者签名：		

昆明市延安医院
肠梗阻护理质量评价标准

监管科室_____ 监管时间：202___年___月___日___时 监管人员_____

检查项目	检查内容		分值	扣分	监管情况	整改时间	整改情况	持续监管时间	持续改进情况		
									完成	基本完成	未完成
结构(8分)	1. 病房环境整洁、安静		2								
	2. 仪器设备管理规范		2								
	3. 腕带颜色与护理级别一致		2								
	4. 指导患者正确采集标本		2								
过程(87分)	1. 入院评估(24分)	①自理能力评估	3								
		②压疮评估/皮肤情况评估	3								
		③跌倒/坠床风险评估	3								
		④管路滑脱风险评估	3								
		⑤心理/睡眠评估	3								
		⑥专科评估 消化道症状的评估	3								
		疼痛的评估	3								
		并发症的评估	3								

第十三章 消化内科护理质量评价标准

续表

检查项目	检查内容			分值	扣分	监督情况	整改情况	持续改进情况		
								完成	基本完成	未完成
2. 专科护理 (63分)	① 症状体征观察		呕吐、腹胀、排便等症状的观察	3						
			体温的观察	3						
			腹部疼痛的观察	3						
			并发症的观察	3						
	② 护理措施		帮助患者认识和去除病因	4						
			指导患者缓解疼痛	4						
			观察用药效果及不良反应	4						
			饮食的护理	4						
			心理的护理	4						
	③ 并发症护理		腹腔感染的护理	3						
			肠粘连的护理	3						
	④ 健康指导		疾病知识指导	4						
			用药指导与病情监测	4						
			生活与运动指导	4						

续表

检查项目		检查内容	分值	扣分	监管情况	整改情况	持续改进情况		
							完成	基本完成	未完成
	⑤护理记录单	记录及时、准确、无涂改、无空项	4						
	⑥感染控制	手卫生落实	3						
		垃圾分类处置	3						
		多耐药患者处置	3						
结果(5分)	患者结局	无相关并发症发生	5						
总分			100		总得分：	护士长签名：	监管者签名：		

第十三章 消化内科护理质量评价标准

昆明市延安医院
胆囊炎护理质量评价标准

监管科室_____ 监管时间:202__年__月__日 监管人员_____ 整改时间_____ 持续监管时间_____

检查项目		检查内容	分值	扣分	监管情况	整改情况	持续改进情况		
							完成	基本完成	未完成
结构(8分)		1. 病房环境整洁、安静	2						
		2. 仪器设备管理规范	2						
		3. 腕带颜色与护理级别一致	2						
		4. 指导患者正确采集标本	2						
过程(86分)	1. 入院评估(24分)	①自理能力评估	3						
		②压疮评估/皮肤情况评估	3						
		③跌倒/坠床风险评估	3						
		④管路滑脱风险评估	3						
		⑤心理/睡眠评估	3						
		⑥专科评估　消化道症状的评估	3						
		疼痛的评估	3						
		并发症的评估	3						

续表

检查项目	检查内容			分值	扣分	监管情况	整改情况	持续改进情况		
								完成	基本完成	未完成
2. 专科护理 (62分)	①症状体征观察		饱胀、嗳气、呃逆等症状的观察	3						
			体温的观察	3						
			腹部疼痛的观察	3						
			并发症的观察	3						
	②护理措施		帮助患者认识和去除病因	4						
			指导患者缓解疼痛	4						
			观察用药效果及不良反应	4						
			饮食的护理	4						
			心理的护理	4						
	③并发症护理		化脓性胆囊炎的护理	3						
			胆囊积液的护理	3						
			肠梗阻的护理	3						
	④健康指导		疾病知识指导	3						
			用药指导与病情监测	3						
			生活与运动指导	3						

续表

检查项目	检查内容		分值	扣分	监督情况	整改情况	持续改进情况		
							完成	基本完成	未完成
	⑤护理记录单	记录及时、准确、无涂改、无空项	3						
	⑥感染控制	手卫生落实	3						
		垃圾分类处置	3						
		多耐药患者处置	3						
结果(6分)	患者结局	无相关并发症发生	6						
总分			100						

总得分：　　　护士长签名：　　　监督者签名：

昆明市延安医院
无痛胃肠镜诊疗护理质量评价标准

监管科室＿＿＿＿＿ 监管时间：202＿＿年＿＿月＿＿日＿＿时

检查项目		检查内容	分值	扣分	监管人员	监管情况	整改时间	整改情况	持续监管时间	持续改进情况		
										完成	基本完成	未完成
结构(10分)	1. 胃镜中心环境整洁、安静		2									
	2. 药品管理规范		2									
	3. 仪器设备管理规范		2									
	4. 患者身份识别规范		2									
	5. 术前准备到位		2									
过程(86分)	1. 入院评估(18分)	①患者心理评估	3									
		②管路滑脱风险评估	3									
		③跌倒/坠床风险评估	3									
		④专科评估	肠道准备的评估	3								
			禁忌证的评估	3								
			并发症的评估	3								
	2. 术中护理(32分)	①护理措施	生命体征的监测	4								
			面罩加压给氧	4								
			保持呼吸道通畅	4								

续表

第十三章 消化内科护理质量评价标准

检查项目	检查内容			分值	扣分	监管情况	整改情况	持续改进情况		
								完成	基本完成	未完成
3. 术后护理(36分)			建立有效静脉通路	4						
			病情的观察	4						
		②护理记录单	记录及时、准确、无涂改、无空项	4						
		③感染控制	手卫生落实	4						
			垃圾分类处置	4						
		监测生命体征及意识变化		4						
		防止跌倒/坠床发生		4						
		指导患者注意事项		4						
	并发症护理	误吸		3						
		低氧血症		3						
		心律失常		3						
		血压下降		3						
	护理安全防范	反流/误吸的处理		3						
		跌倒/坠床的处理		3						
		感染的处理		3						
		走失的处理		3						

续表

检查项目	检查内容	分值	扣分	监管情况	整改情况	持续改进情况		
						完成	基本完成	未完成
结果(4分)	患者结局 无相关并发症发生	4						
总分		100		总得分：	护士长签名：	监管者签名：		

参考文献

[1] 刘雪莲，晏圆婷，蒋丽虹. 护理质量与安全全过程质量控制手册. 北京：军事医学科学出版社，2015

[2] 葛均波，徐永健，王辰. 内科学. 北京：人民卫生出版社，2018

[3] 尤黎明，吴瑛. 内科护理学. 北京：人民卫生出版社，2017

[4] 李小寒，尚少梅. 基础护理学. 北京：人民卫生出版社，2013

[5] 李乐之，路潜. 外科护理学. 北京：人民卫生出版社，2017

[6] 张琼英，胡兵. 消化内镜护士手册. 北京：科学出版社，2015

[7] 陈娣. 消化内镜及附件的清洗消毒. 中国消毒学杂志，2010，27（3）：368-369

[8] 席惠君，张玲娟. 消化内镜护理培训教程. 上海：上海科学技术出版社，2014

[9] 中华人民共和国卫生部. 内镜清洗消毒技术操作规范（2004）版

[10] 中华人民共和国卫生部. 医疗机构消毒技术规范（2012）版

[11] 傅根莲. 加强护理管理有效控制和预防医院感染. 中华医院感染学杂志，2011，21（1）：116

[12] 秦筱静. 风险管理在内镜室感染控制中的应用. 中华医院感染学杂志，2011，21（3）：516

[13] 张荣欣. 内镜感染的危险因素及对策. 中华医院感染学杂志，2013，23（8）：1974

[14] 唐承薇，程南生. 消化系统疾病. 北京：人民卫生出版社，2011

[15] 李鹏，冀明，张树田. 无痛消化内镜操作共识. 中国实用内科杂志，2010，30（7）：605-607

[16] 金震东，李兆申. 消化超声内镜学. 北京：科学出版社，2011

[17] 王萍，姚礼庆. 现代内镜护理学. 上海：复旦大学出版社，2011

[18] 王萍，徐建鸣. 消化内镜微创护理学. 上海：复旦大学出版

社，2015
- [19] 石树强，强华，杨婷婷．消化道内窥镜的常见故障分析及预防方法．中国医学装备，2019，16（12）：168
- [20] 令狐恩强，秦治初．内镜下黏膜切除及黏膜剥离术的治疗进展．临床内科杂志，2010，2（27）：77
- [21] 周平红，姚礼庆．消化内镜切除术．上海：复旦大学出版社，2012
- [22] 唐颖．超声内镜引导下经胃胰腺假性囊肿内引流术的中西医结合护理．天津护理，2015，2（23）：61-62
- [23] 丁蔚，王玉珍，胡秀英．消化系统疾病护理实践手册．北京：清华大学出版社，2016
- [24] 周染云，王国权，刘素刚，等．常见临床症状护理．北京：人民军医出版社，2015
- [25] 何文英，侯冬藏．实用消化内科护理手册．北京：化学工业出版社，2018
- [26] 中国医院协会．三级综合医院评审标准实施细则．北京：人民卫生出版社，2012
- [27] 黎仁兰，刘雪莲，唐哲．内分泌专科护理服务能力与管理指引．沈阳：辽宁科学技术出版社，2019